●保健と健康の心理学 標準テキスト

一般社団法人 日本健康心理学会 企画
島井哲志 監修

Psychology
of Health and
Well-being

2

保健医療・福祉領域で働く心理職のための法律と倫理

山崎久美子・津田 彰・島井哲志 編著
Yamazaki Kumiko, Tsuda Akira, & Shimai Satoshi

ナカニシヤ出版

発刊によせて

一般社団法人日本健康心理学会理事長
竹中晃二

　一般社団法人日本健康心理学会では，第1回の年次大会を1988年に開始し，時代の進行とともに発展を遂げながら，2017年には学会創設30年を迎えることとなりました。本会は，健康心理学に関する研究を推進し，その成果の普及に貢献すること，および会員相互の知識の交流と理解を深めることを目的として活動しています。今回の記念出版では，本会の目的を達成するために，また学会創設30周年に向けて全15巻を順次出版していきます。

　健康心理学は，さまざまな学問をもとに，その学際性を発揮して発展してきた学問ではありますが，近年，心理学の手法を用いた「健康」への研究および介入を行う学問として日増しに存在感を増しています。その背景には，国際的な高齢化があり，人々が病気にならない，またたとえ病気を患っているとしても，人生を充実して生きていくために必要なこころの有り様が求められていること，また現在のライフスタイルの乱れによって生活習慣病罹患者の数が増大し，その行動変容を促す必要性があります。さらには，ストレス社会，メンタルヘルスを脅かす現在社会の中で，こころの安寧をいかに保っていくかも重要な課題となっています。健康心理学は，これらのニーズに答えるべく，研究に求められる基本となる方法論を重要視しながら，時代に合わせてその方法を変えて発展を遂げてきました。全15巻はまさに，健康心理学の基本を重視しながら，時代にあった新しい研究方法や介入方法を示そうとしています。

　健康心理学は，健康というテーマで，単に議論することから実学として人々の心身の健康に貢献することが任務と捉えています。たとえば，すでに糖尿病や脳卒中の患者のように健康を害している人々がそれ以上悪化しないように生活の管理能力を高めること（疾病管理），また罹患の危険度が高い人々の行動変容を行わせること（疾病予防），さらに現在は健康，また半健康である人々に対してさらなる健康増進や将来の予防のために行える術を身につけさせること（ヘルスプロモーション）など，こころとからだの予防に向けて活動していくことが求められているのです。

　最後に，全巻の監修に労を執っていただいた記念出版委員会委員長の島井哲志氏に感謝します。読者のみなさんは，どうぞ，本書をお読みいただき，健康心理学を学ぶうえで必要な知識や技術を習得いただければ幸いです。

監修のことば

　日本で初めて大学での授業を前提とした健康心理学の教科書が出版されたのは1997年でした。しかし，いまでは，いろいろな特徴をもった健康心理学の教科書が数多く出版されています。このことは，この20年の間に，数多くの大学で健康心理学の授業が開講され，健康心理学を学ぶ学生さんが多くなってきたことに対応しています。

　これは，健康心理学の必要性が認められてきただけではなく，心理学という領域全体が，健康心理学がめざしてきた，より応用的な方向に，着実に発展してきたことと結びついています。心理学のさまざまな領域で多彩な応用研究が行われ，健康心理学は，社会心理学，認知心理学，感情心理学，生理心理学，そして，隣接する臨床心理学などのさまざまな心理学分野の研究とともに発展してきました。

　見方を変えれば，人々の幸福と健康との実現をめざして，心理学という学問全体がこの期間に大きく飛躍してきたということができるでしょう。いよいよスタートする，心理職の国家資格も，社会の変化とともに発展してきた心理学の専門家が，社会貢献することができるということへの国民の期待に支えられているといえます。

　つまり，社会に心理学の専門家が必要な理由は，ストレスや悩みをもつ人たちが多くなったことに対処するために専門職が求められるようになったからではなく，すべての人たちが幸福で健康に生活するために，心理学がこれまでよりも貢献できるようになってきたからなのです。

　この意味で，わたしたちは，20年前とは全く違う地点にいます。大学では，単に，新しい興味深い領域として健康心理学に触れるということだけではなく，この領域で専門家として活躍し，社会の期待に応える人材を育て，送り出す必要があるのです。

　このシリーズでは，大学で教科書として用いることを念頭に，やや幅の広い表現ですが，「保健と健康の心理学」のさまざまな専門的内容について，まさに現在，実践と研究とで活躍している先生方に編集・執筆していただいています。いま，このシリーズの各巻の内容を授業としている大学はあまりないでしょう。しかし，専門家を養成するために，このシリーズの教科書を用いてしっかりと教えるべき内容があることは確かです。

　そして，健康と保健の心理学を学ぶ課程で養成された専門家を社会は待ち望んでいます。それほど遠くない将来に，そういう方向性をもつ大学が現れてくるだろうと考えています。このシリーズは，その基礎となるものです。

島井哲志

はじめに

　長い年月をかけて，2015年9月に「公認心理師法」が成立・公布された。まさに悲願達成であった。本シリーズは日本健康心理学会創設30周年の記念出版という位置づけであるが，第2巻『保健医療・福祉領域で働く心理職のための法律と倫理』は公認心理師法成立を祝しての時機を得た他に類のあまりない書籍の1冊になると考えている。本書が心理学ワールドに広く，そして大学・大学院における養成のための教育にいくばくかのインパクトを与えることができれば望外の喜びといえる。なにより国民からの評価・叱正に耳を傾けるのはいわずもがなである。

　監修の島井哲志先生から本巻の骨子が提示され，できるだけ早く世に送り出したいという要請を受けたのは比較的最近のことであった。編者は人的ネットワークを最大限に活用することで，良き書き手に恵まれ，緊急出版が叶った。この場をお借りして，無理な注文にも快く応じてくださった執筆者各位に改めて感謝申し上げる。執筆者のほとんどは法律の専門家ではないが，保健・医療，福祉，産業，教育の分野において全力投球で仕事をしている方ばかりであり，心理職への篤い期待が寄せられている。

　心理職が国家資格となった背景にはわが国が抱える心理的諸問題の解決・支援のみならず，国民の健康の保持増進・メンタルヘルス活動のさらなる推進等が喫緊の課題となっていることはいうまでもない。もとより人間に対する関心が膨らんだのはルネッサンスのときからであり，それを契機に医療のあり方も変わり，病苦から人間を解放するために科学技術を振興して知識を力にした歴史がある。その流れの中に巻き込まれ，保健・医療などの従事者は主体が患者やユーザーそして社会にあることにしばしば気がつかず，心理的な側面をもち合わせているユーザーのための本来のサービスは停滞していた。

　21世紀になって転換期を迎え，新しい発想のもと，各種サービスが提供されているが，心理職が国家資格に支えられた専門職として日の目を見ることはなかった。遅まきながらようやく専門職として認知され，今まで以上に責任や

見識が問われることになった。それはすなわち法律や倫理の前に毅然として立つということを意味している。法律や倫理を知ることは比較的容易にできても，それらを身につけて実践できなければ専門職としては失格である。私たちは日々の研鑽を求められている。

　いのち，健康や病気，あるいは障害をもって生きるとは何かという古くて新しい問いに真剣に向き合うことを通して，法制度の理解を進め，己の倫理観を磨き，ヒューマン・サービスの精神を高めていけば，将来はおのずと開け，国民の信頼を勝ち取れると確信している。

　本書の出版にあたって，ナカニシヤ出版編集部の山本あかね氏にお世話になった。終尾ではあるがご尽力いただいたことに謝意を表したい。

　2016年3月31日

編者を代表して
山崎久美子

目　　次

発刊によせて　*i*
監修のことば　*ii*
はじめに　*iii*

序　医療と法律と倫理をつなぐ―法学の立場から ———— 1

第Ⅰ部　保健医療の心理職に必要な法律の基礎

第1章　医療における法律の基礎 ———————————— 11
第2章　保健医療職を理解する ———————————— 31
　　　　医療法　32／医師法・歯科医師法　36／保健師助産師看護師法　40／精神保健福祉士法　44／社会福祉士及び介護福祉士法　48／介護支援専門員に関する省令　52／作業療法士法　54／理学療法士法　56／言語聴覚士法　58／薬剤師法　60／栄養士法　62／歯科衛生士法　64
第3章　医療関係資格法から見た公認心理師の位置づけ ——— 67

第Ⅱ部　保健医療の心理学的介入が準拠する主要な法律・関係法規

第4章　保健医療政策を理解する ———————————— 81
　　　　健康増進法　82／食育基本法　84／地域保健法　86／感染症の予防及び感染症の患者に対する医療に関する法律（感染症法）　88／薬務に関する法　90／労働法　92／労働安全衛生法　96
第5章　個別の保健法を理解する ———————————— 99
　　　　自殺対策基本法　100／精神保健及び精神障害者福祉に関する法律　104／学校保健安全法　108／母子保健法　112／生殖補

助医療への法規制　114／母体保護法　116／未成年者喫煙禁止法　118／未成年者飲酒禁止法　120／アルコール健康障害対策基本法　122／歯科口腔保健の推進に関する法律　124／がん対策基本法　126／難病の患者に対する医療等に関する法律　128／後天性免疫不全症候群（エイズ）に関する感染症新法　130／性同一性障害者の性別の取扱いの特例に関する法律　132

第 6 章　社会保険を理解する ———————— 135

健康保険法　136／国民健康保険法　138／高齢者の医療の確保に関する法律　140／国民年金法　142／厚生年金保険法　144／各共済組合法　146／介護保険法　148

第 7 章　社会福祉を理解する ———————— 151

社会福祉法　152／児童虐待防止法　154／発達障害者支援法　156／子ども・子育て支援法　158／母子及び父子並びに寡婦福祉法　160／高齢者虐待の防止，高齢者の養護者に対する支援等に関する法律　162／成年後見制度　164／障害者総合支援法　166／障害者虐待防止法　168／障害を理由とする差別の解消の推進に関する法律（障害者差別解消法）　170／配偶者からの暴力の防止及び被害者の保護等に関する法律（DV防止法）　172／ストーカー行為等の規制等に関する法律（ストーカー規制法）　174／個人情報保護法　176／生活保護法　180／生活困窮者自立支援法　182

第Ⅲ部　保健医療の心理職の倫理と社会的役割

第 8 章　医療における倫理の歴史的展開 ———————— 187
第 9 章　保健医療専門職の職業倫理 ———————— 203
第 10 章　保健医療の心理学の社会的役割と倫理 ———————— 215

参考資料　公認心理師法案　237／ヘルシンキ宣言　243
引用文献・参考文献　247
あとがき　259

序　医療と法律と倫理をつなぐ――法学の立場から

辰井聡子

1　法律はただ守ればいいわけじゃない

　この本は，心理職をめざして勉強をする人のために作られた本である，と聞いています。心理職として責任をもって活動していくためには，関連する法律の知識が必要になります。職業倫理として，知っていなければならないこともあるでしょう。みなさんは，それでこの本を手に取ったと，そういうことですね？

　私は法律の専門家です。その立場から，心理職をめざすみなさんに，最初に申し上げたいことがあります。それは，専門家としての社会的役割を果たすためには，関連する法律や倫理を知って守るだけでは十分ではない，ということです。

　普通，法律や倫理は，「守るもの」「従うもの」と理解されています。もしかすると，この本を企画された先生方や，公認心理師資格試験の出題者の先生方も，みなさんに「必要な法律や倫理を理解して，心理師としてそれに従って活動してほしい」と期待して，この本を編んだり，出題範囲を定められるのかもしれません。でも，法を専門とする者として，言わせていただきます。それでは，不十分なのです。

2　「なんか，おかしい」と感じたとき，どうしますか？

　近い将来のこととして，想像してみてください。みなさんは，心理職として，病院に勤務することになりました。職場の仲間たちと協力して，カウンセリングを必要としている人たちのために，日々，業務を行っています。数年を経て，どうしたらもっとよい職場にできるか，改善策を考えられるくらいに余裕が出てきました。

　あるとき，業務の進め方について，「こうした方が，患者さんのためになるし，

私たちも仕事を進めやすいな」という方法を思いつきます。そこで，信頼できる上司に提案してみたところ，上司はこう言いました。「ああ，そうなんだよね。私もその方がいいとずっと思っているんだけど，〇〇法という法律に抵触するとかで，そのやり方はできないんだって。去年の学会で講演に来た法学者の先生もそう言ってたから，間違いないみたい」。

「そうなんですか……」その場では，そう言って引き下がるしかないかもしれません。しかし，その後も，あなたはその件が頭を離れません。「現場で働いている人間であれば，誰でもこのやり方の方が良いとわかるはず。それなのに，それを法律が禁止しているってどういうこと？」

さて，こんなとき，あなたには何ができるでしょうか？

3 なぜ法律に従わなければいけないのか──どんなおかしな法律も「法」なのか

「法とは何か」「なぜわれわれは法に従うのか」これは法に関するもっとも重要な問いの一つです。先ほどあなたは，怒りに震えながら（？），「法っていったい何様？」と思ったかもしれませんが，それが正にこの問いです。

こういうのはどうでしょうか。「法は正しい」「正しいゆえに，守られなければならない」。これは法の中身の正しさに着目する立場です。でも，あなたは先ほどの問題を頭に置いて，ただちにこう反論するでしょう。「正しくなくたって，守らなければならない。それが法律でしょう？　大体，正しいか正しくないかなんて，誰が決めるの？」

では，こういうのはどうでしょう。「法は所定の手続きを経て法として定められたがゆえに，正当である」。手続きというか，形式に着目する立場です。たぶん，多くの人の感覚に一番近いのが，これではないでしょうか。「日本は民主主義国家だから，一応国民の代表ってことになっている議員さんが，国会で法律を定めることになってる。だから，私たち国民はそれを守らなければならない。そういうことでしょう？」

ふーん。では，形式的に法として成立していれば，どんなに内容が不当でも，あなたはそれを守る，というわけですか？「だって，守らなかったら，国は刑罰を科したり，いろいろしてくるんでしょう？　守らないわけにはいかないじ

ゃない」。

4 「正義への企て」としての法

みなさんが法というものを「守らなければいろいろ不利益があるから，仕方なく守るもの」と理解しているとしたら，法学者としてこれを放置するわけにはいきません。とりわけ，みなさんは心理の専門職をめざしているのですから（理由は後で述べます）。

法についての見解はいろいろあるのですが，私が一番説得力があると考えているものを紹介させてください。それは，法とは「正義への企て」である，というものです（以下，井上達夫『法という企て』（2003年，東京大学出版会）参照）。

もし，「刑罰などの制裁があるから，仕方なく守る」ものが法だとすると，法は，強盗犯人による命令と何ら変わりがないことになります。「金を出せ，出さないと撃つぞ」といって，強盗犯人にピストルを突き付けられたら，あなたはお金を渡すかもしれません。「金を出せ」という要求にあなたが従うのは，「従わなければ不利益があるから」である。とすると，その構造は，「刑罰などの不利益が科せられるから，法に従う」というのと全く同じですね。

本当に，法というのは，それだけのものでしかないのでしょうか？

そうではない，というのが，この立場です。すでに確認したように，法といっても，つねにその中身が正しいと主張することはできません。しかし，だからといって，法と強盗犯人による命令とを同じものと見ることはできません。よほど強権的な独裁国家でもなければ，強盗犯人の命令と等しいものと知りながら，人々が法に従うということはないでしょう。

法が脅迫による命令と異なる点，それは，「法は正義を標榜している」という点です。

強盗犯人に「私があなたに金を払う合理的な理由などない。だから私はあなたの命令に従うことはできない」と言ってみても，強盗はビクともしません。強盗は，威嚇によって金を奪おうとしているだけで，別に自分が正しいと主張しているわけではありませんから。しかし，法は違います。法に基づく措置に対して異議がある人は，相手方にその説明を求め，裁判に訴えてその妥当性を

争うことができます。なぜかといえば、法の規範は、「正しい」（正義に適った理由により正当化できる）ことをもって、人々にその承認を求めているからです。「正しい」ことが人々に法を承認させる理由である以上、「正しさ」に対するクレームには、真剣に対応しなければならない。

つまり、法は「正しい」ことではなく「正しさを標榜している」ことによって、そして、正しさについての異論を歓迎し議論を発展させる仕組みを備えた制度であることによって、法としての権威を主張することができる、というわけです。

5　法を作るのは誰か──専門家の役割

この「正義への企て」、すなわち、法というプロジェクトは、歴史的・国家的プロジェクトで、歴史を通じて、この社会に属するすべての人がその主体として想定されています。「想定されていると言われてもねえ。国会議員になるつもりはないし、そんな『企て』なんかに、参加する方法があるとはとても思えないけど」と、思われるでしょうか。

いえ、この本で扱うような法律、心理職の業務に実際に関わるような法律を「より良くする」という作業は、心理職の方々の貢献がなければ、成り立ちません。だからこそ、「法とは」という大上段な話を、ここまでしてきたのです。

今ある法体系が、心理の実務に適合したものかどうか。そんなことは、私たちのような法学者が頭で考えてもわかることではありません。調べるにも限界がある。国会議員でも、行政官でも、それは同じです。法律を形にする具体的な作業を、国会議員や行政官、法律家などが行うことが多いとしても、法が対象とする現実を一番よく知っているのは、現場にいる専門家です。どのような形であっても、直接に現場に携わっている人々から声が上がらなければ、「正義へのプロジェクト」が起動することはないのです。

冒頭で、「専門家としての社会的役割を果たすためには、関連する法律や倫理を知って守るだけでは十分ではない」と書きました。「現在のルールをより正しいものに近づける」というこの場面において、社会で「専門家」として活動する者は、とりわけ大きな役割を担っています。ぜひ、アンダーラインを引いて、心に刻んでいただきたいことがらです。

さて，ではその「プロジェクト」を起動するには，どうしたらよいのでしょうか。

6　専門家としての声を世の中に届けるには

先ほどの例を考えてみましょう。あなたはより適切なやり方を思いついた。先輩に相談してみたところ，先輩にも賛同してもらえた。しかし，「○○法という法律に抵触するとかで」，そのやり方はとれないことになっているらしい，というのが，あなたが置かれた状況です。

このケースだと，日本全国にいる同業の専門家たちの中にも，同じような意見をもっている人が多くいることが想定できますね。その人たちに働きかける，というのが，出発点になりそうです。もし，すでに意見交換のためのネットワークがあるならば，それを活用することができるでしょう。関連学会で，シンポジウムを組んだり，ワークショップを開いたりして，議論を深めるという方法も使えそうです。同業者が読む雑誌や紀要に，問題提起の投稿をすれば，共感する人々から反応があるかもしれません。

議論を進めていく過程で，ぜひ意識していただきたいことは，「現在の法制度のどこに問題があるのかをはっきりさせ，なるべく具体的な提案を作っていく」ということです。「何で法律の専門家でもないのに……」と思われるかもしれませんが，これをやらずにただ「私たちは困っています。何とかしてください」と訴えるだけでは，「勝手に規制を作られて，あたふたさせられる」という受け身の立場から脱することができません。専門家として，適切な仕組みを作っていくためには，法制度に関する議論にも主体的に関わることが必要なのです。

だからといって，みなさん自身が，法律に関するあらゆることを勉強したうえで，法学者と同じように議論をしなければならない，というわけでは，もちろんありません。法律家の力を借りればよいのです。手紙やメールで質問をするのもいいでしょう。関連する論文を書いている法学者を招き，勉強会を開いてもいいでしょう。所属施設で講演会を開いてもいい。そうして，協力し合えそうな人が見つかったら，みなさんの同業者や，関連する領域の人などとともに，研究会を組織して，専門家としての見解をまとめます。これを公表して，

さらに議論を深めていけばよいのです。こうした場を専門家自身が作り，専門家としての意見を公にしていくことで，心理の専門家という立場で，法制度に関する議論に確実に影響を与えることができます。私自身，これまでに何度も，問題意識をもった現場（医療現場が多かったのですが）の方々に声をかけていただいて，新たな仕組み作りをめざした動きに関係しました。法律家にとってもとても刺激的な仕事ですから，遠慮はいりません。

7　専門家による倫理規範が，法的紛争の回避につながる

　もう一つ，法制度に主体的に関わるとっておきの方法をご紹介します。それは，「専門家の間で倫理規範を作る」ことです。この方法はとくに，現行の制度上，許されているかどうかわからない事柄や，とくに禁止する法律はないけれど倫理的には何らかの制限が必要だと感じられる治療法を用いるときなどに有効です。

　たとえば，みなさんが働いている施設内で，「○○に関するガイドライン」として，指針を作ることもできるでしょう。学会レベルで，同様のガイドラインを作ることもできます。これらを称して，ここでは「倫理規範」と呼んでいます。これらは，法律ではありませんし，行政指針でもありませんので，特別な手続きを踏むことなく，専門家のみなさんの力だけで作成することができます。もちろん，法的な拘束力はありませんが，実際上は，これがなかなかの威力をもちうるのです。

　「現行の制度上，許されているかどうかわからない」場合の多くは，法律の解釈に複数の合理的な可能性がある場合であり，正解がわからないのは法律家も同じです。裁判官を含む法律家は，実務（ここでは心理の現場）では通常何がどのように行われているのか，専門家の間では何がどこまで許されると考えられているのかを調査したうえで，慎重に答えを出していくことになります。そこに，専門家が責任をもって作成し遵守しているガイドラインが存在していたなら，少なくともそのガイドラインが遵守されている限り，ある行為が違法と判断されることはほとんどないといってよいでしょう。

　「とくに禁止する法律はない」という状況のときには，専門家によるガイドラインの存在は，立法に対して大きな影響を与えます。そもそも，関連する専

家の間で倫理規範が確立しているなら，立法自体が不要と判断されることが多いですし，かりに法律が作られる場合も，その内容は，専門家の作った規範に則したものになるはずです。

　倫理規範は，第一義的には，専門家の間で，より良い実践をめざして作られるものでしょう。しかし，専門家が責任をもって自らを律し，それを社会に表明していくことは，法制度をより適切なものにすることにもつながっているのです。

8　おわりに

　法律はただ守るものではなく，作っていくものであると，実感していただけたでしょうか。より良い実践を社会に提供していくためには，専門性を高めるだけでは足りず，社会の側を，それに相応しいものに調整していくことが必要です。専門家として責任ある態度で倫理規範を示し，法制度に影響を与えていくことは，その重要な道筋の一つであり，この本で法制度や倫理に関する議論を学ぶことは，その第一歩にあたります。あれこれと疑問をぶつけながら，心理の専門家として「医療と法律と倫理をつなぐ」役割を果たしていかれますように。法学の専門家からのお願いです。

第Ⅰ部

保健医療の心理職に必要な
法律の基礎

第 1 章
医療における法律の基礎

樋口範雄

1　医療と法の関わり

　医療と法の関わりは多岐にわたるが，ここでは次の3つの点に注目する。

　第一に，医療に関し何らかの事故・争い・事件が生じ，事後的に法が関与する場合がある。これを本稿では「事後型」と呼ぶ。法に基づいて，より正確には法に違反したとして，医療機関や医療従事者が訴えられる場面がその典型である。医療を所管する国や地方自治体が被告となることもある。具体的には，医療事故が起きて国公立の医療機関が訴えられたり，国が承認した薬が十分に安全でないことがわかった場合に国を訴えることがその例となる。これらの例では，法は，訴えの手段・基礎となって働く。多くの医師が法や法律家を敬遠するのは，法といえばこのような場面，つまり自らが訴えられる場面だけを想起しがちだからである。

　第二に，これとは対照的に，法が医療の支えとして働く場面がある。医療システムを構築する法がそれに当たる。ここではこれらの法を「事前型」と呼ぶ。現代の医療サービス提供システムを3つの場面に分けると，次のようになる。

　1つは，医療従事者という専門家が医療サービスを提供する仕組みである。たとえば，医師は医師法の下で「医師国家試験に合格し，厚生労働大臣の免許」を得ることにより，医業を独占して行い（医師法17条　医師でなければ，医業をなしてはならない），さらに名称独占が認められている（医師法18条　医師でなければ，医師又はこれに紛らわしい名称を用いてはならない）。同様に，多様な医療従事者について国家資格が定められ，資格を得た者の権益が保護され，それによって患者の安全確保がめざされている。

　次に，医療従事者が医療サービスを提供する場も法によって定められている。医療法という名の法律は，「病院，診療所及び助産所の開設及び管理に関し必要な事項並びにこれらの施設の整備並びに医療提供施設相互間の機能の分担及び業務の連携を推進するために必要な事項を」定めており，医療機関のあり方と要件を定めている。これら医療機関は，実際に医療サービスを提供する基盤をなしており，それもまた法が定める基準に従って業務が行われている。

　最後に，これら医療サービス提供を行う経済的基盤が必要不可欠である。医療は無償で提供される場合もあるが，大半は有償で提供される経済行為であり，医療サービスが確実に提供されるためには，その費用支出のための安定した仕

組みがなければならない。わが国では，1961年以来いわゆる国民皆保険制度が作られて，社会保険制度により医療の提供が行われている。その基本法が国民健康保険法であり，全国の市町村において誰でも保険医療を受けられる国民皆保険体制が確立した。

　これらを全体としてみれば，医療サービス提供システムを事前に形作るために法が働いていることがわかる。

　医療と法の関わる第3の場面として，「事後型」でも「事前型」でもなく，医療の発展に関わる「情報型」と呼ぶべき場面がある。現代の医療は，evidence-based medicine（証拠に基づく医療）と呼ばれるように，科学であり技術である側面もあるが，それは科学的な因果関係が明確に知られているのではなく，これまでの経験や統計的データに基づく場合も多い。たとえば，ある人には薬が効くが別の人には効かないことをまだ十分に説明できない。そこでは情報の収集と分析こそが重要になる。そのデータから，新たな医療が進展し広がることが期待される。そこでも法がどのような形で関わるかが肝心な要素となる。

　本稿では，医療と法の関わり方の基礎的な知識について，以上の「事後型」「事前型」「情報型」という3つの機能的分類に留意しつつ，次の順序で概説する。まず，法にも様々なものがあることを知る必要がある。「法」，「法律」，「法令」など法の素人には必ずしもその区別がつかない用語があり，それらの違いを含めて法の体系について叙述する。次に，医療について，上記3分類（事後型，事前型，情報型）に照らして主要な法律は何かを述べる。その際，具体的な事例をできるだけ示して，これらの法律の性格を理解する一助とする。最後に，今後の課題を述べて本稿を閉じる。

2　法の体系

　法はピラミッド型の体系をなしている。頂点にあるのは憲法であり，日本国憲法96条では，憲法改正には，各議院の総議員の3分の2以上の賛成で国会がこれを発議し，国民の過半数が賛成する必要があると定められている。しかも，学説の多数は，憲法の基本原理を否定するような改正（たとえば国民主権を否定するような改正）はできないと論ずる。要するに，法体系の頂点にある憲法は，わが国の場合，容易に変更できないものとされている。

■憲法と医療

　医療に関係する憲法の条文といえば，憲法25条がそれに当たる。「1 すべて国民は，健康で文化的な最低限度の生活を営む権利を有する。2 国は，すべての生活部面について，社会福祉，社会保障及び公衆衛生の向上及び増進に努めなければならない」と定める25条には，「健康」と「公衆衛生」という言葉が明示されている。憲法においても，医療の問題，国民の健康の問題が重要なものとして意識されていることがわかる。

　ただし，その意味は抽象的なものにとどまる。裁判規範として，ただちにこの条文に基づいて憲法訴訟を提起するのは難しいと考えられてきた。

　その一例が，1970年代に広島で起きた骨関節結核流行事件である。当時，広島県因島市を中心とした人口5万あまりの地域で骨関節結核が大流行した。患者数97名。これはこの病気の発病者数が人口10万人あたりせいぜい2人から4人とされていることと比べて異常な事態だった。これらの患者はリウマチ関節炎を病んでおり，A診療所でステロイド剤注射を受けていたことがわかった。ステロイド剤には免疫力を弱める効果があり，その診療所で結核に感染した疑いが強い。ところが，診療所のB医師は自分自身が進行性麻痺を患っており，1970年夏には広島の病院へ入院し11月には死亡してしまった。診療所自体も閉鎖された。その後1975年になって，患者65名とすでに死亡した患者18名の遺族81名とを合わせた146名の原告団が国や県を相手取って訴えを提起した。根拠の一つとしたのは，憲法25条の保障する生存権である。当該地域の保健所が結核の報告を得てもっと速く手を打っていれば健康を害されることはなかったとして，患者たちの憲法上の権利を侵害したとの主張がなされた。

　しかしながら，最高裁まで争われた裁判は患者側の敗訴で終わった。最高裁は，保健所長が多数の骨関節結核患者が現われたことを知った後に執った措置は，その当否について批判を招く余地があり得るとしても，当時の知見や情報等に照らすと，法的な作為義務に違反するとまでは認めることができないとして国家賠償請求を退けた（最判（第三小法廷）平成10年11月10日判例地方自治202号82頁）。

　要するに，患者側は，まず憲法から説き起こして国や県の責任を追及したものの，裁判所は憲法論に深入りせず，より具体的な事実に即して当時の保健

所がどれだけのことができたかを分析して結論を導いた。この判決が示すのは，憲法25条をもってきて国民の健康権を主張すればすぐに勝てるということではないということである。

ただし，憲法25条に全く意味がないということではない。法律家の多数は，抽象的権利説と呼ばれる説を採っており，この説は，25条は国に対して具体的な行動をとるよう命じており，それは国民の抽象的権利だとする。抽象的ではあるものの権利があるとするので，それが具体化する可能性があり，国が何らかの法律を制定した場合（たとえば結核予防法など），その内容が憲法25条の趣旨にあわないと考えられる場合（あり得ないことではあるが，たとえば結核患者を隔離するだけで何ら健康回復の手だてを講じない法律を作った場合），憲法に反するとして訴える可能性が出てくる。同時に，医療や健康に関して何らかの具体的な法律が存在すれば，その法律の解釈も，当然，憲法25条に適合した解釈でなければならない。そのような主張をして具体的な法律を根拠に裁判で争うことができる。もっとも医療の場面で憲法25条に反するような法律が制定される可能性は低く，後者の事例も，結局，法律の解釈論になるので，医療と法に関する場面で，憲法が主役になることは少ない。あくまでも主役は法律とそれ以下の法になる。

■**法律と命令**

法体系のピラミッドの次順位にあるのが法律である。衆議院と参議院との二院制をもつわが国では，衆参両院それぞれ過半数の賛成を得て可決することにより法律が成立する。ただし，憲法に反する法律を制定することは多数をもってしてもできない。それを担保するべく，司法権に違憲立法審査権が認められている。

だが，憲法の範囲内において，「国会は，国権の最高機関であつて，国の唯一の立法機関である」（日本国憲法41条）。しかも国民の自由を制限するような政府の行為は法律がない限りできない。「法律に基づく行政」が原則とされて，行政権は法律の範囲内でのみ行動するものとされている。実際そのすべてに通暁するのは難しいほどの数の法律が医療の場面でも作られてきた。本書でも様々な法律が扱われている。試みに，医療六法（医療法制研究会, 2016）を

みると，その頁数は3,000頁をはるかに超えており，医療法，医師法など多数の法律が掲載されている。

しかしながら，現実には，法律だけで行政が動くわけではない。法律は，衆参両院の賛成で成立するものであるから，容易に改正することができない。またあらゆる細かな事項を定めたのでは，何千条という法律にもなりかねない。そこで，実際に法律を働かせるために細部の規定は行政に委任することが行われている。先の医療六法でも，掲げられているのは法律だけではない。原則として，それぞれの法律に，施行令，施行規則といわれる法が付属している。たとえば，医師法の記載の後には，医師法施行令，医師法施行規則が続く。

法律家が「法令」と呼ぶ場合，立法府が制定する法律と行政府が制定する命令をあわせたものを指す。後者は行政立法とも呼ばれ，内閣で策定するものが政令，各省で策定するものが省令と呼ばれる。前記の例でいえば，医師法施行令は政令であり，医師法施行規則は省令になる。これら政省令は，法律が委任した事項を定めるものであるから，医師法でいえばその施行令も施行規則も医師法に反する定めはできない。また，現在は行政手続法によって，「命令等制定機関は，命令等を定めようとする場合には，当該命令等の案等をあらかじめ公示し，意見提出期間を定めて広く一般の意見を求めなければならない」（39条）とされており，いわゆるパブリック・コメントの手続を経ることが必要となる。行政立法を制定する際にも国民の声が届くような仕組みがあるわけである。

■通知行政（通達行政）

医療の場面では，その他に厚生労働省（旧厚生省）の担当部局からの通知が医療現場では大きな役割を果たしている。

たとえば，母体保護法は不妊手術及び人工妊娠中絶がどのような場合に可能かを定める法律であるが，同法2条2項で人工妊娠中絶が可能な時期を「胎児が，母体外において，生命を保続することのできない時期」に限定していることにつき，通知によってその時期の基準を定めている（法2条2項の「胎児が，母体外において，生命を保続することのできない時期」の基準は，通常妊娠満22週未満であること。なお，妊娠週数の判断は，指定医師の医学的判断に基づいて，客観的に行うものであること）。この基準はそれまでの24週を22週

に変更するために，厚生省保健医療局精神保健課長通知という形式で 1990 年 3 月 20 日に発布されたものであり，当時の優生保護法が母体保護法に変わったことに応じて，現在は「母体保護法の施行について」と題する 1996 年 9 月 25 日付け各都道府県知事・政令市市長・中核市市長・特別区区長あて厚生事務次官通知（厚生省発児第一二二号）となっている．

　だが，いずれにせよ通知によって，妊娠中絶を可能とするための最も重要な要件の 1 つである時期が定められ変更されていることには，法律または命令（法令）に基づいて行政が行われるべきだとする立場からは批判も強い．

　もう 1 つ，より最近の例を引くなら，2014 年の医療法改正によりいわゆる医療事故調査制度が翌年 10 月から発足した．改正され追加された医療法 6 条の 10 では，医療機関の管理者は医療によって死亡例が生じた場合，いわゆる第三者機関（医療事故調査・支援センター）に報告することが義務づけられた．問題は報告すべき医療事故とは何かであるが，法文では，「当該病院等に勤務する医療従事者が提供した医療に起因し，又は起因すると疑われる死亡又は死産であって，当該管理者が当該死亡又は死産を予期しなかつたものとして厚生労働省令で定めるもの」と定義されている．この定義だけでは，医療現場でどのように判断すべきか迷うからこそ，そこでもすでに「厚生労働省令で定めるもの」として，省令でさらに詳しい基準を提示することになった．そして，実際には，「医療に起因し，又は起因すると疑われるもの」が何かについては，2015 年 5 月 8 日付けの医政局長通知により，患者の自殺や医療機関で火災が生じて患者が死亡したような事例は含まれないなど，より明確な基準が示された．

　この通知は各都道府県知事宛とされており，通知（または通達）とは，行政機関内部で指針を示すものと位置づけられている．ここでいえば，医療機関について一定の監督権限を有する都道府県知事に対し，同じく行政責任を担う厚労省から，新発足の医療事故調査制度の趣旨を明確にするための指針を通知しているに過ぎない．しかしながら，実際には，この通知内容が医療現場や患者に大きな影響を与えることは事実であり，その内容の適切性を確保するための仕組みが，むしろ通知レベルでこそ必要な点に留意する必要がある（先の医療事故調査制度に関する通知についてはパブリック・コメントの手続がとられた．だが，それで十分かは 1 つの課題である）．

3 医療に関わる法の目的と機能

　本稿冒頭で述べたように，医療に対し法は様々な形で関与する。その目的は何かをまず明らかにする必要がある。

　アメリカの医事法の授業では，医療に関する access, quality and cost（アクセス・質・コスト）について改善を図り，それによって to improve public health（みんなの健康の向上）を実現することが法の目的だとされている。一般論としていえば，医療サービスが誰にでも提供され（アクセス），しかもその質が一定の水準を維持するとともに向上し，さらにその費用も合理的な範囲にとどまって，全体として医療サービスの提供体制が今後も維持されるようにすることは，医療従事者ばかりでなく医療に関わる法や法律家の任務でもある。アメリカにおける医事法の目的とされるものは，日本法の目的としても同じものだと考えてよい。実際，たとえば，医療法1条は，「……医療を受ける者の利益の保護及び良質かつ適切な医療を効率的に提供する体制の確保を図り，もって国民の健康の保持に寄与することを目的とする」と結ばれている。そのような視点から，事後型，事前型，情報型という3つの分類の順序で，医療に対する法の関与のあり方を考察する。

■事後型の法

　1999年，わが国では2つの医療過誤事件が起きて，メディアでも大きく取り上げられた。1月に起きたのが横浜市大患者取り違え事件であり，心臓手術予定の患者と肺手術予定の患者を取り違えて手術が行われた。2月には都立広尾病院事件が起こり，看護師が生理食塩水入り注射器と消毒液入り注射器を取り違えて点滴したために患者が死亡した。これらの事件は，医療安全に対する大きな関心を呼び起こし，法的な問題ともなった。

　このような医療過誤が生じた場合，法は3つの対応をする。警察が介入し刑事事件として調査するのが1つ目，医療を所管し関与した医療従事者に国家資格を認めた厚生労働省が関与する行政処分が2つ目，さらに医療過誤によって被害を被った患者家族に損害賠償を命ずる民事訴訟（医療過誤訴訟）が3つ目である。なお，医療過誤を起こした医療従事者が医療機関の被用者であれば，就業規則（労働契約）に基づいて，解雇を含む雇用関係上の処分もあり得る。

これらはいずれも医療過誤についての責任追及型の法介入と呼ぶことができる。制裁型といってもよい。ただし，わが国の民事訴訟は，生じた損害の賠償をさせるだけで，損害の塡補が目的であり，制裁的要素を含まないとするのが法律家の考えであるが，それでも一定の金銭賠償を命ずるので，賠償責任を追及するものであることは確かである。

　1999 年の 2 つの事件を契機として，このような責任追及型の動きが強まった。
　第一に，都立広尾病院事件では，医師法 21 条「医師は，死体又は妊娠四月以上の死産児を検案して異状があると認めたときは，二十四時間以内に所轄警察署に届け出なければならない」に違反したとして，院長と主治医が訴追され，医療過誤による死亡事件は警察に届けるとする事例が増加した。そのうえで，刑法 211 条「業務上必要な注意を怠り，よって人を死傷させた者は，5 年以下の懲役若しくは禁錮又は 100 万円以下の罰金に処する」という業務上過失致死傷罪に問われる（ただし，医療過誤によって死亡した事例でも起訴される例は少ない点に注意が必要である。1999 年以降増加したことは事実であるが）。

　第二に，行政処分がなされる可能性がある。行政法上，医療従事者の国家資格を認めるのも，医療従事者に制裁を与えるのも，同じく行政処分（行政行為ともいう）であるが，通常は後者だけを意味すると理解されることが多い。根拠法としては，医療従事者それぞれに国家資格を認める法律中に行政処分の規定もある。

　たとえば，医師法 7 条では，罰金以上の刑に処せられた者などに対し，戒告・3 年以内の医業の停止・免許の取消しが課される。しかし，日本の場合，医療過誤を起こしただけで行政処分がなされる例は少ない。医師については，それが刑事事件化し，罰金刑にとどまっても，ともかく有罪とされた場合には処分が行われる場合が多い。もっとも刑事事件化しない場合でも，処分が行われた例もごく稀ではあるが存在する。

　第三に，民事訴訟で賠償責任が問われる。根拠条文は，民法 709 条「故意又は過失によって他人の権利又は法律上保護される利益を侵害した者は，これによって生じた損害を賠償する責任を負う」により医療過誤を不法行為として訴えるものと，患者が自らの治療を委ねる関係を準委任契約とみて，それを注意深く履行しなかったとする契約違反（民法 644 条　受任者は，委任の本旨に従

い，善良な管理者の注意をもって，委任事務を処理する義務を負う）を根拠とするものがある（両方の根拠を並べて訴える例も多い）。2004 年にその 10 年前の 2 倍を超える 1,110 件に急増し，その後やや減少して 2014 年 877 件となった。多くの医師も病院も賠償責任保険に加入しており，保険料もアメリカのように支払えないほど高騰する保険危機は生じていないものの，訴えられることの精神的その他のコストは大きいから，このような法的介入は，医療側にとって歓迎されるものではない。

■事後型で責任追及する法の目的と限界

　このように 1999 年以降，わが国では医療に対し責任追及型の法の関与がより強まった。その目的は，明らかに医療の質の確保にある。刑事法は刑罰という制裁により，行政処分は医療従事者に認められた国家資格を脅かすことにより，そして民事法は被害者への金銭賠償を命ずることによって，加害者たる医療従事者や医療機関に対し，今後，同様の事故を起こさぬよう十分注意せよと促すわけである。同時に，その事実は他の医療従事者や医療機関に対しても他山の石として大きな教訓を与える。このように，事後型による法の介入は，様々な形での制裁や責任追及を図ることにより，医療安全を確保する機能を果たす。

　ただし，このような形での法の介入は，医療へのアクセスやコストに対しては負の影響を及ぼす。実際，医療事故を起こしやすい分野での医師の数は減少しており，具体的には産婦人科・外科・小児科が特に問題となっている。たとえば，福島県立大野病院の産婦人科医が癒着胎盤剝離手術事故で 2006 年に逮捕された際には，当該地域に産婦人科医がいないという事態を生んでいる（2008 年 8 月 20 日福島地裁判決により無罪となった）。この時期には法の過剰介入による医療崩壊も喧伝された。また医師の数だけではなく，わが国では高度な技術を要する手術の数が少ないという分析もある（Ramseyer, 2015）。高度な技術を要する手術は，失敗するリスクも高いわけであるから，これもまた責任追及型の法が影響しているとも考えられる。

　コストという面でも，制裁型の法による介入は過剰な検査を導くといわれる。さらに医療安全という観点からも，このような責任追及型の対応で，本当に事

故が減少するのかも疑問視される。医療事故は様々な原因に基づく複層的な構造をとるのに，刑事事件が執刀医など直接の原因となった個人責任だけを追及するように，事故の表面的な分析しかできないのではないかという批判があるからである。そして事故の減少にうまく結びつかないとすると，責任追及型の手続自体が無益なコストを生み出していることにもなる。

　アメリカでは，先に述べた日本の2つの事件が起きた同じ1999年に，米国医学研究所（Institute of Medicine）から To Err is Human（人は誰でも間違える）という表題の報告書が公表された（Kohn et al., 1999）。この報告では，年間で推計44,000人から98,000人が医療過誤で死亡していると述べるとともに，医療安全を図るためには，医療提供システムの改善が必須であり，組織的な安全管理の確立こそが急務だと述べていた。要するに，日本が医療過誤の個人責任追及への道を歩み始めた同じ年に，アメリカではそのような対応では医療安全が図れないと論じていたわけである。

■医療事故の特色

　ここで医療事故の顕著な特色を指摘する。毎年，事故で多くの人が亡くなる。それは医療だけではない。ここでは交通事故や航空機事故と医療事故を比較してみよう。

　交通事故については，2015年の交通事故死亡件数は，5,000人を大きく割って，4,117人である。航空機事故については，運輸安全委員会によると，2015年の航空事故件数は27件である。

　これに対し，医療事故についてはその正確な件数はわからない。いわんや医療過誤による死亡数がどれほどかも。そこで推計値だけが存在する。厚労省は2015年10月の新たな医療事故調査制度発足に当たり，医療に起因する死亡事故を1,300～2,000件と推計した。しかし，このような推計値しかない状況はわが国だけではない。先に紹介した米国医学研究所の報告書でも，アメリカにおいて毎年医療過誤で死亡している患者の数を44,000人から98,000人と推計していた（なおアメリカの人口は日本の約2.5倍であるから，同じ推計値を当てはめると，日本でも，少なくとも17,000人の死亡事故，それも医療過誤を伴う死亡があることになる）。

このように医療事故については推計値しかないという大きな特色がある。それが何に由来するかといえば，次のような事情がある。

第一に，医療機関で患者が死亡しても，それが医療事故によるのかは明白でない。何しろ病院は人が死ぬところである（かつては日本でも在宅で死亡する人が多数だったが，この半世紀の間に，日本人は医療機関で死ぬことが普通になった）。したがって，患者が死んだというだけで事故ということにはならない。何が医療事故かは，交通事故や航空機事故の場合と比べて，容易にわからない性格のものである。

第二に，それに関連して，そもそも医療にはリスクが伴う。患者が死亡した場合であっても，リスクの合理的な範囲だとみなして，医師もそうではない（医学的にも何らかの対処が可能だったもの）と気づかない場合がある。また心理的にも，事故と認めたくないこともあろう。さらには，気づいても，あるいは事故の疑いがあると考えた場合でも，それを隠すことが可能だということにもなる。

第三に，航空事故のように年間 30 件程度なら，専門家による第三者機関の調査がすべてについてできる。実際，運輸安全委員会の専門家がすべてのケースを調査分析している。交通事故については，交通警察という専門の警察官を設置しているのであるから，これも全数調査ができる。だが，医療事故の場合，調査の体制も不十分なのに，仮に本気になって調査するとしたら，医療事故で死亡したものだけ（つまり死亡しなかった事例を含まないものだけ）で，厚生労働省の推計でも少なくとも年間 1,000 件を超える事故，または推計の仕方によっては 1 万件を大きく超える事態に立ち向かわねばならない。

第四に，通常の医療事故では，1 件あたりの死亡数は 1 人になる。それは大事故とはいえないのでそれ自体に大きな注目が集まる事態は稀である。航空機事故や交通事故では，複数どころか，多数の被害者が出て大きなニュースになる。もっとも，医療事故もそれらを合計すれば相当に大きな数になる点に注意が必要である。交通事故死亡者よりはるかに多数の年間死亡が医療事故で起きている可能性もあるのである。もちろん航空機事故よりは確実に多い。だが，1 件ずつは目立ちにくいために，そのデータを集めて正確な数とそれぞれの事象を分析する態勢もなかったというのが医療事故の大きな特色である。

先にも述べたように，2014年の医療法改正により，新たな医療事故調査制度が開始された。そこでは，医療機関の管理者が，医療事故による死亡例について医療事故調査・支援センターに報告しなければならないとされ，同時に「速やかにその原因を明らかにするために必要な調査」(いわゆる院内調査) を行わなければならないことが定められた (医療法6の11条)。

　この結果，今後は推計値ではなく，実数で医療事故死亡例が集計できることになる。またその原因調査も行われる。それがこれまでの推計より少なければ少ないなりに，多ければ多いなりに，それがなぜかが問われる。また，医療事故の原因究明から再発防止への道も開かれる。その意味で，これまで推計値だけで議論してきた医療事故について，実例のデータに基づく調査分析が行われる基盤ができたといえる。もちろん，医療事故か否かは管理者の判断によるとか，院内調査の質の向上とか，課題は山積しているものの，医療安全という意味での医療の質の向上への寄与が期待される。

　ここまで述べたように，医療の質の確保という点だけをとっても，これまでの事後型の法の介入だけでは，その目的を達成するに十分でなかった。次に，事前型の法について考察する。

■事前型の法

　医療へのアクセスを保障し，一定の質を確保し，しかもそのコストを適正な範囲に収めて継続的な医療提供サービスを作り上げるための法がある。これらをここでは事前型の法と呼ぶ。医療と法の根幹をなすものであり，医療六法に掲載されている法はすべてこれらの一部である。

　すでに述べたように，このタイプの法はいくつかの種類に分かれる。

　第一に，医療従事者について国家による免許制として，一定の要件の下に国家資格を与え，逆にその資格をもたない人を医療から排除して業務独占を認めることで，医療の安定した供給 (医療へのアクセス) と医療の質を確保するものがある。

　第二に，医療サービスの大半は，かつてと異なり，医療機関で提供されており，医療機関に対する法規制もなされている。これらは基本的に国民健康保険システムの下で活動しており，医療法をはじめとする規制法は，医療へのアク

セス，医療の質，そして医療のコストのすべてに関連する。

　第三に，国民健康保険法をはじめとする医療費支払いシステムがある。日本の社会保障制度の要となる部分を受け持っている。たとえば，自分の希望する治療が保険請求の対象となる薬や手術であるかは，まさに医療へのアクセスにも直結する問題となる。

　第四に，いくつかの法律では，医療の内容に踏み込んだ規制が行われている。先に例として掲げた不妊手術や妊娠中絶手術を可能とするための要件や手続を定める母体保護法や，より最近の例では再生医療安全確認法などがその例となる。これらの法律では，それぞれの医療に対し，あらかじめどのような患者に対し，いかなる要件を備えた医師が，それらの医療を行えるかを規制しており，ここでも医療へのアクセスや質の確保が図られている。

　本稿では第一の医療従事者に国家資格を認める法律の基本構造についてさらに考察する。

■医療従事者の国家資格—業務独占の正当化と課題

　医療従事者について国家による免許制を定める法律は，医師を頂点とするピラミッド構造をなしている。

　まず，医師法以下の 20 種類を超える医療従事者について国家資格を定める法律を一瞥すると，医師法と同じ仕組みで（まるでコピーしたようにして）他の医療従事者に関する法も定められていることに気づく。

　医師法の目次を並べると，第 1 章　総則，第 2 章　免許，第 3 章　試験，第 3 章の 2　臨床研修，第 4 章　業務，第 5 章　医師試験委員，第 5 章の 2　雑則，第 6 章　罰則と続く。

　たとえば臨床工学技士法を見ると，第 1 章　総則，第 2 章　免許，第 3 章　試験，第 4 章　業務等，第 5 章　罰則とあって，ほとんど同じ順序で法律構成がなされていることがわかる。

　要するに，これら医療従事者に関する法律は，いかなる要件で免許が認められ，そのための試験はどのようにするか，何らかの非行があった場合の資格に関する行政処分，免許を与えられた者の業務の基本的内容，いくつかの規定に違反した場合の罰則（ただし，これは刑罰である）を定める。

次に，医師を頂点とするというのは，前に述べたように，医師には医業（医行為を行として行うこと）を独占し（医師法17条），医師という名称独占を認め（医師法18条），それを刑罰で担保する（医師法31条）ことで，医療におけるトップの地位を医師に保障しているからである。

　次順位にあるのは看護師であり，保健師助産師看護師法（保助看法と略称される）5条は，「看護師とは，厚生労働大臣の免許を受けて，傷病者若しくはじよく婦に対する療養上の世話又は診療の補助を行うことを業とする者をいう」と明記し，しかも31条で「看護師でない者は，第5条に規定する業をしてはならない」と宣言する。それに違反すれば刑罰が科される（保助看法43条）。

　この結果，診療を業とすることは医師の独占，診療の補助と療養上の世話は看護師の独占という大原則が作られた。臨床工学技士法では，その業務として，保助看法31条の規定にかかわらず「診療の補助として生命維持管理装置の操作を行うことを業とすることができる」（臨床工学技士法37条）と定められ，その際にも，「医師の具体的な指示を受けなければ，厚生労働省令で定める生命維持管理装置の操作を行つてはならない」こととされる（同法38条）。

　この例のように，医療従事者間において，医師と看護師を上位とするピラミッド構造が作られて，それぞれに一定範囲の業務が割り当てられている。このうち業務独占といえるほど広い範囲の業務の独占が認められているのは，医師と看護師である。

　医療におけるこのようなピラミッド体制の正当化は，医業が，特別な専門家としての判断と技術を要求する業務であり，それを欠く場合に人々の健康が危険にさらされるからである。言い換えれば，医業独占が認められるのは，あくまでも人々の健康を維持し向上させるためである。いわく「医療は実施の対象が生身の人間であり，一歩間違えば重大な結果になりかねない。そこで，法は医療行為を原則として禁止し，一定の知識と技術を有するものに限って，これを許すことにした。これを業務独占といい，法は医業を医師に独占させることにしている」（手嶋，2015，p. 43）。

　だが，独占は競争の排除であるから，このような業務独占がつねに医療の質の向上に寄与するかといえば，必ずしもそうとはいえない。紙数の関係もあるので，ここではいくつかの問題点を列挙するにとどめる。

①医業とは，業として医行為を行うことをいうが，その解釈はきわめて広くとられてきた。「業として」とは単に反復継続の意図さえあればそれに当たり，「医行為」とは「医学的判断および技術を備えていないと人体に危険が生ずるおそれがある」ものをすべて含むとされ，最近まで，爪切りや体温測定も医行為だとする通知が出されてきた。しかも，この規定に反したものには刑罰が科されるから威嚇効果は絶大である。そもそも刑事法の解釈は罪刑法定主義のもとで限定解釈をとるのが当然とされているが，ここではそのような大原則とかけ離れた運用がなされてきた。要するに独占の範囲を広すぎるほど認めてきた。

②その結果，まともにこれらの規定を守ると，およそ非医師が行う医療はすべて違法（犯罪）となる。それでは家族が在宅患者の痰の吸引をすることもできない。あるいは施設で介護士その他の職員が同様の行為をすることもできない。AEDという小学生でもできる救命器具が発明されても，日本では医療器具を扱うのはまさに医行為だとして当初は原則禁止とされた。厚生労働省はこれらの場合を違法性阻却事由がある事例として通知を出して対処してきたが，そもそも広すぎる独占を認めてきたこと自体が時代遅れになっている。

③業務独占は自らの領分を守ろうとする傾向を生む。しかも独占で守られているので，自らの技量を向上させるインセンティブをそぐ。日本の場合，技量の高い医師その他の医療従事者もそうでない人も，同じ保険点数でしか評価されないから，その点でもインセンティブは働かない。さらにいったん免許をとると終身保障されるので，それもまた同様の効果をもつ。要するに，業務独占は，医療安全のためといいながら，それとは反対の効果も有する。

④医療従事者は専門分化が進んで，多数の国家資格が作られ，それぞれに業務範囲が割り振られた。医師は医行為を独占する。診断し治療するのは医師だけに限られる。次に看護師が療養上の世話と診療の補助を独占するが，その一部を切り分けて様々な医療従事者に業務として割り振ったわけである。このような専門分化が常に効率性に資するものか，医療の質の向上に資するものかが課題となる。それぞれの領分に安んじて，これら医療従事者は患者を診るのではなく，それぞれが受け持つ検査機器や医療機器だけを見ていればよいことになっていないだろうか。近年喧伝されるチーム医療を促進するのではなく，阻害要因となっていないだろうか。

確かに，国家資格を認めて一定の保護を与える仕組みは，そのような国家資格をとろうとするインセンティブを与え，その段階では競争による質の向上も図られる。しかしながら，独占は権益を生み，医療安全のための手段でありながら権益を目的化する場合がある。国民の健康と安全を守るという目的のために必要な限りで独占は正当化される。医療従事者間での業務分担も，きっちりした資格制度の下では役割が固定化し，他の職種の領分は侵さないという傾向が出てくる。そのような弊害をできるだけ少なくするような制度設計こそ，事前型の法によって法律家が工夫すべき場面である。

■情報型の法

医療は情報で成り立つというのは，たとえば，患者になって通院すればすぐに実感する。原因不明の熱が出れば，血液検査をはじめとする数々の検査が行われ，それでもわからなければPET検査まで行ってデータを収集し，それによって診断がなされる。治験委員会に参加してみると，新薬が一定数の人にある程度の効果があるとわかったので，次の段階であるもっと多人数の治験に進むというような説明を聞く。ここでも，ただちになぜ効果のない人といる人がいるのかはわからないが，ともかくも一定の効果のデータが出たので，それをより多くのデータで検証することになる。

医療の基本的要素がデータ（情報）の分析にあるとすれば，医療に関わる法もまたそれを支える役割をもたねばならない。それには2つの側面がある。

第一に，医師その他の医療従事者と患者との間でのコミュニケーションが重要である。病気との闘いは，医師と患者家族が共同して立ち向かわねばならないものであり，そのためには互いの情報を共有し，円滑なコミュニケーションが必要不可欠となる。

この側面では，法は，医師による説明義務を重視し，わが国裁判例では説明義務違反だけで慰謝料を認める。それによって，インフォームド・コンセント（情報を得たうえでの同意）を患者から得ること，納得したうえで医療を受けることを促進しようとする。この場合，情報の発信源は様々な検査情報を読解する医師その他の医療従事者からという要素もあるが，逆に，患者からの情報発信（自覚症状や，何が理解できないかといった情報の発信）という面もある。

まさにコミュニケーションが必要となる。もっともこれらの法が，単に同意書面へのサインを増やすだけに終わっていないかについては十分留意する必要がある。

第2に，医療が情報によって成り立つことの意味を再確認する必要がある。2015年に改正された個人情報保護法では，病歴が要配慮情報とされ，本人の同意なしに第三者へ移転することが原則として禁止された。ところが，医療情報の共有・移転は実は医療の本質をなすものであり，単なる第三者移転禁止原則では医療が成立しなくなる。

まず，SARS（重症急性呼吸器症候群）やデング熱のような感染症では，患者の情報はその周囲の多くの人にも重大な関係を有する。

だが，感染症でなくとも，実は通常の病気について患者が標準的医療を受けているとして，それがなぜ標準的医療かといえば，それは昔からの同じ病気にかかった患者たちのデータに基づいてそうなっているのである。このような場合に，自分の医療情報は自分だけのものだといって自分の診療だけにしか利用させないというのは，典型的な free ride（ただ乗り）である。

さらに現代のビッグ・データの時代では，データを多数集めて解析するからこそ新たな知見が得られる可能性がある。実際，アメリカでは Vioxx（関節炎鎮痛剤）について，心血管に悪影響を及ぼす副作用があることがわかって市場から回収されるに至った。治験段階ではそのような副作用があることは分からなかったのであるが，1999年から2003年にかけて生じた2万7千人もの心臓発作による死亡事件と Vioxx を結びつけることが，ビッグ・データ解析によって初めて可能になった。

わが国の状況について付け加えるなら，超高齢社会になった日本では，今後，独居の高齢者世帯が増加する。その人たちの多くは患者でもあり，患者情報の共有（それはもはや医療者間にとどまらず介護者や行政にもつなぐ必要がある）が彼らの孤独死を防ぐ方策となる。

要するに，医療情報の共有によって，医療は進歩してきたし，今後も患者・国民のための情報共有を促進すべきなのである。

なぜ病歴が要配慮情報とされたかといえば，それはわが国でもハンセン病など病気によって差別をされた多くの例があるからである。そうであるなら，そ

のような差別を禁止する法制度を備えるべきであり，それによって安心して情報共有が図れるような法制度を構築する必要がある。

4 結びに代えて

　以上述べてきたように，医療と法の関わりは多岐にわたる。従来は，ともすれば事後型の法だけに注目が集まる傾向があった。しかし，事後型で責任追及型の法だけでは，医療と法の目的である，医療へのより良いアクセス，医療の質の向上，そして適正なコストで医療提供体制（国民皆保険制度）を維持するという目的が達成しがたいこともわかった。

　事前型の法の典型である医療従事者の国家免許の仕組みにも問題点がある。本稿では触れなかったが，医療機関に対する規制，病床規制にも同様に課題は多い。そもそも健康保険の仕組みが，出来高払い制を原則としているために，医師が増加すれば医療費が増加する，超高齢社会において病気を抱える高齢者の増加によって，維持可能かが今後試される状況にある。

　だが，これらの課題も，その解決のためにはデータ分析が必要である。evidence based medicine と同様に，evidence based policy（証拠に基づく政策）が重視されなければならない。医療情報の活用と悪用の回避策のバランスをとることも今後の大きな課題となる。

第 2 章
保健医療職を理解する

医療法

甲斐克則

■昨今の医療現場

　昨今の医療現場では，人口減少と高齢社会を迎え，人的・物的・制度的観点から医療供給体制の見直しが進んでいる。従来は区別されてきた介護と医療の関係も見直し，平成26年（2014年）6月の「地域における医療及び介護の総合的な確保を推進するための関係法律の整備等に関する法律」（平成26年法律第83号。以下「医療介護総合確保推進法」という）の成立・公布を受け，同年9月に告示された「地域における医療及び介護を総合的に確保するための基本的な方針」（平成26年厚生労働省告示第354号。以下「医療介護総合確保方針」という）に基づいてガイドライン策定に向けた検討がなされた。その結果，2015年に「地域医療構想策定ガイドライン」が策定された。

　具体的には，地域医療，一般病床の機能分化を進め，急性期医療への人的資源の集中化を図るための具体的方策について検討がなされ，医療機関が，その有する病床の機能区分の現状と今後の方向を選択し，病棟単位で，都道府県に報告する，「病床機能報告制度」を開始することになった。そして，平成37年（2025年）に向けて，拙速に陥ることなく確実に，将来のあるべき医療提供体制の実現に向け，各医療機関の自主的な取組等を促すとともに，住民の医療提供体制に関する理解や，適切な医療機関選択や受療が行われるよう，取組が開始された。しかし，在宅医療のあり方も含め，各地域によりその実現に向けての課題は様々であり，人的・物的な医療資源の有効活用が求められている。

■医療法の概要とポイント

　医療法は，医療提供の場である病院・診療所および助産所に関する規定や，その他医療提供体制に関する基本的な事項を定める法律である。同法は，1948年に制定されたが，患者の人権意識の高まり，医療技術の進歩，高齢社会の到来等，社会状況の変化に伴い，これまで6度の改正を経ている。

医療法の目的は，医療を受ける者による医療に関する適切な選択を支援するために必要な事項，医療の安全を確保するために必要な事項，病院，診療所および助産所の開設および管理に関し必要な事項と，これらの施設の整備ならびに医療提供施設相互の機能分担および業務の連携を進めるために必要な事項を定めることなどにより，医療を受ける者の利益の保護および良質かつ適切な医療を効率的に提供する体制の確保を図り，そのことによって国民の健康の保持に役立つことである（1条）。とくに「医療の安全確保」と「医療を受ける者の利益の保護」は，医療をめぐる過去の事件（後述）の教訓から明文化された。

　そのことを受けて，医療法の理念は，医療は，生命の尊重と個人の尊厳の保持を旨とし，医師，歯科医師，薬剤師，看護師その他の医療の担い手と医療を受ける者との信頼関係に基づき，医療を受ける者の心身の状況に応じて行われるとともに，その内容は，単に治療のみならず，疾病の予防のための措置およびリハビリテーションを含む良質かつ適切なものでなければならない，という点にある（1条の2）。

　要は，こうした目的および理念をどのように実現するか，である。医療法では，病院，診療所，助産所等の施設の定義（1条の5等）や地域医療支援病院（4条），特定機能病院（4条の2）等の要件などを規定しているほか，医療を受ける者が病院，診療所または助産所の選択に関して必要な情報を容易に得られるように，カルテの開示やいわゆるインフォームド・コンセントに関する規定も設けている（6条の2, 6条の3, 6条の4）。また，医療事故への対策を考慮して医療安全との関係で，第6次改正（2015年）により，第3章「医療の安全の確保」の中に，新たに，新たな医療事故調査制度に関する規定を設けた。

　改正医療法6条の10は，1項で，「病院，診療所又は助産所（以下この章において「病院等」という）の管理者は，医療事故（当該病院に勤務する医療従事者が提供した医療に起因し，又は起因すると疑われる死亡又は死産であって，当該管理者が当該死亡又は死産を予期しなかったものとして厚生労働省令で定めるものをいう。以下この章において同じ）が発生した場合には，厚生労働省令で定めるところにより，遅滞なく，当該医療事故の日時，場所及び状況その他厚生労働省令で定める事項を第六条の十五第一項の医療事故調査・支援センターに報告しなければならない」と規定する。また，同条2項で，「病院等の管

理者は，前項の規定による報告をするに当たっては，あらかじめ，医療事故に係る死亡した者の遺族又は医療事故に係る死産した胎児の父母その他厚生労働省令で定める者（以下この章において単に「遺族」という）に対し，厚生労働省令で定める事項を説明しなければならない。ただし，遺族がないとき，又は遺族の所在が不明であるときは，この限りでない」と規定する。

　以上の規定から明らかなように，医療法が予定している医療事故調査の対象は，あくまで当該病院に勤務する医療従事者が提供した医療に起因し，当該管理者が当該死亡を予期しなかったものとして厚生労働省令で定める医療事故である。そのような医療事故のみが医療法6条の11に規定された医療事故調査の手続に服し，医療事故調査・支援センターの調査・報告の対象になるのである。ということは，医師法21条の異状死体の警察への届出義務は，基本的には従来と変わっていないということである。しかし，医師法21条については，立法論として，①医療事故に特化したより明確な規定を置くべきである，と考える。そして，②診療関連死の届出義務自体を原則として刑罰で担保すべき事項から除外したほうがよい，と考える。ただし，すべて除外というわけではない。そもそも異状死体にも典型的な殺人を含めて様々なものがあるように，医療事故にも悪質なものもあるので，すべてを除外することはできない。すべての診療関連死を除外すれば，なぜ医療事故だけ特別扱いするのか，という懸念が残る。過失の有無の判断自体がきわめて難しいのである。したがって，医療というものを，国民が広く関心をもって安心してこれを受けられるという，憲法でいえば国民の幸福追求権の一環として位置づけるという観点から，悪質な例外的な医療事故を除き，刑事免責制度を設けるべきではないか，と考える。

　新たな医療事故届出制度は，2015年10月から始まっており，いずれ様々な課題が表面化するであろうが，これまでの議論の蓄積から生まれたものであるだけに，以前よりは進展したことは間違いない。制度の運用を見守りたい。

● 判　例
(1) 富士見産婦人科病院事件
　本件は，病院長（医師）が看護婦（当時）資格のない理事長（夫）に，患者134名に対して212回にわたり超音波検査（ME検査）を実施させ，また，看護婦（当時）資格のない秘書に，開腹手術における創部縫合に際して42回にわた

り筋膜の縫合糸の結紮を行わせ，さらに，看護婦（当時）資格のない別の秘書に，13名の患者に対し16回にわたり心電図検査を行わせた事案である。しかも，多くの女性患者らに対するインフォームド・コンセントを得ないで卵巣や子宮を摘出したことで傷害罪で告訴されたが，その点は不起訴となり，本件では，病院長が①保健婦助産婦看護婦法（現・保健師助産師看護師法）31条1項・32条違反の罪，43条1項，刑法60条1項，②臨床検査技師，衛生検査技師等に関する法律20条の2第1項違反の罪に問われ（浦和地川越支判昭和63年1月28日判時1282号7頁：懲役8月執行猶予3年），無資格者の理事長も，医師法17条違反の罪で処罰された（東京高判平成元年2月23日判タ691号152頁：懲役1年6月執行猶予4年）。本件を契機に，1985年の第5次医療法改正により，患者の人権に配慮する規定が設けられることになった。

(2) 都立広尾病院事件

　平成11年（1999年）2月11日，看護師2名がヘパリンナトリウム生理食塩水と消毒液ヒビテングルコネート液を取り違えて点滴注射したため，患者が死亡した。病院は，当初は警察に届け出る方向で動いていたが，いろいろな事情から方針を変更し，主治医と院長が死因を書き換え，しかも警察署に届け出るのも見合わせた。これが虚偽有印公文書作成罪（刑法156条）・同行使罪（刑法158条1項）のほか，医師法21条の異状死体届出義務違反の刑事事件として起訴された。もともとこの規定は，医療事故とは無縁と思われていたが，本件でこの問題がクローズアップされることになった。最高裁判所は，「死体を検案して異状を認めた医師は，自己がその死因等につき診療行為における業務上過失致死等の罪責を問われるおそれがある場合にも，本件届出義務を負うとすることは，憲法38条1項に違反するものではない」と判示した（最判平成16年4月13日刑集58巻4号247頁）。本件を契機に，2015年の第6次医療法改正により，医療事故の届出に関する規定が設けられることになった。

■医療現場での心理職の役割

　高齢社会と人口の偏在・過疎化を迎え，医療と介護の限界が変わりつつある中で，病院や医療施設の役割の見直しが進むが，狭義の医療関係者だけでは医療・介護の問題に対応できなくなりつつある。このような状況を変えるには，心理職の精神的・心理的なサポートが医療にとって大きな支えとなりうるので，医療関係者と協働してこれを実践に移すことが今や喫緊の課題である。

医師法・歯科医師法

大井賢一

■日本における医師・歯科医師の身分の確立

　医師（歯科医師）の仕事は，医療（歯科医療）及び保健指導を掌ることによって，「公衆衛生の向上及び増進に寄与し，もつて国民の健康な生活を確保する」と医師法（歯科医師法）の1条に定められている。

　日本の医療のルーツは奈良時代，718年（養老元年）に制定された養老律令の中の医疾令に遡る。診療科目は体療（内科），創腫（外科），少小（小児科），耳目口歯（耳科・眼科・口腔科・歯科など頭頸部を総合した科目）の4科目で，漢方を中心とした東洋医学に基づいて行われていた。「医師」という名称はこの時に導入され，官職として使われていた。

　奈良時代に始まった東洋医学に基づく医療は江戸時代まで行われ，江戸中期より主に外科的治療を取り入れた西洋医学に基づく医療が導入された。1906年（明治39年）に医師・歯科医師法が制定されるまで医療と歯科医療の区別は全くなく，いずれも同じ医師の資格で行われていた。

　医師は，人体に起こる心身の異常の原因を突き止め（診断），そしてそれに対し医術で改善あるいは治癒を図る（治療）プロフェッション（専門職）である。

　しかし，頭頸部における口腔領域は代謝性が低く修復能力をもたない歯と，代謝が活発で修復能力を持った歯周組織や他の口腔諸組織からなる。江戸時代末期になって，それらの二面性に対処していくため特殊な治療器具や材料が開発され医療技術が発達した。1906年（明治38年）以降は医療とは別に，口腔領域を対象に歯科医療が行われるようになり，歯を重視して高度専門分化しながら進歩発展を遂げ，全身とは切り離された形の医療になってきた。

■医師法・歯科医師法の成り立ちとポイント

　医師法のルーツは，明治維新後の1874年（明治7年）に施行された医制（明治7年文部省達）に遡る。それは江戸時代に日本の医療の主流であった東洋医

学に代わって，西洋医学とその近代的な医療制度を取り入れたものであり，医学教育の課程を修め，臨床経験を有することを条件として免許を与えることとしている。1875年（明治8年）に第1回医術開業試験が行われ，医籍の登録が始まった。その当時の標榜科目は内科，内外科，外科，産科，口中科，眼科であった。1883年（明治16年）に第1回歯科医術開業試験が行われ，1885年（明治18年）に医籍とは別に歯科医籍が創設され，1906年（明治39年）に旧医師法，旧歯科医師法が制定されたことで，医師と歯科医師は独立した存在となった。1942年（昭和17年），第二次世界大戦中の医療体制確保のために，医師法と歯科医師法は国民医療法として統合されたが，歯科医師制度そのものに変化はなかった。

　戦後，1948年（昭和23年）に国民医療法は廃止され，新たに医師と歯科医師の身分法として医師法と歯科医師法，医療機関について規定した医療法に分かれ，現在に至っている。

　医療（歯科医療。医師法と歯科医師法の内容は重複している箇所が多く，以下，内容が重複している場合，医療（歯科医療），医師（歯科医師），医師法（歯科医師法）として表記する）が国民の健康に直結するきわめて重要なものであることから，医師法（歯科医師法）において，医師（歯科医師）の資格等を定めている。両法の17条では「医師（歯科医師）でなければ，医業（歯科医業）をなしてはならない」と業務独占権が規定され，同法18条では「医師（歯科医師）でなければ，医師（歯科医師）又はこれに紛らわしい名称を用いてはならない」と名称独占権が規定され，プロフェッション（専門職）としての医師（歯科医師）の権利について定めている。他方，医師（歯科医師）には両法でプロフェッション（専門職）として，応招義務（医師法・歯科医師法19条1項），診断書の交付義務（医師法・歯科医師法19条2項），無診察治療および無立会証明書交付の禁止（医師法・歯科医師法20条），異状死体および異状死胎の届出義務（医師法21条），処方せんの交付義務（医師法22条，歯科医師法21条），療養指導義務（医師法23条，歯科医師法22条），診療録の記載および保存義務（医師法24条，歯科医師法23条）が規定されている。

　そして，医師（歯科医師）には，生命の尊重を旨とする医療（歯科医療）の担い手であり，患者に対して良質で適切な医療（歯科医療）を行うよう努める

べき責務があり，医師（歯科医師）に対する行政処分は，医師（歯科医師）というプロフェッション（専門職）としての立場との関係等に着目して厳正に行われるものとされている。そのため医師法（歯科医師法）では，医療（歯科医療）提供上の義務を果たしていない場合，医療（歯科医療）を提供する機会を利用した場合，業務以外の場面においても他人の生命・身体を軽視する行為をした場合，そして医業（歯科医業）を行うにあたって自己の利潤を不正に追求する行為をした場合には処分が想定される。

　1906年（明治38年）以降，医科と歯科が分離して医療が行われ，その教育も医科と歯科が独立して行われている。医学教育は主にドイツから導入した理論重視型の教育が行われ，歯科医学教育はアメリカから導入された技術重視型の教育が行われていた。しかし，今日の医学（歯科医学）・医療（歯科医療）技術は日進月歩で飛躍的な進歩を遂げ，専門分化が進んでいる。そこで医師（歯科医師）としての基盤形成の時期に，患者を全人的に診ることができる基本的な臨床能力を身につけることが求められた。2001年（平成13年）3月の医師法（歯科医師法）改正で診療に従事しようとする医師は2年，歯科医師は1年の臨床研修の必修を明記している。

● 判　例

　医師の応招義務違反で病院の責任が問われた判例（判例時報1458号127頁）を以下に紹介する。

　平成元年5月14日午後8時頃，Y市内で交通事故にあった患者Aが，事故現場から100mのS病院に救急車でかつぎ込まれた。S病院の医師が停車中の救急車内で患者を診察したところ，両側肺挫傷，右気管支断裂であり，第三次救急患者（重篤救急患者）であると診断し，S病院では扱える状態ではないので患者を受け入れられないと述べた。

　すぐ救急隊員からY市内における救命救急センターとして第三次救急患者の医療を確保する公的医療機関であるY病院に受け入れの可能性があるかどうかを打診した。Y病院の当直受付担当者が，夜間救急担当医師の指示を受け，「今夜は整形外科も脳外科もありません。遠いし，こちらでは取れません」等と応答した。

　次にK大学附属病院に連絡を取ったところ，「手術中のため受け入れられな

い」と言われ，今度は近隣のN市にあるN病院に連絡したところ，「受け入れる」旨の回答があったので，救急車は患者をN病院に搬送した。患者Aは，約30分後にN病院に収容され，手術が行われたが亡くなった。

　Aの遺族Xが，Y市に対し，Y病院の当直医師が"正当な事由"がないのにAの受け入れを拒否したことは，応招義務違反であり，この診療拒否により，AはY病院において適切な医療を受ける法的な権利が侵害されたとして損害賠償請求訴訟を提起した。

　裁判所は「Y病院所属の医師が診療を拒否して患者に損害を与えた場合には，Y病院に過失があるという一応の推定がなされY病院は診療拒否を正当ならしめる事由に該当する具体的事実を主張・立証しない限り，患者の被った損害を賠償すべき責任を負う」と判示し，「患者は，医師が"正当な事由"を有さない限り，その求めた診療を拒否されることがなく，診察を受け得るとの法的利益を有する」として，この法的利益の侵害による精神的苦痛に対する慰謝料として損害賠償の支払いを命じた。

　医師法19条は個人である医師を対象とした条文であるが，その法理は病院のような組織体に及ぶとした点，また，応招義務違反があり，かつ結果として患者に損害を与えたときは「過失の一応の推定がある」とした点が注目される。

■医療現場における心理職への期待

　医療では小児科から成人科への移行，中途障害を含む身体障害者の障害受容，がん患者・認知症・遺伝疾患・薬物やアルコール依存症患者とその家族が病気と向き合うときの心のサポーターとして心理職の活躍が期待されている。また歯科医療では口臭症，舌痛症や顎関節症といった心身症は，その病態を把握するために心理検査や心理療法を適用する場合があり，心理職はこうした知覚神経に関する知識を深めることが求められる。

保健師助産師看護師法

瀬在　泉

■保健師・助産師・看護師の仕事

　看護職である保健師，助産師，看護師，准看護師は，人々の健康を守る職業として，定められた教育期間の後，国家試験（准看護師は都道府県試験）を経て，それぞれの免許を取得し就業している。わが国の就業者人口は，2014年現在，保健師59,156人，助産師37,572人，看護師1,142,319人，准看護師364,061人であり，准看護師を除いて年々増加傾向にある（日本看護協会，2016）。

　主な活動の場と業務としては，保健師は自治体の保健所や保健センターなどの公的機関における母子・成人・精神・難病等の保健活動，地域包括支援センター等での介護予防活動，企業や学校・健診機関等での健康管理活動等，助産師は病院や診療所における助産や妊産婦への保健指導，産後の母子に対するケア，助産院の開業，公的機関における母子保健活動等，看護師・准看護師は病院や診療所並びに介護保険施設や社会福祉施設における看護活動，訪問看護等がある（日本看護協会，2016）。

　少子高齢化，生活習慣病・メンタルヘルスをはじめとする健康問題の複雑化など，昨今の社会状況を反映し，看護職の活動の場は，保健・医療・福祉分野を中心に一層広がりをみせている。

　さらに，2013年に報告された社会保障制度改革国民会議では，日本の医療介護施策の方向性として，病院入期間を減らして早期の家庭復帰・社会復帰を実現するとともに，受け皿となる地域の病床や在宅医療・在宅介護を充実させていくこと等が示され，「病院完結型」から「地域完結型」医療への転換を図るため医療施設・介護施設，さらには在宅へのネットワーク化が必要不可欠である。

　このような流れを受け，これまで医療施設中心・治療中心で展開されてきた看護活動だが，医療施設はもとより，在宅をはじめ，福祉，産業や学校を含めた地域の場での健康や生活を支える活動によりシフトしていくことが予測される。それに伴い，切れ目のない一貫した継続看護の提供や他職種連携の調整な

ど，新たな役割が期待されている。

■保健師助産師看護師法の概要とポイント

　日本では明治以降，産婆・看護婦・保健婦の職種がそれぞれ独自の活動で発展，免許の必要な職業として規則体系により規定されてきたが，第二次世界大戦後，GHQ による看護に関する改革の中で，病者のみならずすべての人々への健康の保持増進をめざす総合看護の方針が打ち出され，看護職を統合する運びとなった。政府は 1947 年に保健婦助産婦看護婦令を制定，その後 1948 年，保健婦助産婦看護婦法が制定された（なお，2001 年，看護職の名称がそれぞれ保健師，助産師，看護師，准看護師となり，現在の保健師助産師看護師法と改題された）。本法の目的は，保健師，助産師および看護師の資質を向上し，もって医療および公衆衛生の普及向上を図ることであるとされ，免許，業務，守秘義務などが規定されている。本法によって，看護職は社会的な身分や地位が保障されると同時に業務上の責任と権限が定められ，看護職の資質の向上や専門職としての自立をめざすこととなった。1948 年の制定後 20 回以上の改正を経て，現在に至る。保健師助産師看護師法の構成は，総則，免許，試験，業務に関する内容であり，以下主な項目について述べる。

　看護職の定義は以下の通りである。保健師：厚生労働大臣の免許を受けて，保健師の名称を用いて，保健指導に従事することを業とする者。助産師：厚生労働大臣の免許を受けて，助産または妊婦，褥婦もしくは新生児の保健指導を行うことを業とする者。看護師：厚生労働大臣の免許を受けて，傷病者もしくは褥婦に対する療養上の世話または診療の補助を行うことを業とする者。准看護師：都道府県知事の免許を受けて，医師，歯科医師または看護師の指示を受けて，傷病者もしくは褥婦に対する療養上の世話または診療の補助を行うことを業とする者。なお，本法における「療養上の世話」とは，患者の症状等の観察，環境整備，食事の世話，清拭及び排泄の介助，生活指導などであり，看護師の主体的な判断と技術をもって行う看護の本来の業務を指す。一方，「診療の補助」とは，身体的侵襲の比較的軽微な医療行為の一部について補助するもので，比較的単純なものから採血，静脈注射，医療機器の操作，処置など多岐にわたる。

さらに，2015年の改正では，看護師の特定行為について規定されたが，これは医療介護総合確保推進法の施行に伴う改正で，特定行為とは「診療の補助であって，看護師が手順書により行う場合，実践的な理解力，思考力及び判断力並びに高度かつ専門的な知識及び技能が特に必要とされるもの」と定義されている。気管チューブの位置の調整，抗がん剤等の血管外漏出時のステロイド剤の局所注射に至るまで38行為が厚生労働省令にて指定されている。

免許の取り消し等については，医療ミスや刑事事件を起こした者に対する行政処分を厳格化するため，2006年，従来の「免許取り消し」「業務停止」の2種類の処分に「戒告」が加えられ，行政処分を受けた看護師等の再教育が規定された。

業務独占・名称独占については，本法において業務独占は保健師以外の職に，名称独占はすべての看護職に規定されている（名称独占は2007年より）。つまり，保健指導の業は，保健師，または保健師と紛らわしい名称を用いなければ行うことは可能だが，助産師・看護師・准看護師については，それ以外の者がそれぞれの業務を行うことはできないことになっている。なお，医師・歯科医師においてはこの限りではなく，看護師以外の医療従事者においても，それぞれの専門性に関わる診療の補助の一部については，それぞれの職種の規定によりこの限りではないと各々の身分法で規定されている。

また，保健師・看護師・准看護師は正当な理由がなく，その業務上知り得た人の秘密を漏らしてはならないとし，看護職を退いた後までもそれを守る守秘義務が2001年新たに規定された（助産師は刑法で別に規定）。

● 事 例
(1) 事例1（北川，2014）
　A大学病院において心臓手術予定の男性患者（74歳）と肺手術予定の男性患者（84歳）を取り違えて手術を行い，両患者に傷害を負わせたとして，麻酔医と執刀医，看護師各2名の計6名が業務上過失傷害罪に問われた。病棟看護師が両患者を病棟から搬送し手術室に引き渡す際，手術室看護師に明確な患者の名前を告げず，手術看護師も再度名前の確認を行うことはしなかった。更に，両手術室でもそれぞれの麻酔医，執刀医が異なる患者であることには気付かず，

そのまま誤った手術が実施された。事件との因果関係は，患者に対して直接麻酔及び手術を行った医師のみならず，看護師の引き継ぎ業務そのものも取り違え手術の危険性をつくり出したとされ，看護師の過失も認められた。

　この事例は，大病院の組織の中で手術患者が取り違えられ，その後も複数の医療従事者が関わっていたにもかかわらず，患者の確認がされなかったことが特徴であり，チーム医療における基本的な行為である患者確認の徹底について問題提起となった。

(2) 事例2（小西，2014）

　患者（24歳）は肺炎治療のためにB病院に入院，気管切開し，気管カニューレを介して呼吸管理が行われていた。患者の状態は看護師の判断により心電図モニターにて監視されていたが，看護師3名での夜勤中，心拍数低下を知らせるアラームが鳴ったにもかかわらず，速やかに看護師によるアラーム対応が行われず，患者は低酸素脳症が増悪し植物状態となった。患者の両親がB病院を経営している医療法人に対し使用者責任を問うた。看護師の判断でモニター装着を行ったにもかかわらず，他患者のおむつ交換やナースステーションでの業務がアラーム対応よりも優先されたこと，また，これまでの経験からアラーム音に慣れてしまい根拠のない大丈夫という安易な判断など，看護師の過失が認められた。

　日本看護協会は，2010年に「一般病棟における心電図モニターの安全使用確認ガイド」を作成し，医療現場でのアラーム関連事故の発生防止を呼び掛けている。高度化し，かつ多忙な医療現場の安全の確保は，今後も大きな課題である。

■心理職との連携

　前述の通り，今後看護を提供する場は，医療施設のみならず地域や在宅などの生活の場に拡大しており，同時に，医療の専門化・高度化も進むことが予測される。他職種が連携して患者，もしくは利用者を支援する中で，心理社会的な専門的業務はもちろんであるが，時には本人や家族の心の代弁者として，心理職の果たす役割はますます広がっていくのではないか。また，医療者への心理教育やメンタルヘルス支援も求められていると考える。

精神保健福祉士法

田中直樹

■精神保健福祉士の仕事

　精神保健福祉領域において，社会福祉学を専門とする立場から生活問題の解決・緩和のための支援を行う。医療機関等を活動の場とする場合は，チームの一員として，精神障害者の地域移行を支援する役割を担う他，療養生活における様々な援助を行う。また，地域における福祉現場においては，精神障害者の地域生活支援の中心的役割を担う。

　具体的には，在宅医療や福祉サービスの調整や年金・生活保護等による所得の確保や金銭管理等を含む日常生活上の支援，また就労支援や住居確保を含む居住への支援，家族関係の調整等，生活の各部面にわたり必要となる様々な援助活動を行う。また，それらを実行するための援助計画の作成（障害者総合支援法における指定障害福祉サービス事業にあっては，所定の研修受講による相談支援専門員，サービス管理責任者の資格を要する）を行う。

　さらに，地域住民に対する精神保健福祉の普及・啓発等を進めるとともに，他職種・関係機関や地域住民・ボランティアと連携し，必要な社会資源を整備，開発するための地域づくりを行う。そして，その拠点ともなる福祉事業がその目的を達成するために，その運営・経営に専門的立場から参画する。

　また近年は，精神保健に課題の拡大を背景として，その活動フィールドは，行政，司法，教育，労働等，幅広い分野への広がりを見せている。

■精神保健福祉士法の概要とポイント

　精神保健福祉士法は，精神保健福祉領域における相談援助を行う専門職として創設された国家資格制度である。1997年の第140回通常国会に提出され，第141回臨時国会において同年12月12日に成立（平成9年法律第131号）し，1998年4月1日より施行された。

　この資格化の背景には，わが国の精神障害者施策が，精神障害者を医療およ

び保護の対象として位置づけ，入院処遇を中心として進められてきたことに対し，精神障害者の長期入院の解消を図り，社会復帰を促進することが重要な政策課題との認識の定着がある。そして，精神障害者が社会復帰を果たすうえで障害となっている諸問題の解決を図るためには，医療的なケアに加えて，退院のための環境整備などについての様々な支援を行う人材が必要とされ，従来から医療機関および精神障害者社会復帰施設等において精神障害者の社会的復権と福祉のための専門的な活動を実践してきた精神科ソーシャルワーカーの国家資格化として成立が図られたものである。

精神保健福祉士は，名称独占の資格であり，その名称を用いて，精神障害者の保健及び福祉に関する専門的知識および技術をもって，精神病院その他の医療施設において精神障害の医療を受け，または精神障害者の社会復帰の促進を図ることを目的とする施設を利用している者の社会復帰に関する相談に応じ，助言，指導，日常生活への適応のために必要な訓練その他の援助を行うこと（相談援助）を業とする者とされている（2条）。

また，法律上の義務として，信用失墜行為の禁止（39条），秘密保持義務（40条），医師その他の医療関係者との連携および主治医からの指導を受ける義務（41条）が定められており，とくに，秘密保持義務違反に対しては，1年以下の懲役または30万円以下の罰金刑が規定されている。

精神保健福祉士の資格を取得するためには，保健福祉系4年制大学で指定科目を履修する，あるいは，4年制大学の卒業後に精神保健福祉士指定養成施設を卒業する等の教育課程を修了したうえで，精神保健福祉士国家試験に合格し，登録することが必要である。2016年1月末日現在，69,400人の登録がある。

なお，1998年の法施行時において，精神科医療機関や精神障害者社会復帰施設等において事実上精神保健福祉士の業務を担っている「現任者」が存するものとされ，その経験年数に応じた救済措置が，法施行後5年間に限り実施されることとされた。その際，医療機関や精神障害者社会復帰施設のように法律に定められた機関だけでなく，法定外の事業ではあるものの，当時の地域現場において精神障害者に対する最大の支援機関となっていた小規模作業所についても現任者の対象事業所として指定を行ったことは，その後の障害者地域生活支援における専門職者配置の広がりにつながったといえよう。現在，精神障害者

社会復帰施設は精神保健福祉法において廃止され障害者総合支援法上の福祉サービス事業所等に移行し，また当時の小規模作業所の多くも同様の事業所となった。そして，それらの事業所における精神保健福祉士については，その配置状況により報酬上「福祉専門職員配置等加算」の算定対象として評価されている。

　法施行後現在までの間，法改正は行われていないが，2012年度より，精神保健福祉士養成課程における教育内容の見直しが行われている。これにより，社会福祉士との共通科目の時間数については30時間，演習・実習については60時間がそれぞれ拡充された。

　その根拠となっているのは，法施行後10年の節目に厚生労働省に設置された「精神保健福祉士の養成の在り方等に関する検討会」(座長，京極髙宣国立社会保障・人口問題研究所所長(当時))による取りまとめ(2010年3月2日)であり，その考え方を整理した「中間報告書」(2008年10月21日)である。

　そこに示されているのは，「入院医療中心から地域生活中心へ」という施策の転換にもかかわらず長期入院患者を中心とした精神障害者の地域移行が十分に進んでいない状態が続いている中で，精神障害者の地域生活を支援する役割がより重要性を増していること。そしてその一方で，近年の国民の精神保健の課題は拡大しており，そのことを背景として精神保健福祉士の職域の拡大や支援が多様化していること。それはとりもなおさず，精神保健福祉士の役割について一層の強化が求められているということであり，それを実現させるためには，その養成課程における教育内容の充実とともに，資格取得後の資質の向上が求められているということである。

● 事　例

　法定外の小規模作業所から，障害者総合支援法による就労継続支援B型事業への移行を行った事業所における精神保健福祉士による取り組みの事例を紹介する。

　その精神保健福祉士が勤務する小規模作業所は，地域の精神障害者家族会が母体となり運営されていた。その開設から約20年が経過したある頃，自治体からの要請もあり，障害者総合支援法による指定障害福祉サービス事業へ移行す

ることとなった。これまで続けてきた活動内容と利用者の状況等を考え合わせ，実施事業は就労継続支援B型を選択することとし，事業指定に向けた準備を開始した。

　一方，運営主体の家族会が任意団体であったことから，事業指定の諸手続きとともに，運営主体となる法人の設立を行う必要があった。かねてより住民参加による事業所運営を心がけていたこともあり，あらたに地元町会と商店会からも理事に加わってもらい，特定非営利活動法人を設立することとした。

　その精神保健福祉士は，事業移行を中心的に担当することとなり，利用者，家族を対象とした学習会，指定障害福祉サービス利用に際して必要となる諸手続き等について自治体職員等による説明会を企画した。事業移行に伴う様々な変化に対する利用者の不安や疑問に対して個別の対応とともに，そこにあらわれた諸問題を，利用者ミーティング等によりフィードバックを行い事業所全体で解決の道を探る等，今後もその事業所が利用者自身の手で育てていく地域の活動拠点であるという観点から，新たな場づくりへの取り組みを進めていった。

　また，運営主体の法人化にあたっては，新たな事業所が地域においてさらに有用な社会資源となれるよう，またそれが今後の地域づくりの基盤となっていけけるよう，地域住民に広く会員としての入会を呼びかけながら，地域福祉を担う市民組織としての特定非営利活動法人づくりを行った。

　法定事業への移行を果たした今も，利用者の抱える生活課題は山積している。地域生活を送るうえでの医療上の相談や経済面における諸問題への支援，65歳を迎える利用者のサービス利用における介護保険との調整，長期入院の人々を迎え入れるための個別支援と環境整備等，課題は次々に現れてくる。専門職としての力量向上のための不断の努力が，なお一層強く求められている。

■公認心理師との協働

　公認心理師が心理の専門職として制度化され，ようやく国家資格となった。今後，保健・医療，福祉，教育等，幅広い分野での活躍が期待されており，精神保健福祉士との協働の機会は，ますます増えていくであろう。

　国家資格は，単にその取得者個人の能力の度合いを示すだけでなく，その職種全体が国民に対して負う社会的責任の表れでもある。今後も，相互の協力と研鑽により，国民の期待に応えていく力をさらに強めていきたい。

社会福祉士及び介護福祉士法

加瀬裕子

■社会福祉士と介護福祉士の仕事

　社会福祉士・介護福祉士は，名称独占の資格であり，医師や看護師のように資格を有することで特定の業務を独占的に行える資格ではない。しかし，1990年老人福祉法の改正により，老人介護支援センター（在宅介護支援センター）が市区町村の地域別に設置されることになり，社会福祉士と看護師あるいは保健師と介護福祉士がチームとして配属されることになった。在宅介護支援センターは在宅介護のワンストップ相談窓口であり，医療・保健・福祉の相談に総合的に対応する必要があるため，社会福祉士・介護福祉士の配置が実現した。

　さらに，2005年介護保険法改正により，地域包括介護支援センターが設置された。同センターの職員は，保健師・社会福祉士・主任ケアマネジャーから構成され，社会福祉士は地域包括支援センターに必置すべき専門職となった。

　社会福祉士は，ソーシャルワークをその理念・知識・技能の基盤としている。ソーシャルワークとは，社会資源を利用して自らの生活を適切な状況にすることが困難である人々を支援することを意味する。たとえば，医療現場において医師や看護師は「治療が必要な人々」や「療養上の世話が必要な人々」を対象として支援を行うが，そのような支援を得ても，適切な治療や療養上の選択を行い得ない人々が存在することがある。医師や看護師を社会資源と考えれば，社会資源を有効に活用できない「社会的機能不全」(social dysfunction)に陥った人々である。ソーシャルワークは，「社会的機能不全」の状態にある人々や集団の回復・成長を図るとともに，そのような状況にある人々の暮らしを支える社会制度を整備する方法として発達してきた。

　介護福祉士は，介護保険法や社会福祉に関連する諸法によって提供される介護サービスの担い手であり，施設で働く介護職の約4割が介護福祉士である。介護福祉士はソーシャルワークの視点を介護に応用し，人々が生活を自立して送れるように支援している。

■社会福祉士及び介護福祉士法の概要とポイント

　社会福祉士及び介護福祉士法（昭和62年5月26日法律第30号）は，社会福祉士及び介護福祉士の資格を定めて，その業務の適正を図ることを目的として制定された。

　社会福祉士とは，社会福祉士の名称を用いて「日常生活を営むのに支障がある者の福祉に関する相談に応じ」また，「助言，指導，福祉サービスを提供する者または医師その他の保健医療サービスを提供する者その他の関係者」との「連絡及び調整その他の援助を行うこと」を業とする者と定義されている（2条）。

　社会福祉士は，厚生労働大臣の行う試験に合格し，厚生労働省に登録を行うことで，その名称を名乗ることが許される。国家試験の受験資格を得るためには，学校教育法による学校か社会福祉法による養成機関において指定科目を履修していることが求められている。指定科目は，次の通りである。

　人体の構造と機能及び疾病・心理学理論と心理的支援・社会理論と社会システムのうち1科目，現代社会と福祉，社会調査の基礎，相談援助の基盤と専門相談援助の理論と方法，地域福祉の理論と方法，福祉行財政と福祉計画，福祉サービスの組織と経営，社会保障，高齢者に対する支援と介護保険制度，障害者に対する支援と障害者自立支援制度，児童や家庭に対する支援と児童・家庭福祉制度，低所得者に対する支援と生活保護制度，保健医療サービス，就労支援サービス，権利擁護・成年後見制度・更生保護制度のうち1科目，相談援助演習，相談援助実習指導，相談援助実習，以上が指定科目である。

　教育体系は，指定科目を大学等で習得することを基本として考えることができる。福祉系大学でも指定科目を履修していない場合は短期養成施設で6ヶ月以上，一般大学卒業者の場合は1年間以上，養成施設で履修することが必要である。高卒で4年間の相談援助実務についた者は，1年間以上の養成施設での学習を経て受験資格を得ることができる。短大等の場合も，就学年限と実務経験の合算により，受験資格取得または養成施設への入学が可能となる（7条）。

　介護福祉士とは，介護福祉士の名称を用いて「日常生活を営むのに支障がある者」に「心身の状況に応じた介護（医師の指導による喀痰吸引を含む）」を行うこと，また「日常生活を営むのに支障がある者」および「その介護者」に対し

て「介護に関する指導を行うこと」を業とする者と定義されている（2条の2）。

介護福祉士資格を得るには，養成施設ルート，福祉系高校ルート，実務経験ルートがある。養成施設ルートでは，高卒後2年間以上，介護福祉士養成施設（専門学校）で，社会福祉基礎，介護福祉基礎，コミュニケーション技術，生活支援技術，介護過程，介護総合演習，介護実習，こころとからだの理解，人間と社会に関する選択科目，を履修して厚生労働省に登録することで，介護福祉士の資格を取得することができる。福祉系大学，社会福祉士養成施設，保育士養成施設を卒業した者は，介護福祉士養成施設で上記科目を1年間以上履修し，介護福祉士の資格取得と登録を行うことができる。

これに対して，福祉系高校ルートと実務経験ルートで介護福祉士になろうとする者は，社会福祉士同様に厚生労働省令によって定められた介護福祉士試験を受けなければならない。福祉系高校卒業者および実務経験3年以上の者は，介護福祉士試験（筆記試験あるいは筆記試験と実技試験の双方）に合格することによって，介護福祉士の資格を取得し，登録することが可能となる（39条）。

社会福祉士・介護福祉士の職務倫理については，誠実な業務の遂行，信用失墜行為の禁止，秘密保持義務，保健・医療その他のサービスとの連携，資質向上の責務，を負うことが定められている（44条の2〜47条の2）。

● 事　例
(1) 社会福祉士が関わった事例
　Rさん（入所時23歳）は軽度の知的障害がある女性である。S子（入所時3歳）と母子生活支援施設に入所している。Rさんは掃除や洗濯はある程度できるが，料理が苦手で，また買い物や金銭の管理は困難である。夫が家事を担っていたが，ギャンブルで多額の借金を作り，失踪した。借金の一部は，Rさん名義になっていた。日常の生活にも困り，Rさんは，福祉事務所に相談に行き，緊急一時保護を経て母子生活支援施設に入所した。社会福祉士は母子の安定した生活を目標に支援し，入所後3か月が経過した時点で自立支援計画を立てた。自立支援計画に沿って母子への支援が展開され，1年後，自立支援計画の再策定の時期に，夫と連絡が取れ離婚が成立した。母子は落ち着いた生活が送れるようになり，S子は発育の遅れも見られず，元気に保育所に通うようになった。
　入所から2年が過ぎたころ，Rさんは「仕事がしたい」と話すようになった。

Rさんには，電気部品組立工場での就労経験があった。そこで，社会福祉士は近くの工場での就労に向けた支援を行い，パートタイマーとして就職することができた。この間，家事と育児にも懸命に取り組み，入所後約3年たった頃には地域での生活が現実的なものになってきた。社会福祉士は，S子の小学校入学の時期をめどに退所に向けた支援を行うことにした。

(2) 介護福祉士が関わった事例

Lさん（45歳，男性）は30歳の頃，統合失調症と診断された。現在は両親の家の近くにアパートの一室を借りて住んでいる。精神状態が悪くなると，誰かが襲ってくると思い込み，部屋から一歩も出ることができなくなる。その結果，部屋の中はゴミがいっぱいで，Lさんが寝る場所以外はゴミで埋められていた。心配した母親の依頼で，訪問介護員（介護福祉士）が派遣されることになった。

Lさんは介護福祉士が部屋に入ることは受け入れたが，家事の支援は受け入れなかった。介護福祉士は粘り強くLさんの話を聞き，「Lさんのいる場所と私がいる場所ぐらいは作りたい」と伝えた。その結果，Lさんと一緒にゴミを少し片づけることができた。介護福祉士は，Lさんの定期的な通院にも付き添うことができるようになり，Lさんは服薬もしっかりとするようになってきた。

■心理職との協働

社会福祉士は相談援助の専門家であり，介護福祉士は介護の専門家であるが，通常はクライエントが建設的な自己決定を行い，社会資源を使いこなしていくことによって変容を遂げることをめざす。構造化された面接によってクライエントの自己変容を目指す心理職は，社会福祉士・介護福祉士にとってはクライエントの重要な社会資源の一つである。連携してクライエントを支援することが，求められているといえよう。

介護支援専門員に関する省令

小森直美

■介護支援専門員の業務

　介護支援専門員はケアマネジャーと呼ばれ，地域で暮らす要介護者又は要支援者（以下，要介護者等）の相談に応じ，要介護者等がその心身の状況等に合わせて，適切なサービスを利用できるよう，市町村や居宅サービス事業との連絡調整等を行う専門職である。要介護者等および家族が，自宅や自宅に準じた環境でQOLの高い日常生活を営むために，ADL（日常生活動作）およびIADL（手段的日常生活動作）や健康課題を分析し，居宅サービス計画の作成やサービスの提供に向けた連絡調整，サービス開始後のモニタリング，給付管理業務等を行う。

■介護支援専門員の概要とポイント

　介護支援専門員は，1997年介護保険法が制定され，2000年4月の施行以来，制度の要として活躍している。

　介護支援専門員になるためには，介護支援専門員実務研修受講試験に合格しなければならない。受験資格は，保健・医療・福祉に係る法定資格保有者，かつ，相談援助業務従事者及び介護等の業務従事者であって定められた実務期間を満たしているものと定められている。この試験に合格し，介護支援専門員実務研修を修了することによって資格が取得できる。また，介護支援専門員の資格は5年ごとの更新制で，更新時には研修の受講が義務化されている。介護支援専門員は，主に，指定居宅介護支援事業所，介護保険施設等で従事している。また，2006年の制度改正以降は，市町村や関係機関との包括的・継続的マネジメント支援事業や多職種協働・連携の実現支援を行う地域包括支援センターで従事しているものも増えている。

　介護支援専門員に関する省令のポイントは，介護保険法に基づき要介護者等の自立した生活を支援するための専門職であるという点にある。そのため，介護支援専門員は，要介護者等を擁護し，支援することが求められる。介護保険

の基本は，要介護者等が自らの意志に基づき，利用する居宅サービスを選択し，決定することであることから，介護支援専門員は，保健・医療・福祉に関する幅広い知識をもち，相談に応じた情報の提供を行わなければならない。また，要介護者等の心身の状況や希望等を勘案し課題を解決するための居宅サービス計画の作成を行うことが求められていることから，要介護者等と家族の心身のアセスメントや，置かれている環境に配慮できなければならない。その他，要介護者等および家族と契約を交わし，要介護者等に代わって市町村及び介護サービス事業所などと連絡調整等を行うことから，高い倫理観の維持・向上に努めなければならない。これらのように，介護支援専門員は，要介護者等と家族のために権利擁護や公平性・中立性の確保，主体性の尊重，社会的責任，個人情報の保護が求められている。

> ● 事　例
>
> 　60代女性。脳梗塞と脳血管性認知症を患う要介護4の80代の母親との二人暮らし。一人っ子で，既往歴はない。女性はアルバイトをしながら母親の面倒を見ていたが，母親は誤嚥性肺炎を繰り返し，徐々に介護の手間を要する状態になった。介護支援専門員が介入し，特殊寝台や車いす等の貸与を受けていたが，「母親は誰にも触らせられない」といい，その他の居宅サービスは頑なに受けていなかった。しかし，「眠れない，食欲がない」と訴えるため，介護支援専門員が主任介護支援専門員に相談したことで病院受診につながり，結果，うつ病に罹患していることがわかった。現在，女性は精神科医の治療と心理職のカウンセリングを受けるとともに，介護支援専門員と心理職，精神科医は連絡を取り合いながら，この家族の支援を行っている。母親は居宅サービスを利用しながら生活している。

■心理職との連携

　日本政府は超高齢化社会の到来によって膨らむ社会保障費の抑制や持続可能な医療保険制度とするために，在宅医療の推進をかかげている。これからも，要介護者等を抱えながら生活を送る家庭は増加していく。これらの要介護者等と家族を支えるためには，心理職と介護支援専門員の連携は欠かせない。また，これからの心理職が活躍する場は地域にあるともいえる。介護支援専門員をめざす心理職が出てくることを期待してやまない。

作業療法士法

野田和惠

■作業療法士の仕事

　作業療法士は，作業を通して健康と well-being を促進することに関心をもつリハビリテーション領域の専門職である。「作業」は古代より養生法として知られてきたが，作業療法は2回の世界大戦の傷痍軍人の社会復帰に利用されるかたちで米国を中心に発展し，日本では1963年に作業療法士の養成が始まった。現在では7万4千人強が，医療現場を中心に地域・福祉・教育領域などで活躍している。作業療法の目標は「人々が日常の活動に参加することができるようにすること」で，作業による能力の向上や環境を変更することで実施されるが，作業は手を使って行うことが多いことから，日本では作業療法は上肢の訓練であると誤って認識されることも多い。

■作業療法士法の概要とポイント

　世界保健機関（WHO）からリハビリテーション専門技術者養成の勧告を受け，留学先の欧米でリハビリテーションサービスの完璧さに感銘をうけた医師らが中心となって国立の養成機関を作り，1963年に作業療法士の教育を開始した。それに伴い作業療法士の資格を定めるとともに，その業務が，適正に運用されるように規律し，もつて医療の普及及び向上に寄与することを目的に（1条）理学療法士及び作業療法士法が，1965年6月29日に制定された。

　法律での作業療法の定義は『「作業療法」とは，身体又は精神に障害のある者に対し，主としてその応用的動作能力又は社会的適応能力の回復を図るため，手芸，工作その他の作業を行なわせることをいう（2条）』であり，作業療法では身体だけでなく，精神の障害も対象としていることに特徴がある。食事をする，服を着る，家事を行うなどの日常の活動（応用的動作）の能力の獲得，そして社会での活動に再び参加できること（たとえば働く・学校に通う・所属する集団で趣味活動をするなど）が作業療法の目的で，これらは活動（作業）や

環境の変更などを通して行われる。

わが国では「医業」は医師のみが，「療養上の世話又は診療の補助」は看護師のみが行えるが，例外がありその一つが，「理学療法士又は作業療法士は，保健師助産師看護師法 31 条 1 項及び 32 条の規定にかかわらず，診療の補助として理学療法又は作業療法を行うことを業とすることができる（15 条）」である。作業療法実施には「医師の指示（処方箋の交付）」が必要で，保険診療報酬請求には「施設基準」を満たしていなければならない。作業療法士の国家試験受験資格は，「文部科学省令・厚生労働省令で定める基準に適合するものとして，文部科学大臣が指定した学校又は都道府県知事が指定した作業療法士養成施設において，三年以上作業療法士として必要な知識及び技能を修得したもの（12条）」に与えられ，合格者は厚生労働省が管理する作業療法士名簿に登録する必要がある（3 条〜 8 条）。養成施設では指定規則に則り教育が行われている。

● 症　例

整形疾患の在宅高齢者の症例を紹介する（日本作業療法士協会，2015）。変形性股関節症で人工関節置換術を受けた 80 歳代の女性は，痛みの再発により自宅で不活発な生活をしていた。家族の介助量が増え，訪問リハビリテーションで作業療法を受けることになった。作業療法士は医師や心理職と痛みの原因を検討し，姿勢不良と恐怖心によるものと考えた。本人と「ひとりでお風呂に入る」「近所の友達に会いにいく」を目標とすることに合意が得られ，作業療法が開始された。服薬のほか，コルセット装着，椅子での生活への変更，股関節が大きく曲がる場面への介助などで痛みを軽減する調整をした。痛みが軽減した後，入浴動作とシルバーカーを押してひとりで外出することの模擬練習と実践を行った。16 週後目標が達成し，作業療法は終了となった。

■心理職との協働

患者やその家族が，障害とともにこれからの人生を歩む決断をするには，長い時間が必要である。その間に患者は機能回復訓練を拒むことや訓練を過度に行い故障することもある。また障害を認識できず訓練効果が出ない例もある。作業療法士は心理職に，障害の受容や障害への気づきが円滑に進むよう，患者やその家族を支援することや情報の提供を期待している。

理学療法士法

小野　玲

■理学療法士の仕事

　人々は病気，怪我（交通事故，転倒による骨折，スポーツ外傷など），加齢といった様々な原因によって寝返り，座位，立ち上がり，立位保持，歩行といった生活に必要な基本的な動作能力の一部または多くが低下する。これらの動作が低下すると，食事，着替え，身だしなみを整えること，トイレ動作や外出が一人でできなくなる。理学療法士は，低下した運動機能の回復，日常生活動作（Activity of Daily Living; ADL）の改善を通じて，社会参加を図り，生活の質（Quality of Life）の向上をめざして，直接的・間接的に治療と支援を行っている。現在，理学療法士の働く場所は医療保険下の病院だけでなく，介護保険下の特別養護老人ホーム，訪問リハビリテーションなどがある。

■理学療法士法の概要とポイント

　理学療法に関する法律は，昭和40年に「理学療法士及び作業療法士法」として制定された。その2条において「理学療法」とは，「身体に障害のある者に対し，主としてその基本的動作能力の回復を図るため，治療体操その他の運動を行なわせ，及び電気刺激，マッサージ，温熱その他の物理的手段を加えること」と記載されている。また，「理学療法士」とは，厚生労働大臣の免許を受けて，理学療法士の名称を用いて，医師の指示の下に，理学療法を行うことを業とする者と定められている。このように，理学療法の対象者は主に運動機能が低下した人々であるが，病気，怪我だけではなく，高齢者や手術により体力が低下した方々なども含まれ，中枢神経疾患，整形外科疾患，呼吸器疾患，心疾患，悪性腫瘍など多岐にわたってきている。介護保険下においては，ADL能力の低下した高齢者の自立支援や介護者の介護量軽減にむけた理学療法なども行われている。理学療法士が対応できる対象は「身体に障害がある者」と言われているが，理学療法士が，介護予防事業等において，身体に障害のない者に

対して，転倒防止の指導等の診療の補助に該当しない範囲の業務を行うときでも「理学療法士」という名称を使用することは何ら問題ないこと，このような診療の補助に該当しない範囲の業務を行うときは，医師の指示は不要であることが確認されている（厚生労働省医政局医事課長通知：平成25年11月27日）。また，将来脳血管疾患，心筋梗塞，悪性腫瘍といった生命を脅かす疾患に罹患しないように，早期からリスクである肥満，糖尿病，メタボリックシンドロームなどを予防するための運動療法や運動習慣作りへの理学療法士のニードが高くなっている。

理学療法士になるには，文部科学大臣が指定した学校又は厚生労働大臣が指定した理学療法士養成施設（平成27年5月現在，大学98校，短期大学6校，4年制専門学校67校，3年制専門学校82校の計253校）において，3年以上理学療法士として必要な知識及び技能を修得し，国家試験に合格する必要がある。

> ● 症 例
> 60歳代女性。BMIは29kg/m^2。8年前より右股関節に痛みを自覚し，近医受診し右変形性股関節症の診断を受けた。直後より，痛みに対して薬物療法と物理療法，股関節周囲筋力増強や関節可動域を維持するために理学療法を実施していた。しばらく状態は小康状態であったが，最近徐々に痛みが増強し，数メートルも歩行できなくなったので，右股関節に対して人工股関節全置換術を行った。術後は早期から術側下肢に対して関節可動域維持練習，下肢の感覚入力を維持するためにタオルギャザー（足趾把持），非術側下肢の機能維持のために下肢全体の筋力トレーニングを行った。ADL練習としては術側股関節脱臼を生じない動作練習，荷重開始と共に歩行練習，階段昇降練習などを行った。

■心理職との協働

理学療法士は治療手段，疾病の予防として運動を行う。しかし，脳血管疾患や心筋梗塞，悪性腫瘍といった死に直面した疾病にかかると，心にも様々な反応が起こり，心理的要因が回復の阻害要因となる。理学療法士の教育課程に心理に関する科目はあまりなく，このような患者さんへの対応に難渋することがある。心理職にはチームの一員として，専門職に対してモチベーションを高める方法の伝授や，より心の負荷が大きくなった患者さんへの対応を期待したい。

言語聴覚士法

関　啓子

■言語聴覚士の仕事

　人は言葉によって自分の気持ちや考えを伝え合い，理解し合っている。言語聴覚士は，コミュニケーションを支える言語をはじめ聴覚，発音，発声，認知などの機能が病気や事故などのために損なわれてしまった人を対象に支援を行う専門職である。また，摂食・嚥下にも対応する。対象とする障害は先天性か否かを問わず，乳幼児から高齢者まで年齢も幅広く，活動領域は医療・保健・福祉・教育分野に広がっている。

■言語聴覚士法の概要とポイント

　以下は1997年12月に成立した言語聴覚士法の概要（深浦，2014）である。
　言語聴覚士法2条によれば，「言語聴覚士」とは「音声機能，言語機能または聴覚に障害のある者について，言語聴覚士の名称を用いて，音声機能，言語機能又は聴覚に障害のある者についてその機能の維持向上を図るため，言語訓練その他の訓練，これに必要な検査及び助言，指導その他の援助を行うことを業とする者」とされている。2002年の診療報酬の際に従来の「言語療法」に代わって初めて使用された「言語聴覚療法」という用語は，言語聴覚士が行う業務を指すと考えてほぼさしつかえない。
　また，法の42条には「診療の補助として，医師または歯科医師の指示の下に，嚥下訓練，人工内耳の調整その他厚生労働省令で定める行為を行うこと業とすることができる」と規定され，嚥下訓練と人工内耳の調整および一定の周波数と聴力レベルに関する機器使用の聴力検査や聴性脳幹反応（詳細は深浦，2014を参照）なども言語聴覚療法に含まれる。
　言語聴覚士の国家資格は，同じくリハビリテーションの専門職種である理学・作業療法士に係わる「理学療法士及び作業療法士法」が成立した1960年代半ばからその必要性が叫ばれていたが，成立したのはその30余年後である。

その背景には，急速な高齢化社会の到来で言語聴覚士が対象とする高齢者に多くみられる摂食・嚥下や高次脳機能などの障害をもつ人が増え国家資格化の必要性が認識されたこと，および医療の場だけでなく教育の場でも活動できる資格をめざしたことが挙げられる。国家資格化後の歴史は浅いが，失語の臨床は1960年代からすでに始まっており，聴覚障害や言語発達障害も教育の場を中心に長い歴史をもつ。1999年の初回国家試験で4,000余人の言語聴覚士が誕生して以来毎年1,500人程度増加し，2015年現在の有資格者数は25,549人である。しかし，その人数は全国に600万人ともいわれる言語聴覚障害児・者の多さに対し圧倒的に不足している。

　一般社団法人日本言語聴覚士協会HPによれば，有資格者の男女比はすべての年代で女性の方が多く，全体の8割が20～30代の若い層である。また，勤務先は病院が圧倒的に多く7割以上である。時代の潮流である地域での業務に従事している言語聴覚士は全体の1割にも満たない。人数が充足すれば当然質が問題になるが，言語聴覚士は協会主催の生涯学習制度のもと認定言語聴覚士をめざし講習会で学び学術活動に努めるなど，日々研鑽を積んでいる。そして，関連職種と協働し，チームの一員として臨床活動に励んでいる。

● 症　例

　発症時52歳，左半球側頭葉を主病巣とした脳梗塞によるウェルニッケ失語を克服し，職場復帰した右手利き会社役員の例（関ほか，2011）を紹介する。発症当初の主訴は「相手の言っていることがわからない」「頭でわかっても言葉が出ない」であったが集中的な言語リハビリの結果，1年半後には相手の話を理解可能となるまでに改善した。言語聴覚士が職場の上司に症状を説明し最適な業務の模索を続け段階的に職場復帰を進め，最終的には配置転換ながら職場復帰に成功した。

■心理職との協働

　左半球前方損傷の脳損傷者にはカウンセリングが必要な反応性うつが高率にみられる。また，WAISなどの心理検査も心理職の業務範疇となることが現在の世界的傾向である。したがって，将来的に言語聴覚士と心理職が協働して業務にあたる可能性が大きい。

薬剤師法

武田弘志

■薬剤師の仕事

　薬剤師法1条に,「薬剤師は,調剤,医薬品の供給その他薬事衛生をつかさどることによって,公衆衛生の向上及び増進に寄与し,もって国民の健康な生活を確保するものとする」と記載されている。したがって,薬剤師の主な仕事は,①処方箋にしたがって行う調剤行為から調剤した薬剤に関する情報提供及び薬学的知見に基づく指導までの業務［調剤］,②医薬品の製造から販売までの過程における技術的な事項に関する業務［医薬品の供給］,③医薬品の管理,保管はもとより,食品・環境衛生などの薬学的,化学的知識を必要とする分野の業務［その他薬事衛生］の三大業務である。

■薬剤師法の概要とポイント

　薬剤師法は,薬剤師全般の職務・資格などに関して規定した法律で,薬事関連法の一つである。この法律は,薬剤師の任務,免許,国家試験,業務,罰則などの基本的な骨格から構成されている。この項では,これら条項の中でも薬剤師の免許や業務を中心に概説する。

　薬剤師法では,免許について次のように定めている。薬剤師になろうとするものは,厚生労働大臣の免許を受けなければならない（2条）。この免許は,国家試験に合格した者に対して与えられる（3条）という絶対条件がある。ただし,未成年者,成年被後見人,被保佐人などの法的責任にかける者には,与えないという絶対的欠格事由（4条）の他,心身の障害により,薬剤師業務が適正に行えない者,麻薬,大麻又はアヘンの中毒者や罰金刑以上の刑に処せられた者,薬事に関する犯罪,不正を行った者には,免許を与えないことがあるという相対的欠格事由（5条）がある。また,免許は,厚生労働省の薬剤師名簿に登録された時点から有効となる（6条）ことや,薬剤師は,2年ごとに12月31日現在の状況（氏名,住所など）を翌年1月15日までに厚生労働大臣に届け出な

ければならない条項（9条）が定められている。一方，薬事関連法規などに違反などがあった場合は，免許に対する処分（戒告，業務停止（3年以内），免許の取り消し，再教育研修など）（8条）を受ける場合があることが記載されている。また，薬剤師法では，業務についても多くの規制が定められている。調剤業務について，19条で，薬剤師でないものは，販売又は授与の目的で調剤してはならないことが記載されている。この条項は，調剤業務の独占を示すが，例外として，一定の条件下で，医師，歯科医師又は獣医師が自己の処方箋により自ら調剤できることを認めている。さらに業務に関して，調剤応需義務（21条），調剤の場所（22条），処方箋による調剤（23条），疑義照会義務（監査権）（24条），調剤した薬剤の容器又は被包（薬袋）への記載や調剤した薬剤の適正使用のための情報の提供及び薬学的知見に基づく指導を行わなければならないこと（25条）などが規制されている。また，処方箋への記入（26条）とその保存（27条）や調剤録への記録事項と保存（28条）なども厳密に定められている。

> ● 事　例
>
> 　薬剤師法に違反する事例を2例挙げる。事例1：処方箋に記載されている医薬品に配合禁忌のものを見つけた薬剤師が，処方医に「疑義照会」したが不在であったため，知り合いの医師に相談し，処方を変更して調剤してしまった。これは，薬剤師法24条に抵触する事例で，疑義照会は，処方箋発行医師に対して行わなければならない。事例2：薬剤師が，医薬品の適正使用のために必要と思われる情報を，処方医師の指示がないとの理由で情報提供を断った。この事例も，薬剤師法25条に抵触する。薬剤師は，必要な情報を提供し，薬学的な知見に基づく指導を行う義務がある。

■心理職との連携

　現代の医療では，様々な専門性をもった医療スタッフ（医師，薬剤師，看護師，心理職，理学療法士など）がチームを組んで，その職能を最大限に活かしつつ，患者とその家族を中心に統合的・包括的に援助する医療の実践が期待されている。この様なチーム医療の中で，心理・精神的ケアの専門家である心理職がチームの一員として積極的に治療に関わることが望まれる。とくに，緩和ケアや慢性疾患患者の心理・精神的ケアにおいて期待されている。

栄養士法

土橋義広

■病院に勤務する管理栄養士の仕事

　病院に勤務する管理栄養士は，外来・院内の傷病者に対して栄養指導を行う。病院勤務栄養士といっても栄養指導を専属で行っている者はほんの一部であり，色々な仕事を兼務しているのが実情である。たとえば，献立作成（一般入院患者や糖尿病，腎臓病，その他の病気に対する入院患者用献立数十種類），それらの栄養計算，食材発注，検収，検品，そして各種提出書類の作成など多岐にわたる。また，調理に関しては，調理師にお任せではなく，多忙時には調理に従事する。調理師の免許をもち調理もできなければ管理栄養士とはいえない。

■栄養士法の概要と改正のポイント

　栄養士法は栄養士の身分とその業務を明確化し，国民栄養に対する指導統一と徹底を図ることを目的として第2次世界大戦末期の1945年に制定された栄養士規則がもととなって，1947年に制定された。今日までに数回改正されているが，主な改正は1962年，2000年の改正である。1962年の改正は，管理栄養士制度が新たに設けられたもので，管理栄養士試験の特例（附則2〜3），管理栄養士の登録の特例（附則4）などがある。栄養士と管理栄養士の専門職としての資質の向上を図るために行われたもので，栄養士試験が廃止され，栄養士免許は養成施設を卒業した者のみに与えられ，管理栄養士の登録は管理栄養士国家試験に合格した者に限られることになった。

　2000年に改正された栄養士法に制定されている主な項目は，①栄養士と管理栄養士の定義（1条），②栄養士と管理栄養士の免許制度（2条，3条の2，4条），③管理栄養士国家試験（5条の2〜4，6条の2〜3），④名称の独占（6条），⑤主治の医師の指導（5条の5），⑥罰則規定（8条）などである。

　栄養士法1条において，「栄養士とは，都道府県知事の免許を受けて，栄養士の名称を用いて栄養の指導に従事することを業とする者をいう」，「管理栄養

士とは，厚生労働大臣の免許を受けて，管理栄養士の名称を用いて，傷病者に対する療養のため必要な栄養の指導，個人の身体の状況，栄養状態等に応じた高度の専門的知識及び技術を要する健康の保持増進のための栄養の指導並びに特定多数人に対して継続的に食事を供給する施設における利用者の身体の状況，栄養状態，利用の状況等に応じた特別の配慮を必要とする給食管理及びこれらの施設に対する栄養改善上必要な指導等を行うことを業とする者をいう」と定義されている。

2000年の改正のポイントは，生活習慣病が国民の健康面における大きな問題となっており，これらの疾病の発症や進行を防ぐためには，食生活の改善が重要となることから，管理栄養士制度の見直し等の措置を講じるもので，①管理栄養士の高度な栄養指導，②管理栄養士の資格（登録制から免許制へ），③管理栄養士国家試験資格の見直しの3点が挙げられる（日本栄養士会，2016）。

● **事　例**

栄養指導には，外来栄養指導，入院時・入院中栄養指導，退院時栄養指導，退院時集団栄養指導などがある。個別指導が基本であるが，多くの場合は，同じ病気で，同じ蛋白制限・カロリー制限・塩分制限が必要となる3〜4名程度を対象に指導を行う。糖尿病患者の栄養指導には約2時間，腎臓病患者の栄養指導には約3時間を要する。

これらの栄養指導時に，自分が今まで行ってきた食生活を，指導により変更・修正することに抵抗のある方，指導の中身をなかなか理解してもらえず指導がうまくいかない方，あるいは指導以前の問題がある方がいる。なかには，食事内容を聞いても，自分が食べた食事内容を思い出せない方もいる。

■**心理職への助言**

栄養指導を行う際に，やる気の乏しい患者さん，取り組んでくれるがなかなか長続きしない患者さん，性格的に難しさを感じる患者さんなど，対応に苦慮する場合がある。そんなときに，心理学の理論に裏打ちされた専門的な技法を駆使した動機づけ面接や健康心理学的介入方法，ヘルスカウンセリング技法などに長けている心理職の方にチームに入っていただき，一緒に患者さんの行動変容を支援できると心強い。

歯科衛生士法

下山和弘・秋本和宏

■歯科衛生士の仕事

歯科衛生士とは，厚生労働大臣の免許を受けて，歯科医師の指導の下に，歯牙及び口腔の疾患の予防処置としての行為を行うことを業とする者をいう（2条）。歯科衛生士の業務は，①歯科予防処置としての機械的歯面清掃（歯牙露出面及び正常な歯茎の遊離縁下の付着物及び沈着物を機械的操作によって除去すること）およびフッ化物塗布等の薬物塗布（歯牙及び口腔に対して薬物を塗布すること），②歯科診療の補助（相対的歯科医行為），③歯科保健指導（歯科衛生士の名称を用いて行う歯科保健指導）である（2条）。

■歯科衛生士法の概要とポイント

歯科衛生士法は，歯科衛生士の資格を定め，歯科疾患の予防及び口腔衛生の向上を図ることを目的とした法律である。歯科衛生士法は昭和23年7月に制定され，歯科衛生士の当初の業務は歯科予防処置のみであった。昭和30年には歯科衛生士の業務に歯科診療の補助が加えられ，平成元年には歯科保健指導が加えられた。平成26年の改正では，①歯科衛生士が予防処置を実施する際には，歯科医師の指導の下に行うこととし，「直接の」指導までは要しないこと，②歯科衛生士が業務を行うに当たり，歯科医師その他の歯科医療関係者との緊密な連携を図り，適正な歯科医療の確保に努めなければならないこと，③歯科衛生士の定義における「女子」を「者」に改正するとともに，附則2項の「男子」への準用規定を削除することとされた。

歯科予防処置は歯科医師法の規定に基づいて行われる場合（歯科医師が行う場合）を除いて，歯科衛生士でなければ業として行ってはならない（業務独占）。

歯科診療補助では，患者の状態，その行為の影響の軽重，歯科衛生士の知識・技能によって許される行為が判断される。歯の切削，切開や抜歯などの観血的処置，精密印象採得，咬合採得，歯石除去のときの除痛処置をのぞいた各

種薬剤の皮下，皮内，歯肉などへの注射などは不適切な行為と考えられている。歯科診療補助に従事する際には，歯科衛生士は，主治の歯科医師の指示がない場合には，診療機械の使用，医薬品の授与，医薬品についての指示，その他の歯科医師が行うのでなければ衛生上危害が生ずるおそれのある行為をしてはならないが，臨時応急の手当てをすることはさしつかえない（13条2項）。歯科疾患を有する者に対して歯科衛生士が予防処置と同様の内容の行為を行う場合には，歯科診療の補助に該当するため，歯科医師の指示の下に行われる必要がある。病院や介護施設等において業務に従事する場合には留意が必要である。

歯科保健指導を行う場合には，歯科衛生士は主治の歯科医師又は医師があるときにはその指示を受けなければならない（13条3項）。歯科医療機関にあっては主治の歯科医師と，病院や介護施設等にあっては協力歯科医療機関の歯科医師又は主治の歯科医師等との緊密な連携を図るよう努める必要がある。

歯科衛生士には守秘義務があり，正当な理由がなく，その業務上知り得た人の秘密を漏らしてはならない（13条6項）。

● 症 例
　歯科衛生士法は身分法であるため，本稿では歯科領域における心理的アプローチが必要な事例（口腔がん患者，唇顎口蓋裂患者，歯科恐怖症患者）について紹介する。口腔がんの治療として舌や顎顔面部の切除を行う場合がある。顎顔面部の欠損は顔貌や構音機能，摂食嚥下機能や味覚などに影響を与えるため患者の精神的なダメージは大きく，心理面でのケアが必要となる。唇顎口蓋裂の場合，両親の心理的ケアが必要となる。唇顎口蓋裂の治療は成長に合わせて行われるため，長期的なアプローチが求められる。不安障害の一つである歯科恐怖症の場合，脱感作療法などにより歯科恐怖症の心理的原因を取り除く必要がある。

■心理職との連携
　歯科臨床の場では乳幼児から高齢者に至るまで様々な場面において心理検査，心理療法が使われている。患者に対する心理面でのサポートは歯科臨床の場に欠かせないものといえる。心理・精神的な問題を抱えた患者においては心理面からのサポートが歯科衛生士の円滑な業務遂行に直結するため，心理職との連携が必要とされている。

第 3 章
医療関係資格法から見た公認心理師の位置づけ

宮脇　稔

1 はじめに

　2015年9月9日，第189回国会において心理職の国家資格法である「公認心理師法」が成立し，同16日に官報で公布された。

　公認心理師法は広い領域で働く心理職を対象にした汎用性の高い国家資格であるが，この章では主として医療領域に焦点を当てて説明したい。

　医療領域で心理職が仕事をするようになってすでに60年以上が経過し，現在では7千人以上が働いている。しかし現状ではその半数前後は非常勤雇用である。傷病者の治療や社会復帰の支援にチーム医療の一員としての役割も担っていながら，これまで心理職は医療領域で唯一国家資格のない専門職であり続け，その雇用も不安定であったわけである。

　その間，国家資格創設を国（行政）として検討しなかったわけではない。1990年を皮切りに2002年まで10年以上の歳月をかけて，厚生省（後に厚生労働省）主体で政府提案（閣法）での心理職の国家資格創設を検討した経緯があるが実現には至らなかったのである。

　この章では，はじめに公認心理師法の概要を提示する。概要から国家資格としての輪郭を捉えていただきたい。次に四半世紀にわたる時間経過を3期に分けて振り返り，「公認心理師法」の誕生の意義を整理したい。

　歴史的経過を振り返るのは，国家資格に至る事実経過を把握することで，公認心理師資格の特徴がより深く理解でき，心理職が他の医療専門職と連携を図るうえでの今後の課題を一層明確に示すことが可能になると思われるからである。

2 公認心理師法の概要

　公認心理師法の概要を，表3-1に示した。表に示されている通り，ここでポイントとなるのは，公認心理師は名称独占であり，業務独占ではないところである。これに対応して，業務としてあげられている内容がかなり幅広い表現になっている。一方，業務連携では，医師の指示のもとに業務を行うとされており，このときの業務は医業に近い内容であると想定されている。しかし，それに限定せずに，より広い範囲の業務を行うことが社会役割を果たすために必要であると考えられていることになる。また，その養成のために，基本的には大

表 3-1　公認心理師法の概要

①名称：公認心理師（名称独占）
②業務領域：保健医療，福祉，教育その他の分野。
　業務内容：
　　・心理支援を要する者の心理状態を観察し，結果を分析する。
　　・心理支援を要する者の心理相談に応じ，助言，指導その他の援助を行う。
　　・心理支援を要する者の関係者の相談に応じ，助言，指導その他の援助を行う。
　　・心の健康に関する知識の普及を図る教育及び情報提供を行う。
　業務連携：関係者と密接に連携して業務を提供する。また医師の指示の下に業務を行う。
③登録：文部科学（文科）省及び厚生労働（厚労）省の公認心理師登録簿に登録する。
④養成：
　　・4年制大学及び大学院において文科省令・厚労省令で定める科目を修める。
　　・4年制大学において所定の科目を修め，文科省令・厚労省令で定める施設において，定められた期間以上業務に従事する。
⑤経過措置：法の施行の際，5年以上心理臨床業務を行っている者で，指定の講習会の課程を修了した者には施行後5年間は受験資格を与える。

学院で学ぶことが求められており，先に紹介されてきた福祉系の資格とは一線を画している。

3　国家資格の必要性と「公認心理師法」誕生までの歴史的経過

■国家資格化検討の背景

　1984年（S59）に「報徳会宇都宮病院」での病院職員による患者暴行致死事件報道を契機に，国内ばかりでなく海外からも日本の収容精神医療に対する批判が沸き起こり，国連人権小委員会からは精神科医療における国際法上の人権問題として非難された。1985年には国際法律家委員会（ICJ）による精神科医療の実態調査による勧告を受け，日本の精神科医療のあり方が根底から問い直された。

　1987年（S62）に精神衛生法が改正されて「精神保健法」が成立し，精神障害者の人権保護と社会復帰の理念が法に明記された。政府は精神科医療の方向性を，収容から治療へ，そして人権尊重へと大きく舵を切ることとなった。

　世界に目を向けると，1989年6月に中国で天安門事件が起こり，11月にはベルリンの壁がなくなり，1991年にはソビエト社会主義共和国連邦（ソ連）が崩壊した。東西の冷戦構造の消滅を迎えて，人権問題はまさにグローバルなテー

マとなっていた。

そうした国内外の状況を背景に，1988年に国家資格に先んじて「日本臨床心理士資格認定協会」が設立され，民間資格の「臨床心理士」が誕生している。政府は精神医療改革の旗のもと，チーム医療の担い手としての心理職の国家資格創設について，1990年から厚生省精神保健課（当時）を中心に検討を開始した。

■第Ⅰ期　政府提案としての国家資格の検討（表3-2）

1990年（H2）12月に厚生省は「臨床心理技術者業務資格制度検討会」を発足させ，以後国会では，速やかに国家資格化を検討するよう数度にわたり付帯決議がなされた。

1993年時点で，厚生省は厚生科研「臨床心理技術者の業務と養成の研究」の検討結果から，①厚生大臣（当時）の免許を受ける資格で，②心理検査，心理面接，心理療法を業とし，③保助看法（保健師助産師看護師法）の一部を解除し医師の指示の下で行う一部業務独占資格で，④4年制大学で養成する，と資格の概要を考えていた。ここで保助看法を解除するとされるのはそこで示され

表3-2　第Ⅰ期（1984～2002年）の動き

1984年（S59）	「報徳会宇都宮病院」事件報道
1988年（S63）	「精神保健法」施行
1989年（H1）	「日本臨床心理士会」設立
1990年（H2）12月	厚生省「臨床心理技術者業務資格制度検討委員会」（3年）
1991年（H3）	厚生科学研究精神保健研究事業（厚生科研）「臨床心理技術者の業務と養成の研究」（4年）
1993年（H5）	「全国保健・医療・福祉心理職能協会（全心協）」設立
1995年（H7）	厚生科研「精神科ソーシャルワーカー及び臨床心理技術者の業務及び国家資格化に関する研究」（2年）
1997年（H9）	厚生科研「臨床心理技術者の資格のあり方に関する研究」（2年）
1997年（H9）	「精神保健福祉士法」成立
1999年（H11）	厚生科研「臨床心理技術者の資格のあり方に関する研究」（3年）
2002年（H14）7月	厚生科研「臨床心理技術者の資格のあり方に関する研究」のまとめを公表

ている業務内容が，医療の補助のすべてを行うとされている看護師でない資格で行うことを意味する。詳細は後述する。

　こうした厚生省の動きを受けて，1993年6月には国家資格を求める医療領域の心理職能団体「全国保健・医療・福祉心理職能協会（全心協）」が発足された。1993年以後も医療法改正，地域保健の総合的見直し等，精神保健・医療行政は大きく変化し，1995年には「精神保健法」が「精神保健福祉法」へと改正され障害者の社会復帰施策が明確に打ち出された。また心理職と精神科ソーシャルワーカー職の専門性と責任制を担保するための国家資格の必要性を検討する厚生科学研究精神保健研究事業（厚生科研）が立ち上げられた。

　厚生科研「精神科ソーシャルワーカー及び臨床心理技術者の業務及び国家資格化に関する研究」（1995年）が開始されて2年後の1997年には，精神科ソーシャルワーカーの「精神保健福祉士法」が成立し，1999年には精神保健福祉士が誕生した。

　この厚生科研事業はその後も「臨床心理技術者の資格のあり方に関する研究」として2001年度まで10年にわたり継続され，その最終報告が厚生科研事業のまとめとして発表された。概要は，①臨床心理技術者の国家資格は必要である，②資格の領域は医療保健領域に限定する，③医療保健領域の業務には医行為が含まれ，医師の指示を必要とする，④名称独占資格とし，医療保健領域以外の臨床心理業務を妨げない，というもので，国家資格の必要性を認めたものであったが，①②③の点で肝心の心理職団体間の意見がまとまらず，閣法としての国家資格創設は断念されるに至った。

■第Ⅱ期　議員立法で医療心理師の成立をめざす（表3-3）

　閣法断念後は議員立法での成立に向けて，全心協を中心に2002年には「医療保健心理士」，2004年10月には「医療心理師国家資格制度推進協議会（推進協）」が結成されて「医療心理師」の名称での資格化がめざされた。そして2005年2月には超党派の医療心理師の議連が発足され，3月には「医療心理師法案要綱」が作成された。また4月にはもう一つの臨床心理士の議連も誕生し，両議連で12回の協議の後，7月には「臨床心理士及び医療心理師法案要綱骨子（2資格1法案）」としてまとまるに至った。しかし今度は，主要な医師団体か

表 3-3　第Ⅱ期（2002 ～ 2006 年）の動き

年月	内容
2003 年（H15）3 月	「医療心理師」の国家資格創設要望書を全心協から提出
2005 年（H17）1 月	医療心理師国家資格制度推進協議会(推進協)23 団体第 1 回総会開催
2005 年（H17）2 月	議員連盟「医療心理師国家資格法を実現する議員の会」（医療心理師議連）設立総会開催
2005 年（H17）3 月	第 2 回医療心理師議連で「医療心理師法案要綱骨子案」を承認
2005 年（H17）4 月	議員連盟「臨床心理職の国家資格化を通じ国民の心のケアの充実を目指す議員懇談会」（臨床心理士議連）発足
2005 年（H17）7 月	両議連総会にて「臨床心理士及び医療心理師法案（2 資格 1 法案）」が承認され通常国会に提出の方針決定
2005 年（H17）7 月	医師団体から『反対声明』等出される
2005 年（H17）8 月	衆議院解散（小泉内閣）「2 資格 1 法案」提出見送り
2006 年（H18）12 月	第 165 回 臨時国会「2 資格 1 法案」提出可能性なくなる

ら法案内容の矛盾点や不備について反対声明等が出され，法案提出は見送られた。このようになってしまったのは 2 つの心理職団体が，拙速に国家資格創設を急いだ結果だったともいえる。1990 年以降すでに 15 年の歳月を要していた。

■第Ⅲ期　「三団体会談」での取り組み（表 3-4）

2005 年 8 月以後，心理職団体間や反対声明を出した医師団体との意見調整を重ねながら，法案の修正可能性を探る協議に 2 年を費やした。2008 年 8 月には日本学術会議から「医療領域に従事する『職能心理士（医療心理）』の国家資格法制の確立を」が提言され，国家資格化の動きを後押しすることとなった。

さらに，当時 42 の学会の集合体である日本心理学諸学会連合（日心連）が当事者団体である推進協（25 団体）と臨床心理職国家資格推進連絡協議会（推進連 24 団体）の調整役となり，3 団体で国家資格創設のための協議（三団体会談）を公式にほぼ毎月開催して踏み込んだ検討を進めることになった。この検討は，当初は 2 資格 1 法案を一部修正する方向で検討を進めたがまとまらず，2010 年後半からは仕切りなおして，新たに 1 資格案での検討を進めた。

2011 年 8 月以降は，3 団体でまとめた国家資格の基本コンセプトの要望書を立法府や行政に提出し，それを持参して国会議員や行政への陳情活動を開始した。2013 年 4 月には国家資格の試験機関・研修機関を担うための「一般財団法

表 3-4　第Ⅲ期（2006 〜 2015 年）の動き

2009 年（H21） 2 月	第 1 回三団体会談（推進協，推進連，日心連）開催
2011 年（H23） 8 月	3 団体での国家資格創設の要望書が完成し，訪問陳情等のロビー活動を再開
2013 年（H25） 4 月	三団体会談で国家資格の試験・登録機関，研修機関として構想された「一般財団法人日本心理研修センター」が設立され，研修制度を開始。
2013 年（H25） 6 月	自由民主党「心理職の国家資格化を推進する議員連盟」総会開催
2014 年（H26） 6 月	自民，公明，みんな，結い，生活，社民 6 党の代表者より「公認心理師法案」が提出され，臨時国会での継続審議法案となる
2014 年（H26） 11 月	衆議院解散（安倍内閣）。「公認心理師法案」は廃案となる
2015 年（H27） 7 月	自民，公明，維新，次世代の 4 党代表により第 189 回国会に「公認心理師法案」が再提出される
2015 年（H27） 9 月	「公認心理師法」成立

人日本心理研修センター」を 3 団体とその個人等からの寄付金で設立し，研修を開始した。同年 6 月には自民，公明，みんな，結い，生活，社民 6 党の代表者より「公認心理師法案」提出されたが，11 月の衆議院解散により審議未了で廃案となった。

翌 2015 年 7 月に再度通常国会に法案が提出され，9 月の衆参本会議において全会一致で可決され，「公認心理師法」が議員立法として成立，公布された。

1990 年に厚生省によって「臨床心理技術者業務資格制度検討会」が発足されてから 25 年の歳月を経て国家資格「公認心理師法」が誕生。心理職による傷病者への支援が健康保険制度に反映される道がようやく開かれることとなった。

4　医療関係資格法と公認心理師法の歴史的展開とその位置づけ

最後に，このような公認心理師法の成立に至る経過を踏まえて，医療関係資格法の中での，その位置づけについて述べる。はじめにも紹介したが，表 3-5 に，公認心理師資格の特徴をまとめた。

すべての医療関係職種が心理職の国家資格の必要性を検討当初から認めており，行政の積極的な働きかけをもってしても実現しなかった理由に「医行為」の有無についての議論があった。このキーワード「医行為」から「登録制」「名称独占」「医師の指示」という公認心理師法の特徴を読み解くことができる。

表3-5　公認心理師資格の特徴

①免許制でなく登録制資格である。
②業務独占でなく名称独占資格である。
③傷病者に対しては主治の医師の指示を受ける（罰則規定なし）。
④業務が医療領域に限定されない汎用性の高い資格である。
⑤養成期間が大学4年と修士課程2年の合計6年間を基本としている。
⑥文部科学省と厚生労働省の共管資格である。

■公認心理師法と他の医療関係資格法関連

　公認心理師法では，公認心理師の業務が医行為にあたるかどうかの判断が大きな論点となる。そして，これは今後の活動においての重要な問題となるので，最後に整理しておきたい。

医行為（医業）の規定

　「医行為」とは「医師の医学的判断及び技術をもってするのでなければ人体に危害を及ぼし，又は危害を及ぼす恐れのある行為」をいい，「医業」とは，「医行為を，反復継続する意思をもって行う」ことであると定義されており，心理職の国家資格を検討する際に，その業務に医行為性が存在するかどうかが重要な検討課題であった。

保助看法の一部解除規定の有無

　医行為が存在するなら心理職は医業類似行為を行うこととなり，医師法17条の「医師でなければ医業をなしてはならない」との規定により，医師でない公認心理師は，看護師でない者が補助業務（医業類似行為）をしてはならないという保助看法31条等の規定を解除して，診療の補助業務を行えるようにする必要が生じることになる。

臨床心理行為と医行為性の有無

　そこで，心理職の「心理状態の観察，分析」「相談」「助言」「指導」などと位置付けられる業務（臨床心理行為）が，診療の補助（医業類似行為）に当たるのかどうかが検討された。

　臨床心理行為には心理療法や心理検査が含まれており，1990年の厚生省「臨床心理技術者業務資格制度検討委員会」の検討段階においてすでに，一部医行為があるとされている。2001年度の厚生科研「臨床心理技術者の資格のあり方

に関する研究」のまとめでも，医療保健領域の臨床心理行為には医行為が含まれ，医師の指示を必要とすると結論された。しかし業務のどの部分が医行為に当たるかを特定できず，そのため業務独占資格とすることは困難だった。

心理職の団体間でも医行為をどう捉え，医師の指示をどう扱うかで考えを統一できず，そのギャップを埋めることに四半世紀を費やしたといえる。すなわち，一方の意見は，医行為を特定できないなら，名称独占資格として医師との関係も指示を受けず連携あるいは指導関係とすべきとの見解であった。他方の意見は，具体的に医行為を特定できなくとも傷病者に対する臨床心理行為は医行為性を含むため，医師の包括的な指示の下に業務にあたるべきとする見解であった。現在の公認心理師法は，この意見のどちらかをとるという結論を出したものではない。部分的に医行為にあたるものがあるという現状をそのまま認めた立場といえる。

業務独占資格と名称独占資格

公認心理師法では保助看法を解除せず，精神保健福祉士や管理栄養士と同様に名称独占資格となっている。ただし，精神保健福祉士や管理栄養士は医師とは指導関係であるが，公認心理師は名称独占だが医師とは指示関係であることが明記されている。その上で医行為を特定することが困難で，無理に業務独占行為を特定すると医療以外の領域での臨床心理行為に支障が生じるため，名称独占資格になったと考えられる。

この法律が成立したことは心理学ワールドも，個別業務としての医行為は特定できないが，生命の根幹に関わる専門的技能を行使する医行為性は存在し，主治の医師がいる場合にはその指示を受けるという現実的対応をこの時点で受け入れたことを意味している。

免許制と登録制

医師，看護師をはじめ薬剤師，管理栄養士，理学療法士，作業療法士，言語聴覚士，歯科衛生士等多くの医療関係職種は免許制をとっているが，公認心理師法は免許制でなく，精神保健福祉士法と同様に登録制である。管理栄養士は，名称独占資格であるが栄養士法において免許制が採用されている。

公認心理師法は名称独占，登録制，医師の指示となっているが，第2章で紹介されてきたように医療関係職種には業務独占，免許制，医師の指示の資格法

が多く，そうした資格法では個々の業務が診療報酬に結び付くことが多い。

■公認心理師資格と日本の医事法制

　医師の指示，保助看法の解除，免許制度，業務独占資格はすべて医行為に相当する業務の有無に影響を受ける法制度である。医行為は医師の独占行為であるが，医師法の一部を解除して診療の補助行為としての医行為を看護師等が行うことが保助看法で認められており，多くの医療関係職種はさらにこの保助看法の一部を解除して，診療の補助行為を業務独占として行うのが日本の医事法制の構図である。

　そして医療関係職種が行う業務独占行為は保険診療が適用され，診療報酬の対象とされる場合が多い。逆にいえば，業務独占を伴わない職種は，医師の指示を受けないかわりに診療報酬の対象になりにくいきらいがある。ところが公認心理師は，業務独占でないにもかかわらず医師の指示の下に業務を行うことが明文化されている。

　公認心理師の「心理状態の観察，分析」「相談」「助言」「指導」業務は対象者に主治の医師がいる場合，医行為性があり指示を受ける必要があるが，業務独占でないために保助看法の解除がなされず，精神保健福祉士や管理栄養士と同様にその業務が診療報酬の対象となりにくいとも予想される。

　しかし医師の団体の多くは，心理職による傷病者を対象とした心理検査や心理療法は，医師の指示を必要とする自我に侵襲的となりうる医行為性の高い業務であると説明している。このことは傷病者への臨床心理行為については，業務独占行為ではないが保険診療が適用されて診療報酬の対象とされる可能性が高いと考えられる。公認心理師の個々の業務が診療報酬に反映されれば医療機関の経営に寄与する一方，経済的に困窮する傷病者を健康保険制度で支援することができるようになる。そうして初めて，心理職団体の国家資格創設へのこれまでの努力が真に報われることになるといえる。

5　法施行後の課題

　公認心理師法の施行期限は 2017 年 9 月 15 日である。2016 年度内にはそれまでに大学及び大学院カリキュラム，国家試験受験科目，実務経験期間や職場

第 3 章　医療関係資格法から見た公認心理師の位置づけ　77

表 3-6　「公認心理師法」成立後の動き

2015 年（H27）11 月	三団体会談より厚労省，文科省に大学・大学院カリキュラム案を提出
2016 年（H28）4 月	公認心理師試験機関に日本心理研修センターが指定される
2016 年（H28）5 月	三団体会談より厚労省，文科省に経過措置に関する要望書を提出
2016 年（H28）8 月	カリキュラム，経過措置，実務経験等について有識者会議での検討開始

の指定，特例措置などの具体的な内容が省令で明らかになる。その後は省令に基づいて 2018 年度に初めての国家試験が実施されて公認心理師が誕生する。誕生した医療領域の公認心理師には，すべての国民が安心して予防，治療，リハビリテーションの支援を受けられるように努力することが求められる。そして専門性を活かしながら他のコ・メディカルと協働し，新たな医療体制の構築に向けて自覚的に関わることで，医療のみならず福祉，教育その他の汎用性領域との連携関係を拡げてゆくことが期待される。そのことで公認心理師の活躍の場が拡大し，人的にも経済的にも専門職としての安定につながってゆくのである。

■チーム医療から多職種協働へ

　医療領域に限定して話を進めてきたが，予防から治療そしてリハビリテーションに貢献するための臨床心理行為となると，予防としては教育や産業領域，リハビリテーションとしては医療や福祉そして司法領域にまで広がることになる。その意味において公認心理師資格が，保健医療，福祉，教育その他領域を含む汎用性の高い資格として成立したのは有意義なことであった。また，文部科学省と厚生労働省の共管資格であることは，こうした多職種協働体制の発展を後押しする為にきわめて重要であり，すでに教育分野においてチーム学校という体制が始動している。

　心理職の国家資格の検討は，チーム医療の一員，中でも精神科領域では治療やリハビリテーションを担う専門職としての期待から始まった。チーム医療とは専門性を分かち合いながら，共通理解のもとで治療目標に基づき協力する精神科医，看護師，作業療法士，理学療法士，言語聴覚士，薬剤師，管理栄養士，精神保健福祉士，心理職など多職種の臨床チームワークのことをいう。

この医師とコ・メディカルスタッフによるチーム医療を多職種協働（コラボレーション）体制に発展させる予防やリハビリテーション領域での公認心理師の活躍が期待される。多職種協働では支援チームにピアの専門家として当事者も参加できる。ピアを含めた多くの専門職が場と時間を対象者と共有しながら社会での生活を力動的に支援していく。

■スペシャリストかつジェネラリストとしての公認心理師
　多職種協働では治療より支援が主体となるために，専門的技能だけでなく一般人としての人間力も備えた専門職が求められ，スペシャリストとしての技能と，ジェネラリストとしての幅広い人間力が問われてくる。そのために6年間という長い養成期間が設定されていると考える。
　20世紀までの人間中心で，目的的，効率的な生産社会偏重から，21世紀は人のつながりや支え合い・分かち合いを基盤とした協働社会の持続可能な営みを大切にし，対象者の生活の質を重視した治療と支え合うインクルーシヴな社会支援のあり方への展開が求められている。
　公認心理師には，スペシャリストとして個々の臨床心理行為を発展深化させながら，同時に様々な場と多くの時間をコラボレートする体制を築いてゆくジェネラリストとしての役割をも担う職種としての自覚を求めたい。
　あれかこれかではなく，あれもこれもの関わりを通した治療や支援の視点から，治療においては医師を中心としたチーム医療体制をとりつつ，支援の場ではより連携を強めることにより多職種協働体制を充実させることで，ヒエラルキーやパターナリズムといった弊害から抜け出してゆく方策を見いだしてゆくことが，公認心理師にとって重要な課題になるといえる。

第Ⅱ部

保健医療の心理学的介入が準拠する主要な法律・関係法規

第 4 章
保健医療政策を理解する

健康増進法

瀬在 泉

■健康の定義

　世界保健機関（WHO）憲章では，健康の定義について「身体的，精神的，社会的にもすべての要素がそろった良好な状態であり，単に疾病や虚弱ではないことをいうのではない」とすると同時に，「到達しうる最高の健康水準を享受することは，すべての人間の基本的人権である」としている。

　また日本国憲法第 25 条でも国民の健康の権利をうたい，「国はすべての生活部面について，社会福祉，社会保障及び公衆衛生の向上及び増進に努めなければならない」と明記している。私たち一人ひとりが健康に暮らすことは，基本的な権利の一つとして位置づけられていると同時に，憲法が有する自由や権利を保持するための努力が国民にも生じる。

■健康増進法の概要とポイント

　日本における健康増進対策は，1978 年に開始された「第 1 次国民健康づくり」，1988 年からの「第 2 次国民健康づくり（アクティブ 80 プラン）」，そして，2000 年より「第 3 次国民健康づくり対策」として 21 世紀における国民健康づくり運動（健康日本 21）が策定された（現在は第 4 次国民健康づくり運動（健康日本 21 第 2 次）（2013 年から 2022 年度）が運用中である）。これらは，単なる疾病予防や治療対策にとどまらず，積極的な健康増進をめざしたものである。

　特に，1986 年に WHO で採択されたヘルスプロモーションの理念を導入した総合的な健康づくり政策が「健康日本 21」であり，健康寿命の延伸や生活の質の向上の実現をめざすものである。健康増進法は，この「健康日本 21」について国をあげ推進するために，栄養改善法の内容も引き継ぎながら制定された法律であり，2003 年より施行された。

　目的は「我が国における急速な高齢化の進展及び疾病構造の変化に伴い，国民の健康の増進の重要性が著しく増大していることにかんがみ，国民の健康の

増進の総合的な推進に関し基本的な事項を定めるとともに，国民の栄養の改善その他の国民の健康の増進を図るための措置を講じ，国民保健の向上を図ること」とされている（1条）。国民の健康増進の総合的な推進を図るための基本的な方針を定めること，健康診査の実施等に関する指針を定めること，国民健康・栄養調査の実施に関すること，保健指導・栄養指導等の実施に関すること，受動喫煙の防止に関すること，特別用途食品の表示に関することが主な内容である。

　中でも，ヘルスプロモーションの理念に基づき，生活習慣病予防のために栄養をはじめとする生活習慣の相談など健康増進の概念を取り入れていることが特徴である。学校，体育館，病院，劇場，観覧場，集会場，展示場，百貨店，事務所，官公庁施設，飲食店その他の多数の者が利用する施設について受動喫煙を防止するよう施設の管理者は努めなければいけないとする，健康のために講ずる環境整備を重視していること，さらに，地域保健以外にも保険者や学校保健，産業保健，その他の事業者間が，相互に連携を図りながら健康増進のための事業を推進するよう明記されている。

> ● 事　例
> 　本法25条により，それまで施設管理者の自主的管理に任せられていた受動喫煙防止対策が急速に拡大した。一例を挙げれば，学校現場では本法施行後文部科学省より「受動喫煙防止対策及び喫煙防止教育の推進について」の通知が各学校長宛てに出され，小・中・高校を中心に多くの学校が敷地内禁煙となっている。また，神奈川県の日本で最初の受動喫煙防止条例は，本法を根拠としながら2010年より施行されている。ヘルスプロモーションの理念に基づき，社会全体で健康づくりの環境整備を行う好例である。

■心理職との連携

　日本では時代の流れを踏まえながら国を挙げて国民健康づくり運動（健康日本21）を展開してきた。単なる寿命の延伸ではなく健康寿命の延伸と生活の質の向上を実現することが今後の課題である。メンタルヘルスの維持にとどまらず，どの地域で生活しても，国民一人ひとりが生きがいをもち前向きに暮らしていくために心理職の果たす役割は大きい。

食育基本法

土橋義広

■食育ブームの背景

　食育ブームの背景には，社会的背景（①外食・中食産業の発達，②健康ブーム，③食の安全性の危機）と健康面からみる背景（①朝食を欠食する人の増加，②肥満の増加，③メタボリックシンドロームの危険性の増加）が指摘された。外食や中食の頻度の増加は栄養バランスの偏りを招きかねない。また，健康ブームで健康にいいとされる食品に関する情報が過多となり，適切な情報を選択するための知識が不十分である。さらに，食品添加物問題などによって食の安全性の危機が一層注目された。加えて，子どもや幼児の朝食抜きが増加したり，子どもの肥満，小児生活習慣病，小児の動脈硬化の初期病変も増えている。

■食育基本法の概略とポイント

　食育基本法は 2005 年 6 月 10 日に成立し，同年 7 月 15 日に施行された法律である。同法は，小泉純一郎元内閣総理大臣と 12 省庁の大臣並びに国家公安委員長が参加して，国家レベルでの食育を考えた，世界的に類のない法律とされている。

　同法は「前文」に続いて，「目的」，「基本理念」，「関係者の責務」，「法制上の措置及び年次報告」，「食育推進基本計画等」，「基本的施策」，「食育推進会議等」についての条文を設けている。

　前文では，食育の位置づけについて，「生きる上での基本であって，知育，徳育及び体育の基礎となるべきもの」としたうえで，とくに子どもたちに対する食育については，「心身の成長及び人格の形成に大きな影響を及ぼし，生涯にわたって健全な心と身体を培い豊かな人間性をはぐくんでいく基礎となるもの」としている。

　基本理念は 7 つの条文から構成されている。すなわち，国民の心身の健康の増進と豊かな人間形成（2 条），食に関する感謝の念と理解（3 条），食育推進運

動の展開（4条），子どもの食育における保護者，教育関係者等の役割（5条），食に関する体験活動と食育推進活動の実践（6条），伝統的な食文化，環境と調和した生産等への配慮及び農山漁村の活性化と食料自給率の向上への貢献（7条），食品の安全性の確保等における食育の役割（8条）である。また，関係者の責務は5つの条文から構成されている。すなわち，国の責務（9条），地方公共団体の責務（10条），教育関係者等の責務・農林水産省等の責務（11条），食品関連事業者等の責務（12条），国民の責務（13条）である。

以下，法政上の措置及び年次報告（14条・15条），食育推進基本計画等（16条～18条），基本的施策（19条～25条），食育推進会議等（26条～33条）を含めた体系となっている。

その後，食育基本法に基づき，この「食育」を推進していくための具体的な計画「食育推進基本計画」が小泉純一郎内閣総理大臣を会長とする食育推進会議において作成された。

こうして，国民一人ひとりが食に関する意識を高め，理解を深めて食に関する適切な判断を行う能力を身につけ，健全な食生活を実践するために，家庭，学校，保育所，地域などを中心に，食育を推進していくことが課題となった。

> ● 事　例
> A君。中1。肥満。夜更かしの傾向にあり，朝なかなか起きられない。登校まで時間がないので，しばしば朝食は「欠食」になる。昼食は学校で給食が提供されるが，「偏食」があって「完食」ができない。両親が共働きで帰宅が遅いので，一人で（「孤食」），漫然と脂肪や糖分の多いスナック菓子を食べたり，栄養バランスの偏った食事を摂ることも多い。食生活の改善が急務な事例である。

■心理職との連携

学校では，2005年に文部科学省によって創設された「栄養教諭制度」に基づいた食に関する指導をする栄養教諭の配置はごく少数である（平成25年のデータでは小学校の配置率10.4％，中学校の配置率は3.9％）。クラス担任，養護教諭のみならず，学校に派遣されているスクールカウンセラーも一緒になって，食の問題を考える風土作りに努力していきたい。チームで6月の「食育月間」や，児童・生徒に対する個別・集団指導を効果的に支援することが重要である。

地域保健法

石井英子

■保健所の機能

　保健所は都道府県，政令指定都市，中核市などに設置され，地域の保健活動及び地域の管理的な役割と専門的な実践機能を有している。職員は，保健師，食品衛生監視員，医師，薬剤師，管理栄養士，獣医師等の専門職種から構成されている。

　保健所の機能は，①市町村保健活動に対する指導，調整及び対物保健サービス，②結核・感染症対策，精神障害者の社会復帰対策などの専門的，広域的対人保健サービス，③環境衛生，食品衛生等の対物サービス，④地域保健に関する情報の収集・整理・研究等である。

■地域保健法の概要とポイント

　地域保健法は，1994年に「保健所法」が「地域保健法」と改称され，地域住民の健康の保持及び増進に寄与する目的で制定された。市町村・都道府県・国の責務規定の整備，いわゆる基本指針の規定，保健所に関する規定，市町村保健センターに関する規定が盛り込まれている。急激な人口の高齢化，出生率の低下，疾病構造の変化（結核などの感染症の減少，高血圧性疾患・脳血管疾患・心疾患・悪性新生物の増加），食品衛生・環境衛生問題に対する住民意識の高まりなど地域保健対策をめぐる状況の変化に対応するとともに，サービスを受ける生活者を重視した保健サービスを提供するための地域保健対策である。

　基本理念は，わが国における急速な高齢化の進展，保健医療を取り巻く環境の変化等に即応し，地域における公衆衛生の向上及び増進を図るとともに，地域住民の多様化し，かつ，高度化する保健，衛生，生活環境等に関する需要に適確に対応することができるように，地域の特性及び社会福祉等の関連施策との有機的な連携に配慮し，総合的に推進することである。

　1994年12月に，地域保健法第4条の規定に基づき「地域保健対策の推進に

関する基本的指針」が告知された。基本的指針には，①生活者個人の視点の重視，住民の多様なニーズに対応したきめ細かな対人サービス，地域の特性を生かした保健・福祉のまちづくり，快適で安心できる生活環境の確保等に関する事項，②市町村保健センター及び保健所の整備・運営に関する事項，③地域保健対策に係る人材確保の支援に関する地域保健に関わる重要な事項，④地域保健に関する調査及び研究に関する事項，⑤社会福祉等関連施策との連携に関する事項，⑥その他地域保健対策の推進に関する事項が盛り込まれている。

地域保健法のポイントは，①市町村の役割を重視した地域の実情に応じた自主的な取り組み，②保健所の機能強化とした専門的・技術的な業務の高度かつ効率的対応，③保健・医療・福祉の連携強化とした総合的なサービスのコーディネート，④マンパワーの確保・充実を図るサービスの担い手の確保の4点である。

● **事　例**

22歳，男性。本人，両親，弟の4人家族。既往歴はなし。高校に入学し，1回目の中間試験の結果が振るわずそれ以後自宅にひきこもる。ひきこもり状態にあることへの不安や自責の念から，いらいらや不眠があり，夜中には2階の部屋の壁をどんどん叩き続けている。小・中学校時代，両親は隣家の父方の祖父母とは円満であったが，子どものひきこもりを機に，嫁姑関係が不仲となり，母親はそのストレスから子どもに強く当たることが多くなった。母親は保健所やひきこもり相談室などに相談をしたが，相変わらず思うように本人と関われないでいた。そこで今度は，母親は市の保健センターに来談した。本人は来談を拒否している。

■**心理職への助言**

今日，国民の心の問題（うつ病，自殺，虐待等）や発達・健康上の問題（不登校，発達障害，認知機能障害等）は，複雑化・多様化しており，多職種によるそれらの問題への対応が求められている。保健師は，相談・援助を行う際には，必要に応じて医師，精神保健福祉士，心理職などと協働し，各職種の密接な連携の下で，保健医療，教育相談，福祉サービスなどが総括的かつ適切に来談者に提供されるよう配慮しなければならない。

感染症の予防及び感染症の患者に対する医療に関する法律（感染症法）

瀬在　泉

■**感染症を巡る状況**

　感染症を巡る状況は時代とともに変化している。1897年に施行された伝染病予防法では，対象疾患は，コレラ，赤痢，腸チフス，痘瘡，発疹チフス，しょう紅熱，ジフテリア，ペストの8疾患であり，その政策は主に隔離中心であった。その後，結核や性病（性感染症），ハンセン病などの慢性伝染病（感染症）の蔓延により，1948年性病予防法，1951年結核予防法，1953年らい予防法（1996年廃止）が施行。戦後，公衆衛生水準の向上や医学・治療の進歩などにより，感染症は克服されたようにみえていたが，1970年以降，エボラ出血熱や後天性免疫不全症候群（HIV），ウエストナイル熱など，新たに発見された地域的または世界的規模で流行する「新興感染症」，さらには，結核やマラリアなどこれまでの感染症で制圧の兆しがあったにもかかわらず，再び増加傾向を示している「再興感染症」の問題が懸念されている。社会情勢の変化，とくに情報網や交通機関の発達により，人や動植物ならびに物の移動も類を見ないスピードと距離となり，これらを踏まえて，世界的規模で感染症対策を見直す必要性が出てきた。

　一方で，らい予防法の隔離政策に学ぶ通り，感染症に罹患した患者や家族を偏見・差別から守り人権を尊重すること，情報や施策の公正透明化を図ることも，公衆衛生上の大きな命題である。

■**感染症法の概要とポイント**

　前述のような状況を踏まえ，1999年，感染症対策を総合的かつ計画的に推進するため「感染症の予防及び感染症の患者に対する医療に関する法律」（感染症法）が施行された。伝染病予防法，性病予防法，後天性免疫不全症候群の予防に関する法律を廃止・統合して制定，本法に基づき各都道府県では感染症予防計画が策定されることになった（結核予防法も後に統合）。

　本法の基本理念は，「感染症の発生の予防及びそのまん延の防止を目的とし

て国及び地方公共団体が講ずる施策は，これらを目的とする施策に関する国際的動向を踏まえつつ，保健医療を取り巻く環境の変化，国際交流の進展等に即応し，新感染症その他の感染症に迅速かつ適確に対応することができるよう，感染症の患者等が置かれている状況を深く認識し，これらの者の人権を尊重しつつ，総合的かつ計画的に推進されること」とされ，集団の予防に重点を置いた考え方から，個々の国民の予防，および良質かつ適切な医療の積み重ねによる社会全体の感染症の予防の推進に基本的な考え方を転換した。ポイントとしては，①事前対応型行政の構築，②感染症類型と医療体制の構築，③届出基準，④患者等の人権に配慮した入院手続きの整備，⑤まん延防止措置，⑥病原体等の管理体制の確立，⑦感染症に関する情報の収集体制の強化，⑧動物由来感染症対策の充実，⑨感染症発生動向調査事業，⑩国際協力の推進，である。2007年の改正では，バイオテロによる感染症の発生およびまん延防止のために，①病原体等の管理体制の確立，②感染症分類の見直しがなされた。

　本法で対象とする感染症は，その感染力や罹患した場合の症状の重篤性に基づき，1類感染症から5類感染症に分類され（数字が少ないほど重篤性・危険性が高い），さらに新型インフルエンザ等感染症，指定感染症と新感染症の区分を設けている。また，感染症のまん延を防止するための措置として就業制限や入院等があるが，本法では十分な説明と同意に基づいた入院勧告制度をとるなど人権に配慮した多くの手続きが規定されている。

> ● 事　例
>
> 　介護施設で70歳代の入所者が結核と診断された。診断した医師は患者発生の探知を管轄保健所に届け出た。保健所は患者調査を行った後，この患者と濃厚接触した可能性のある家族や職員，同室者に対して，接触者健康診断を行った。結果，2人が発病，10人が感染していた。これらの手続きは，必要な検査や医療も含めて本法に基づき行われる。

■心理職との連携

　保育園や各種学校，事業所，病院などは様々な感染症が集団発生する場となること，感染症は患者や家族にとって身体的侵襲のみならず，プライバシーの露呈や偏見による精神的負担をもたらす要因であるため連携は欠かせない。

薬務に関する法

武田弘志

■医薬品とは

　医薬品の定義については，医薬品，医療機器等の品質，有効性及び安全性の確保等に関する法律（医薬品医療機器等法；旧：薬事法）の2条に定められている。この法律で「医薬品」とは，①日本薬局方に収められている物②人又は動物の疾病の診断，治療又は予防に使用されることが目的とされている物であって，機械器具等ではないもの，また，医薬部外品及び再生医療等製品を除く③人又は動物の身体の構造又は機能に影響を及ぼすことが目的とされている物であって，機械器具等ではないもの，また，医薬部外品，化粧品及び再生医療等製品を除くの①，②，③のいずれかに該当するものと定義されている。

■薬務に関する法の概要とポイント

　薬事法（旧称）は，平成26年に改正法が施行され，医薬品，医療機器等の品質，有効性及び安全性の確保等に関する法律（医薬品医療機器等法）に改められた。この法律の1条には「この法律は，医薬品，医薬部外品，化粧品，医療機器及び再生医療等品（以下，「医薬品等」という）の品質，有効性及び安全性の確保並びにこれらの使用による保健衛生上の危害の発生及び拡大の防止のために必要な規制を行うとともに，指定薬物の規制に関する措置を講ずる他，医療上特にその必要性が高い医薬品，医療機器及び再生医療等製品の研究開発の促進のために必要な措置を講ずることにより，保健衛生の向上を図ることを目的とする」と，その定めた目的が明記されている。

　すなわち，医薬品医療機器等法は，医薬品・医療機器等の物に関わる法律であり，物自体，物の生産・供給及びそれに関わる者に対する許可規程や，この法律が施行されるうえでの，国，都道府県の責務，医薬品等関連事業者等（医薬品の製造販売業，製造業，販売業，薬局開設者，病院，診療所若しくは飼育動物診療施設の開設者など）の責務，医薬関係者（医師，歯科医師，薬剤師，

獣医師，その他の医薬関係者）の責務が明文化されている。また，国民に対して，医薬品等の適正使用及び知識・理解を中心として，自己管理がなされるよう努力する義務を明文化した。さらに，医薬品医療機器等法の目的は「保健衛生の向上を図ること」にあることから，その目的を達成するために次の内容が明記されている。①医薬品医療機器等法の規制対象物は，主に医薬品・医薬部外品・化粧品・医療機器・再生医療等製品の5つであり，不良医薬品の取締などを中心とする警察取締法規，②弱者保護のための業者の責任としての福祉法規，③指定薬物の規制（大麻取締法，覚せい剤取締法，麻薬及び向精神薬取締法，あへん法など），④希少疾病（対象患者数が5万人未満）用医薬品・医療機器に代表される重要医薬品・医療機器や再生医療等製品の研究開発振興法規など。

> ● 事　例
> 　医薬品医療機器等法に違反する事例を2つ挙げる。事例1：薬局の管理者が，近所の医療機器の製造業者に依頼され，その製造所の管理者を兼務した。この事例は，医薬品医療機器等法7条，管理者の兼業の条項に抵触する。薬局の管理者は，業務所を実地に管理する義務があることから，その業務所外では原則として兼業が禁止されている。ただし，例外として学校薬剤師などがあり，都道府県知事の許可を受けた場合には兼業が許されることもある。事例2：日本薬局方に記載されている薬であるが，効果が緩和であるため医薬部外品として扱った。この事例も医薬品医療機器等法2条に抵触する。薬理効果の強弱に関わらず，日本薬局方に収められている薬は，医薬品に該当するので注意が必要である。

■心理職との協働

　医薬品の開発過程において，治験審査委員会（IRB）を設置することが必要である。このIRBの責務は，被験者の人権の保護，安全の保持及び福祉の向上を図ることであり，その責務を果たすために，中立的立場で審査し，治験実施の適否を決定する。心理職には，このIRBのメンバーの一員として，被験者の人権を保護する立場から，治験の倫理的，科学的妥当性の審議に参加することを期待したい。

労働法

山崎　隆

■日本の職場における人事制度の実情

　近年，労働契約の類型は多様化し，長期雇用システムである終身雇用制は労働契約の類型に占める割合が次第に減ってきているのが実情である。労働契約の本質的かつ最も重要な内容は賃金であるが，終身雇用制による労働契約では，年齢と勤続期間により賃金を決定する仕組みを採ることがかつては一般的であった。かような賃金のあり方を年功序列型賃金と呼ぶが，近年，これを離れ，職能資格や勤務成績により賃金を決定する方法に移行する企業が増えており，かような賃金のあり方を成果主義型賃金と呼ぶ。

　終身雇用制でかつ年功序列型賃金の下では，労使双方が定年までの雇用継続を想定しており，概ね家族的な職場環境が醸成されていたため，職場内の人々の結びつきは職場内共助の処世観に支えられ，職場内で自治的な解決を図ることが少なくなかった。しかしながら，労働契約の類型多様化や成果主義型賃金の導入により職場内共助の価値観は次第に薄れ，法令や契約を拠り所とする権利義務の視点による処世観が台頭している。

　成果主義型賃金は職場における労働者間の競争的緊張関係を高めるとともに，低成長経済環境とも相俟って，あらゆる職場でストレスを受ける機会が増えている。そして，典型的なストレスの一つとして，ハラスメントが想起されることとなるが，前記の労働契約の変容および労働者の処世観の変遷が職場におけるハラスメントを誘発しかつ顕在化させているといえよう。

■労働法体系の俯瞰と労働基準法の要点

　労働法は労働基準法を中核として多数の成文法による体系をなしており，その原点は憲法 27 条 2 項にある。すなわち，「賃金，就業時間，休息その他の勤労条件に関する基準は，法律でこれを定める」とされている。また，最高裁判所の判決は不文法（判例法）として前記成文法体系と一体のものとして連なり，

労働契約関係を規律する。因みに，労働契約法は労働契約関係についての判例法を成文法として集大成したものといわれている。

労働法体系の中核をなす労働基準法は，違反取締行政を予定しており，刑罰も法定されていることから刑事労働法と位置付けられ，労働契約法は民事労働法と位置付けられる。

労働契約関係は，もともと圧倒的な力の格差のある当事者間に形成されると観念されており，労働法体系は労働者の保護を目的とすることに大義がある。そして，労働者の保護を図ることにより，憲法の人権保障理念を実効性あるものとして労働契約関係に実現し，もって社会の健全な秩序定立・維持に資すると考えられている。

労働基準法は，人たるに値する生活を営むことのできる労働条件を対等な立場に置かれるべき労使の交渉により決定し，その決定過程において国籍，信条または社会的身分によって差別することを禁じ，賃金について女性であることを理由に差別的取扱いをすることを禁じている。人を強制的に働かせることおよび中間搾取することを禁じ，公民権の行使を保障する（労基1～7）。「契約内容決定の自由」原則は，労働条件について労働基準法の定めに反する部分は無効とされて修正される（労基13）。これを労働基準法の労働契約に対する直律効という。労働条件は労働契約締結時に明示しなければならず（労基15），これにより労働者が違法不相当な労働条件や認識と齟齬のある労働条件で働かされることを未然に防止する。労働契約は労働者が労働を提供し，これに対し使用者が賃金を支払うことを中核とする契約である。労働者は，通常，労働を提供することにより賃金を得て生活を営むため，賃金を確実に得られないと生活に支障を来す。労働基準法は，賃金が確実に支払われるようにするための規制を設けている。賠償予定，前借金相殺および強制預金を禁止し（労基16～18），労働者の死亡や退職にあたり確実に労働者が保有すべき金品の返還が行われるように手当し，生活物資と確実に交換できる方法にて賃金を直接かつ全額並びに毎月1回以上労働者に支払うことを使用者に求めている（労基23～24）。なお，賃金の支払についてさらに制度的保障を強めるため，最低賃金法，賃金の支払の確保等に関する法律等が制定・施行されている。

労働の提供は，労働時間によってその質量が決まることとなるが，賃金は労

働提供の対価であることから，通常，労働時間と賃金とはリンクしている。労働時間が正確に計測されないと正しく賃金が支払われないおそれがあるから，労働時間管理の第一義的責任を使用者に負わせている。ただ，労働者もこれに協力しないと労働時間の正確な計測は覚束ない現実がある。人の生理現象に照らし，不眠不休で労働することはできないことは自明の理であることを踏まえ，労働者の健康を損ねないよう，また人たるに値する生活を営むため余暇利用の機会確保も欠かせないことから，労働時間については法定労働時間，休憩，休日および時間外労働等厳しい規制が置かれている（労基32〜38の4）。

　労働者の健康管理や余暇利用の機会確保を実効性あらしめるためには，これにより労働者の生活に支障を来すことのないよう手当することが肝要となる。そこで，労働の提供がなくても賃金が支払われる制度が有用であり，年次有給休暇（労基39）が付与されることとなる。労働者は，就業時間帯の合間に休憩を与えられ，労働日の合間に定期的に休日が与えられ，かつ，原則として労働者の時季指定により年次有給休暇を取ることができることにより，自らの心身の健康を維持し私生活の充実を図ることができる。

　労働法体系は，前記の通り労働者の保護に資するよう規定されていることから，年少者，妊産婦等についての就業制限を厳格に定めている（労基56〜68）。また，労働の現場では労働者が生命ないし身体が危険に晒されることも少なくないのが実情である。労働者が業務を行うにあたり生命を失ったり身体が傷ついたりした場合，労働の提供ができないことから賃金を得られずたちまち生活に困窮することとなるおそれがある。また，傷病の治療にかかる費用の支弁に窮する可能性もある。そこで，まず労働基準法に災害補償の規定を整備し（労基75〜88），併せて確実に補償措置が行われるよう，労働者災害補償保険法を制定・施行している。使用者はこれにより労災保険に加入することを義務づけられることとなる。

● **労働者の人格的利益に関する判例**

　「判例」は成文法ではなく不文法であるため，その集大成が労働契約法たる成文法となった例外を除き，労働契約において義務を負い，一定の責任を果たすべき利害関係者は全て主体的にこれを探知しなければならない。

なお，本書趣意との関係では，労働者の人格的利益の保護の観点に立つ① JR東日本（本荘保線区）事件（最二小判平 8・2・23 労判 690 号 12 頁）および② 関西電力事件（最三小判平 7・9・5 労判 680 号 28 頁）がある。①は労働組合のマーク入りのベルトを着用して就労した労働者に対し 2 日間にわたって就業規則の書き写しをさせた行為が人格権侵害の違法行為であるとしたもの，②は共産党の構成員・支持者に対して行われた監視・ロッカーの無断点検・仲間はずし行為などがそれらの者の人格的利益を侵害する不法行為としたものである。①は服務規律に関する問題であり，事業遂行上の必要性と労働者の人格的利益とが衝突する場面における利益調整を適切に図ることが求められる。服装・身だしなみに関する規制を検討するにあたり，ひげ，長染髪，指輪を含むアクセサリー装着等やいわゆるタトゥーもその可否を検討すべき対象となる。②は職場におけるいじめ，嫌がらせ，仲間はずしとするなどの問題であり，上長が部下に対し職務上の指導，注意，叱責をする過程において行う部下の人格を侵害する言動もこれに含まれるところであり，「パワー・ハラスメント」の類型として理解されている。

　また，労働者の所持品検査の当否につき，③西日本鉄道事件（最二小判昭 43・8・民集 22 巻 8 号 1603 頁）は，電車やバスの乗務員に対しなされる所持品検査について，検査を必要とする合理的理由の存在，検査の方法が一般的に相当な方法と程度で行われること，制度として職場の従業員に対し画一的に実施されるものであることおよび明示の根拠に基づくことを要件として求めている。さらに，非行の有無等についての調査協力義務につき，④富士重工業事件（最三小判昭 52・12・13 民集 31 巻 7 号 1037 頁）は，調査に協力することが労働者の職務内容となっていること，または諸般の事情から総合的に判断して調査に協力することが労働提供義務を履行するうえで必要かつ合理的であると認められる場合であるとする。

■心理職との協働への展望

　労働者のメンタルヘルスの重要性はますます高まっている。ただ，職場における専門的知見の活用については，労働者のメンタル不調の主因が職場環境ないし職務遂行過程の諸問題にあるとの気づきを使用者に対し促すアプローチ如何にかかっている。とくに，営利を目的とする企業において獲得利益に対し障害的に作用するリスクとして認識させることが不可欠である。

労働安全衛生法

山崎　隆

■職場のストレス

　わが国は，しばらくの間低成長経済が継続しているため，あらゆる地域社会において競争的環境の度合いが次第に高まり，人々がその競争的環境から受けるストレスが多くかつ強いものとなってきていることは否めない。反面，物質的な欲求は粗方満足してしまい，その結果，強固な動機づけを得られずに仕事に従事することによりストレスフルな職場環境に翻弄され，メンタル不調を招くのではないかと推測される。そこで，ストレス負荷の度合いとメンタルとが調和し得るようケアをすることが肝要となる。

■労働安全衛生法の果たすべき役割とストレスチェック

　労働安全衛生法は，労働基準法と相まって労働災害の防止のための危害防止基準の確立，責任体制の明確化および自主的活動の促進の措置を講ずる等その防止に関する総合的計画的な対策を推進することにより職場における労働者の安全と健康を確保するとともに，快適な職場環境の形成を促進することを目的とする（労安衛1）。すなわち，労働安全衛生に関する法体系の趣旨に沿って，職場の防災を万全のものとすることが求められる。また，労働災害防止計画を立案し，職場の安全管理体制を構築し，労働者の危険または健康障害を防止するための措置を講じ，機械等並びに危険物および有害物を規制し，労働者の就業に当たっての適切な措置を行い，加えて健康保持増進のための措置および快適な職場環境の形成のための措置を講ずることとなる（労安6〜71の4）。

　労働安全衛生に関する前記要請の実践は高度でかつ専門分化的な性質を有するものであるから，免許制度等を通じ，専門的技術水準が担保された状況において行われるべきものである。労働安全衛生に関する法令は，労働安全衛生法施行令および労働安全衛生規則をはじめとして，多数の法令群の集合体として捉えるべきであり，法令群の理解には各々の分野における専門的知見を備える

ことが必須である。

　ストレスチェックは，労働安全衛生法66条の10として新設された制度であり，平成27年12月1日に施行された。事業者が行うべきことの大要は，①ストレスチェック導入前の準備（衛生委員会で実施方法等を協議し決定したことを社内規定で明文化し労働者に周知，実施体制および役割分担の決定），②予め定めた質問票によるストレスチェックの実施（労働者に質問票を配布し記入してもらう，記入が終わった質問票は医師等の実施者が回収してストレスの程度を評価し，高ストレスで医師の面接指導が必要な者を選定，実施者より直接本人宛結果の通知，結果を記録した資料は医師等の実施者または実施事務従事者が保存），③面接指導の実施と就業上の措置，④結果の集計と分析（努力義務）である。事業者はストレスチェックに関して不利益取扱いを禁じられ，毎年，労働基準監督署長宛，ストレスチェックおよび面接指導の結果を所定の様式（労安衛則様式第6号の2）にて報告する義務を負う。

> ● **労働安全衛生に関して注目すべき判例**
>
> 　東芝（うつ病）事件（最二小判平26・3・24最高裁HP）は，「使用者は必ずしも労働者からの申告がなくても，その健康に関わる労働環境等に十分な注意を払うべき安全配慮義務を負っているところ，労働者にとって過重な業務が続く中でその体調の悪化が看取される場合には，メンタルヘルスに関する情報については労働者本人からの積極的な申告が期待し難いことを前提とした上で，必要に応じてその業務を軽減するなど労働者の心身の健康への配慮に努めるべきである」旨判示した。労働者にも自己保健義務がある（労安衛26）というべきであるが，使用者には労働者のメンタル不調について「気づき」が求められる。

■**公認心理師に知ってもらう意味**

　現在，産業医は内科を専門とする医師が務めていることが多く，メンタルヘルスについて十分な関心を寄せかつ専門的知見を有するか定かでない。また，労働者も産業医と使用者の連携に全幅の信頼を置いていない可能性がある。そこで，心理分野について公的資格を有し，専門的知見を発揮して産業医と連携する仕組みが構築できるとしたら，労働者の信頼は大幅に増幅すると思われる。

第 5 章
個別の保健法を理解する

自殺対策基本法

高橋祥友

■わが国の自殺の現状

　本論執筆中の最新データによると，2015年の自殺数は23,971人（速報値）であり，この数は交通事故死者数（4,117人）の5.8倍に上る。さらに自殺未遂者数は少なく見積もっても，既遂自殺者数の10倍は存在すると推計されている。なお，既遂自殺や自殺未遂が1件生じると，絆の強かった周辺の人々の中で少なくとも5～6人が影響を受ける。したがって，自殺とは毎年，死にゆく約24,000人の問題にとどまらず，百数十万人の心の健康を脅かす深刻な問題である。

■自殺対策基本法の概要とポイント

　自殺は世界でも深刻な問題と捉えられている。世界保健機関によると，現在，世界中で毎年約80～100万人が自殺により生命を失っている。1996年には国のレベルでの自殺予防のガイドラインが国連から発表された（United Nations, 1996）。

　それから10年後の2006年にわが国でも自殺対策基本法（以下，基本法と略）が成立し，自殺は社会全体で取り組むべき課題であると宣言された。基本法の目的は，「自殺対策を総合的に推進して，自殺の防止を図り，あわせて自殺者の親族等に対する支援の充実を図り，もって国民が健康で生きがいを持って暮らすことのできる社会の実現に寄与すること」とされた。

　基本法の内容の概要は，(1)自殺対策の基本理念，(2)国，地方公共団体，事業主，国民のそれぞれの責務，(3)政府による自殺対策大綱の策定と，国会への年次報告，(4)国・地方公共団体の基本的施策（自殺の防止等に関する調査研究の推進並びに情報の収集，整理，分析及び提供の実施並びにそれらに必要な体制の整備を含む9項目），(5)内閣府における関係閣僚をメンバーとする自殺総合対策会議の設置，である。

翌年には具体的な指針として，自殺総合対策大綱（以下，大綱と略）が発表された。大綱は5年に一度手直しされることとなり，2012年8月に最初の改定があった。

見直し後の大綱で強調されている点は，①「誰も自殺に追い込まれることのない社会の実現」を目指す，②地域レベルの実践的な取組を中心とする自殺対策への転換を図る，③具体的施策として，若年層向けの対策や，ハイリスクと考えられる自殺未遂者向けの対策を充実する，④国，地方公共団体，関係団体及び民間団体等の取組相互の連携・協力を推進する，とまとめられる。

自殺を多要因からなる複雑な現象と捉え，多方面からのアプローチが必要であると強調されているのは，基本法の特徴であるのだが，あまりにも複数のアプローチが強調されてしまい，優先順位が明確ではないという批判もある。

また，世界の自殺予防対策の柱がメンタルヘルスであるのに，基本法ではまるで世直しをめざしているかのような点が強調されている点も否定できない。理想としては反論できないものの，現実かつ具体的にまず何を取り上げていくべきかが明確でないという印象は否めない。

なお，地域で自殺予防を進めている担当者に，基本法や大綱についての感想を問うと，あまりにも多くの事項が網羅されていてどこから手を着けたらよいのか途方に暮れるといった答えがしばしば戻ってくる。そこで，基本法や大綱を理解するために，自殺予防の基本概念を簡単に解説しておこう（高橋，2014）。

基本概念は大きく3つに分けられ，①「ライフサイクルと自殺予防」，②「医学モデルと地域モデル」，③「プリベンション，インターベンション，ポストベンション」がある。

まず，「ライフサイクルと自殺予防」であるが，子ども，思春期，働き盛り，高齢者と，年代に応じて，自殺の背景に存在しがちな問題が微妙に異なる。したがって，年代に特有な問題に関心を払い，それに応じた自殺予防対策を立てる必要がある。

次に，「医学モデルと地域モデル」であるが，自殺予防では，医学モデルと地域モデルを密接に関連させながら，長期的な視野に立って対策を実施してこそ，有効な対策となるというのが，精神保健の常識である。「医学モデル」とは，自殺に直結しかねない重症の精神疾患を早期の段階で発見し，適切な治療に導入

し，自殺を予防するモデルである。一方，「地域モデル」とは，問題をひとりで抱えこむのではなく，誰かに相談することを強調するモデルである。すなわち，問題の早期認識と適切な援助希求が地域モデルの核となる。また，精神疾患に対する偏見を減らすように地域を啓発することも重要である。

加えて，「プリベンション，インターベンション，ポストベンション」であるが，自殺予防には次のような3段階がある。「プリベンション」とは，現時点でただちに危険が迫っているわけではないが，その原因などを事前に取り除いて，自殺が起きるのを予防する。自殺予防教育なども広い意味でのプリベンションに含まれる。「インターベンション」とは，今まさに起こりつつある自殺の危険に適切に介入して，自殺を防ぐ。「ポストベンション」とは，不幸にして自殺が生じてしまった場合に，遺された人々に及ぼす心理的影響を可能な限り少なくするためのケアである。

● 事　例

A（45歳　男）（プライバシーの保護のために本人と同定できるような情報は改変）

大学卒業後，某大企業に入社した。X年3月に，地方支店の支店長となったが，家庭の事情で，単身赴任となった。着任早々，前任の支店長の起こしたトラブル処理に追われた。着任3か月後頃より，能率の低下，集中力の欠如，睡眠障害，食欲不振，体重減少などを自覚していたが，不慣れな仕事のせいだろうと考えていた。新しい職場で部下たちは「働き者の若い支店長が来ると聞いていたが，おとなしくて，覇気がない人だ」と考えていた。

夏頃から，食欲が減退し，酒量が増えた。周囲の目から見ても明らかに元気がなく，仕事の能率が上がらず，部下に対する指示もまとまらなくなった。

9月末には通勤時に，激しいめまいと動悸に襲われ，病院に搬送された。検査では特別な異常は認められなかった。決断不能，能率低下，不安焦燥感等の症状が目立ち始めた。話しかけても返事が戻ってくるまでに時間がかかり，極端に口数が減っていった。10月下旬には，出勤しても硬い表情のまま机の前でボンヤリとしていることが多く，ほとんど仕事にならなかった。

11月初旬，Aは部下に「役職に相応しい仕事をしていない」「みなに迷惑ばかりかけて，申し訳ない」などと語り，自己を卑下する発言が目立った。電話で本社の上司に「申し訳ない」「死んでお詫びする」と訴えたが，「馬鹿なことを言うな」「週末は自宅でゆっくり休め」と言われただけだった。

11月末に休暇で自宅に戻った際，やつれ果てた夫の姿を妻が心配したが，「何でもない」とAは退けた。翌週，宿舎で縊死しているAが発見された。

　振り返ると，介入の機会は何度かあったように思われる。たとえば，異動して間もなく，Aは疲れやすさ，能率の低下，集中力の欠如，睡眠障害，食欲不振，体重減少を訴えていたが，この時点でうつ病が発病していたと考えるべきだろう。Aにとって不幸だったのは，家族のもとを離れ，単身生活をしていたことである。家族がそばにいれば，Aの不調に早い段階で気づかれることができていたかもしれない。

　また，元の職場であれば，Aの心身の変調に気づいたはずの同僚や部下たちも，新しい職場にはいなかった。うつ病の一症状としてではなく，「おとなしい」「覇気のない」人と，Aの性格のように新しい職場ではとらえられていた。

　9月頃には動悸とめまいで救急病院に搬送されたものの，身体的な検査を実施されただけで，うつ病の身体症状の可能性について検討されずに終わっている。残念ながら，精神科以外の科の医師がうつ病について十分な知識を備えていないということは今でも現実である。そして，秋が深まる頃になると，うつ病の症状が顕著になり，不眠をはじめとするさまざまな身体症状の他にも，抑うつ気分，精神運動制止，不安焦燥感，罪業妄想と思われる症状まで出現した。本社の上司に対して強い罪責感，自殺念慮を訴えているが，それでも，激励されて，休養を取るよう指示されただけであった。

　これほど症状の出揃ったうつ病であっても，周囲の人々が気づかなかったという意味で，Aは自殺の危険が非常に高い典型例であったといえよう。

■心理職との連携

　自殺予防の3段階として，プリベンション，インターベンション，ポストベンションについてすでに解説したが，心理職はこのすべての段階で積極的な役割を果たすことが期待される。地域住民に対してメンタルヘルスについて正しい知識を啓発するとともに，他の精神科医療従事者と協力してハイリスクの人々を治療していく。また，不幸にして自殺が起きてしまった場合には，遺された人々をケアするというのも重要な課題となるだろう。

精神保健及び精神障害者福祉に関する法律

浦野由佳・大島　巌

■精神科医療の現状と精神保健福祉法の特徴

　ストレス社会といわれる近年において，精神疾患の有病者数は約320万人（厚生労働省，2012）と10年前に比べて100万人近く増加した。他方，精神科病院に入院する患者数は約29万人であり，3人に1人が5年以上在院するなど長期入院者が多くを占めている（厚生労働省，2012）。

　入院患者数が多く，長期入院者によって精神科病床が占められている日本の状況は，諸外国と比較して際立っている。人口あたりの精神科病床数，平均在院日数ともに2位以下の他国を圧倒する（OECD, 2015）。この背景には，従来日本において，入院中心の医療が政策的に誘導されて，1960年代以降には精神科病床が急増した経緯がある（古屋，2015）。精神科医療が入院医療中心に進行する中，在院日数は長期化し，医学的管理が優先されるとともに，その管理は入院患者の生活面にまでに及ぶ事態をしばしば招いた。その結果，後述する宇都宮病院事件（1984年）に代表される精神科病院の不祥事が頻繁に発生した。宇都宮病院事件は，国際問題へと発展し，1985年に国際法律委員会（ICJ）は，国際医療専門委員会とともに日本の実態調査のため訪れ，その結果を国連に提出した。これを契機に，日本は精神障害者の人権擁護の改善を法的に位置付け，本人の意思に基づく精神科入院制度の導入，患者が退院・処遇改善を請求する権利等を明確にするためそれまでの精神衛生法を改正し，精神保健法を制定した（1987年）。同時に，地域ケアを推進する拠点として精神障害者社会復帰施設の設置を法定化した。1995年には精神保健法が精神保健及び精神障害者福祉に関する法律（以下，精神保健福祉法）と改名され，福祉施策の充実がこの法律によって図られるとともに，地域精神保健福祉が発展するようになった。

　一方，2005年には障害者自立支援法（現障害者総合支援法）が成立し，障害者福祉サービスが3障害（身体障害，知的障害，精神障害）において一元化された。これにより，精神障害者社会復帰施設など地域精神保健福祉に関わる施

策の多くは同法に移行され，精神保健福祉法は，精神障害者の人権保護と医療，および「地域における保健と福祉」と医療を橋渡しする特徴をもつ法律となった。

■精神保健福祉法の概要とポイント

精神保健福祉法の歴史は，1950年に「適切な医療と保護」を目的として制定された精神衛生法に遡る。その後，前述の通り1987年に精神保健法と改名，1995年には現在の精神保健福祉法（精神保健及び精神障害者福祉に関する法律）へと名称変更された。

本法律の目的は，①精神障害者の医療及び保護を行うこと，②精神障害者の社会復帰の促進及び自立と社会参加の促進のための必要な援助を行うこと，③精神疾患の発生の予防や国民の精神的健康の保持及び増進を進めることにより，精神障害者の福祉の増進及び国民の精神保健の向上を図ることである（1条）。本法律における精神障害者とは，統合失調症，精神作用物質による急性中毒又はその依存症，知的障害，精神病質その他の精神疾患を有する者（5条）と精神疾患一般を広く定義する。福祉施策の対象については後述する精神障害者保健福祉手帳の対象者が主な対象となる。なお知的障害者は福祉施策については知的障害者福祉法の対象であり，精神保健福祉法の福祉施策の対象からは除外される。

法目的の第一である精神障害者の医療と保護に関しては，精神科病院と入院形態，それに従事する指定医を規定するとともに，人権擁護の観点から対象者の処遇等改善に関する内容が法定化される。

都道府県には精神科病院の設置義務がある（法19条の7）。一方，一定の要件を満たす病院が，都道府県立精神科病院に代わる病院として指定される（指定病院）（19条の8）。精神科病院では，強制的な入院や行動制限など患者の人権を制限する医療行為が行われることがある。このために必要な知識および技術を有すると認められる医師が精神保健指定医（以下，指定医）となる（18条）。

入院形態は，大きくわけて本人の同意にもとづく任意入院（21条）と，本人の同意がなくても入院させることができる「強制入院」（総称；準制度名）とがある。「強制入院」には，自傷他害のおそれを要件とする措置入院（29条）お

よび緊急措置入院（27条の2），そして医療保護入院（法33条），応急入院（法33条の7）がある。指定医はこの「強制入院」の必要性を判断する。他科では本人の同意が基本となる。しかし，日本の精神科病院では世界の動向と異なり（中根，2012），強制入院の割合が高く45％を占める（厚生労働・国立精神・神経医療研究センター，2014）。

強制入院した患者が，適切な医療・保護を受けているのか否かを審査する機関が精神医療審査会である（12条，38条の3）。この機関は精神科病院の定期報告や（38条の3），患者・家族等から退院請求や処遇改善請求に対する審査を行う（38条の5）。

法目的第二の精神障害者の社会復帰と自立の促進に関しては，入院中心の医療を改めるため，精神障害者の地域生活支援を位置付けている。まず地域精神保健福祉の機関として精神保健福祉センターや保健所を位置付け，精神保健福祉に関する相談を受ける精神保健福祉相談員が配置される（48条）。

1993年障害者基本法では，精神障害者が障害者福祉施策の対象となり，精神障害者保健福祉手帳が本法律に規定された（45条）。さらに，医療保護入院者の退院による地域における生活への移行を促進するための措置として，精神科病院管理者に対して，①退院後の生活環境に関する相談を行う退院後生活環境相談員の設置（33条の4），②本人や家族からの相談に応じ必要な情報提供等を行う相談支援事業所との連携（33条の5），③地域生活への移行を促進するための体制整備（33条の6）を定めている。

法目的第三の精神疾患の発生の予防と国民の精神的健康の増進については，精神保健福祉センターによって，精神障害に関する知識の普及や相談が行われているものの，本法律における記述はほとんどない。

● 事例：問われる精神科医療における人権問題（宇都宮病院事件）

宇都宮病院事件は，1984年に入院患者2名が看護職員の暴力により死亡した事実が新聞報道で明らかになり，社会的・国際的な注目を浴びた精神科病院不祥事である。これを契機に入院患者の人権保護と精神科病院からの社会復帰と地域ケア推進が政策的にめざされることとなり，精神保健法への改正が行われたことは既述の通りである。

宇都宮病院では，日常的な入院患者に対する暴力，無資格者による医療行

為，病院や関連企業での患者の酷使等といった人権上重大な問題が横行していた。死亡した1名は食事への不満，もう1名は病院への不満を漏らしたことを理由に鉄パイプで殴られ死亡した。宇都宮病院は，入院病床約1,000病床の病院だが，精神科医師は3名，看護師10名，准看護師59名という職員構成であり，人員不足を補うために無資格看護者や「素行がよい」患者に，医療行為や他の患者のケアをさせていた（古屋，2012）。また電話など通信の制限や，面会の厳しい制限なども認められた（桐原，2015）。

　死亡事件では，関与した職員は傷害致死罪等で有罪となった。元入院患者数名は，病院，市・県・国を相手取って民事訴訟を提訴し賠償責任を認める判決（県は除く）が言い渡された。

　事件は30年ほど前の出来事であるが，精神科病院における人権侵害に関わる不祥事はその後も繰り返されている。また事件を生み出す背景となった閉鎖的な病棟環境や拘束的ケア，強制入院や長期入院などの管理的環境構造は，今日も根深く残っているといえよう。

　国は2002年の障害者プランにおいて，条件が整えば退院可能とされる入院患者約7万人を10年以内に退院させる政策目標を示した。しかし10年以上が経過したが，精神科入院患者数や病床数の大幅な減少はなく，十分な政策効果はあがっていない。入院医療中心の日本の精神科医療・保健・福祉を，国際標準である地域中心の支援体制へ移行することが，今なお大きな課題である。

■心理職へのひとこと

　10年を超える入院から，地域で生活しようとしている人に必要な支援は何かを想像してほしい。地域移行支援事業（障害者総合支援法）などで地域生活への希望を再びもつようになったものの，住む場所や生活費，日中の活動の場，これまでの仲間や家族との関係，孤独，家事等の負担など様々な不安をたくさん抱えることはごく当然であろう。彼らの退院に向けた気持ちを十分に受け止め，心理的に支えるとともに，ストレングス志向，利用者中心のアセスメントを行い，退院後の地域生活を支える様々なサポート資源・環境を本人や他職種とともに考え，時に提案し，安心して地域移行・地域定着が実現できるように支援することが期待される。

学校保健安全法

瀬在　泉

■学校保健の目的と昨今の学校現場

　学校教育法上における学校とは，幼稚園，小学校，中学校，高等学校，中等教育学校，特別支援学校，大学及び高等専門学校を指し，学校保健が網羅する対象者は，これらの学校に在籍するすべての児童生徒及び職員，約2,000万人（2013年度）にのぼる。学校において児童生徒らが心身ともに安全・安心な環境の中で成長を遂げ学習活動が展開できることは，我が国の未来に関わる重要な責務を伴うものである。

　学校保健は，このような教育の場において行う保健活動であり，①心身ともに健康な国民の育成，②教育を受ける権利（学習権，発達権）の保障，③児童・生徒の生存権・健康権の保障が挙げられ，学校（教育）に内在する福祉的機能（守る仕事）と教育的機能（育てる仕事）を統一的に捉え，実践活動に反映されることによって達成されるものであるとされる（森，1999）。

　学校保健活動を大きく分けると，保健体育教科や総合的な学習の時間等で行われる「保健教育」と健康診断・保健調査等に代表される心身管理や学校環境衛生・環境保全及び生活管理等の「保健管理」，そして「学校保健組織活動」の領域で整理できる。これらは単独で行われるだけでなく，相互の関連や重なりをもちつつ展開される。

　昨今の学校現場では従来からの保健管理や保健教育だけにとどまらず，世界規模で起こりうる感染症対策，がんをはじめとする生活習慣病や喫煙・飲酒・薬物乱用の防止，不登校やいじめ，自殺に代表される心理社会的要因を考慮した対応，インターネットツールを含むメディアリテラシーに係る指導，発達や行動上の困難や障害を抱える子どものサポートなど，複雑かつ多岐にわたる課題が山積している。加えて，家族形態の多様化や経済的困窮など生徒の脆弱な養育環境，教職員の多忙化や精神疾患を伴う休職者の増加なども憂慮される。

■ 学校保健安全法の概要とポイント

　学校保健に関する法律は，学校教育法 12 条「学校においては，別の法律で定めるところにより，学生，生徒，児童及び幼児並びに職員の健康の保持増進を図るため，健康診断を行い，その他その保健に必要な措置を講じなければならない」とする法律として，1958 年学校保健法の名称で制定された。その後，幾度かの改正を経ながら学校保健管理の制度確立に大きく寄与してきたが，2009 年 4 月，約 50 年ぶりに学校保健安全法として改題，改正，施行されるに至った。

　主な改正点として，第一に学校安全に関する規定の整備，充実が図られたことが挙げられる。近年，学校内外における児童・生徒等が巻き込まれた重大事件・事故が発生し，学校安全に対する社会的意識の高まりを受け，学校保健や学校安全に係る取組が確実かつ効果的に行われるよう国や地方公共団体の責務を明確にしたこと，また，学校設置者の学校環境衛生基準に関して責務を明確にしたこと，養護教諭をはじめとするその他の教員が相互に連携しながら保健指導を行うこと，救急処置，健康相談，保健指導を行うにあたっては，必要に応じ地域の医療機関その他の関係機関と連携を図るよう務めること等の事項が挙げられる。

　本法は，全 4 章 32 条から成っており，その目的は「学校における児童生徒等及び職員の健康の保持増進を図るため，学校における保健管理に関し，必要な事項を定めるとともに，学校における安全管理に関し必要な事項を定め，もって学校教育の円滑な実施とその成果の確保に資すること」とされている。主な項目を以下に述べる。

　学校管理運営等に関しては，学校保健に関する学校の設置者の責務，学校保健計画の策定・実施，学校環境衛生基準の明確化と学校の設置者及び校長の責務，保健室の設置などが明文化されている。

　健康相談・保健指導等については，学校における健康相談や保健指導の実施を明文化し，学校医，学校歯科医のみならず養護教諭や他の教職員が連携して積極的にこれらを行うこと，また学内のみならず地域の医療機関その他の関係機関との連携のもとで保健活動を推進する旨が明記された。

　健康診断については，就学時・児童生徒等・職員それぞれについて健康診断の実施や事後措置の方法及び技術的基準等，保健所との連絡について規定され

ている。

　また，感染症の予防として出席停止や臨時休業に関すること等や，（教育委員会への）学校保健技師並びに学校医，学校歯科医及び学校薬剤師の配置，経済的困窮の生徒・児童に関する地方公共団体の援助や国の補助等についても規定されている。

　さらに，2009年の大幅な改定により，学校安全に関する項目として学校安全に関する学校の設置者の責務，学校安全計画の策定・実施，学校環境の安全の確保，危険等発生時対処要領の作成，地域の関係機関等との連携等が新たに加えられた。

　なお，世界保健機関（WHO）は1995年に発表したGlobal School Health Initiative（世界学校保健構想）の中で，地域の健康づくりの拠点となるような学校を増やすことを提唱している。改正された学校保健安全法では，健康相談や保健指導などを通して保護者や地域の関係諸機関との連携が強調されているが，今後，我が国においても学校保健の役割として，WHOが提唱したヘルスプロモーティングスクールとしての活動も担っていくことが期待される。

● 事　例
（1）学校感染症

　学校という集団生活の場において，児童生徒等の健康を脅かす要因の一つは感染症である。感染症対策は，本人の健康回復はもとより，感染を拡大させない視点で，本法，及び，学校保健安全法施行規則に則り管理されている。

　本法において，校長は感染症にかかっている，もしくはその疑いまたはかかるおそれがある者に対し，出席を停止させることができ，さらに学校の設置者は学校（学級）の臨時休業を行うことができる。たとえば，本法「第二種感染症」に分類されている病気は特に学校で流行しやすいものであり，インフルエンザや百日咳，麻しんなど9つの疾病が挙げられているが，校長は出席停止期間及び学校医等の判断も参考にしながら，出席停止措置や臨時休業について判断する。

　感染症の中には急激かつ重篤な経過を辿るものあるため，感染症発生時は，学内及び教育委員会や所管保健所等のシステムに基づき，迅速，かつ児童生徒らのプライバシー保護や心身の負担にも留意しながら，教職員が一体となって

対応することが求められる。

(2) 健康相談

健康相談は，本法8条において「学校においては，児童生徒等の心身の健康に関し，健康相談を行うものとする」と規定されている。従来，学校医や学校歯科医が行うものとして扱われてきたが，2009年の改正で新たに養護教諭その他の職員の積極的な参画が求められるようになった。健康相談は，健康の保持増進のみならず教育的な意義も大きく重要な活動である。

中学校2年生，女子。4月の健康診断にて高度肥満が認められ，学級担任と養護教諭が話し合ったうえ，本人と母親に健康相談を実施した。両親ともに共働きであり，朝食は菓子パン，夕食は弟と2人で買い置きのものを食べることもあるため，栄養指導も行った。同時に学校医には医学的な注意事項を確認した。その後，時々保健室に訪れる女子生徒からは，両親にかまって貰えない寂しさや進路に対する心配から，食べることを抑えられない悩みが語られた。スクールカウンセラーも交え，将来の目標や両親との関係性などについて振り返る時間を持つこととした。

■心理職との連携

学校内での児童・生徒・学生の成長発達の支援はもとより，災害や事件・事故発生時における心理的配慮や予防活動，さらには家庭や医療・福祉・司法分野など学校を取り巻く地域との連携が期待される。また，教職員への心理的支援も緊急の課題と考える。

母子保健法

瀬在　泉

■母子保健対策の概要

　日本の母子保健対策は，伝染病の蔓延や栄養不良，衛生環境の未整備などで出生千人に対する乳児死亡が150人以上もあった明治・大正時代にはじまり，1937年保健所法，1947年児童福祉法，さらには1965年制定の母子保健法を節目に時代とともに整備され，保健水準も飛躍的に向上した。その一方で，出生率の低下（合計特殊出生率2005年1.26が過去最低，2014年1.42）に伴う少子高齢化，核家族化や家族形態の多様化，女性の社会進出とそれに伴う子育て環境の未整備など，家族と児童を取りまく社会環境の変化は近年大きくかつ複雑化している。

　国は，21世紀の母子保健ビジョンとして，2001年より「健やか親子21」を掲げ，関係機関，団体とともに取り組んでいる。2013年に第1次期間の評価を行い，2015年からは「健やか親子21（第2次）」として10年後のめざす姿「すべての子どもが健やかに育つ社会」に向け，基盤課題と重点課題が設定された。

■母子保健法の概要とポイント

　児童福祉法施行後，妊産婦になる前段階の女性の健康管理を含めた総合的な母子保健対策の強化・推進のさらなる充実を図るため，一貫した母子保健対策の体系的整備として，1965年，母子保健法が制定された。

　本法は全4章28条から成り，「母性並びに乳児及び幼児の健康の保持及び増進を図るため，母子保健に関する原理を明らかにするとともに，母性並びに乳児及び幼児に対する保健指導，健康診査，医療その他の措置を講じ，もって国民保健の向上に寄与すること」を目的としている。

　1994年には保健所法が地域保健法に改正されたことに伴い母子保健法も改正され，母子保健サービスの一元化を目的に，市町村が母子保健計画の策定及びサービスの提供を行うことになった。本法に基づく施策として，健康診査・

保健指導等の保健対策，医療の給付を主体とした医療対策等があり，思春期から妊娠，出産，子育て期を通してそれぞれの時期に合致した施策を提供している。主な内容を以下に示す。

妊婦から乳幼児まで一貫した母子保健サービスを実施するため，妊娠早期に妊娠を届出，同時に母子健康手帳の交付を受ける。多くの自治体では母子健康手帳の交付時保健師等が面接や情報提供を行い，継続的な支援に活かしている。

また，妊産婦と乳幼児に対し妊娠，出産，育児に関する保健指導を，必要に応じて医師や助産師，保健師が家庭訪問による保健指導を，市町村が主となって行う。児の発育，発達，及び母親をはじめ他の家族員の健康状態や日常生活の状況に着目することが求められている。

健康診査としては，幼児（1歳6か月児，3歳児）や妊産婦及び乳児に対して実施している。特に，幼児健康診査は市町村が主体となり，心身の発育発達や疾病異常の早期発見や対応だけでなく，栄養や心理，育児など保護者の相談の場として，さらには虐待や暴力など家族間の問題について予防的に関わる役割が求められている。

なお，出生時体重が2,500グラム未満の乳児が出生したときには，市町村にその旨を届ける必要があり，出生児体重が2,000グラム未満だった場合他入院を必要とするものについては，養育医療の給付が行われる。

● 事　例

　20歳前半初産婦，1人暮らし。妊娠中期での母子健康手帳交付時の面接にて，児の父親や家族とは疎遠になっており，出産に対する不安が大きかった。所内検討会で対応を協議し，地区担当保健師でフォロー。低体重児での出産となり，親戚の経済的支援を受けながら，家庭訪問や健康診査，子育てグループ等にて発育の確認や育児全般について支援を継続中。

■心理職との連携

とくに支援が必要な例として，飛び込み出産，若年出産，パートナー不在や夫婦・家族間のDV，妊産婦の心身の疾患や障害，児の疾患や障害等が挙げられるが，多職種連携のもと，児童福祉法をはじめとする施策と組み合わせた形での妊娠・出産・子育ての包括的な支援事業がより一層求められている。

生殖補助医療への法規制

主原　翠・小笹由香

■生殖とは

　生殖とは，生物が次世代へ遺伝情報を引き継ぎ，新たに次世代の個体を作ることをいう。人間は，男性と女性の有性生殖であり，それぞれ精子，卵子が配偶子という生殖細胞を形成し，接合（受精）することで，受精卵となる。子宮内膜に着床し，細胞分裂を繰り返すことで，胎児となる。本邦では，通常の性交が1年以上継続的にあり，避妊することなく妊娠しない場合を不妊（症）という。生殖補助医療とは，「不妊症の診断，治療において実施される人工授精，体外受精・胚移植，顕微授精，凍結胚，卵管鏡下卵管形成などの，専門的であり，かつ特殊な医療技術の総称である」と定義されている。

■生殖補助医療への法規制の概要とポイント

　生殖補助医療は，1990年代以降急速に普及し，2013年には体外受精による本邦の出生児数は，総出生児数の4.1%となっている。中には第三者から精子や卵子，胚などの提供を受けて出産，あるいは第三者を代理母として生まれるなど，親子関係において遺伝学的・法的に異なる，複雑な関係性が生じている。1898年に施行された民法では，第三者の介在した妊娠・出産は想定されていないため，現在の生殖補助医療に対して，法的な規制はないのが現状で，出自を知る権利など新たな親子関係に関する規定が課題である。日本産科婦人科学会では会告を公表し，会員に広く周知徹底を図っているが，学会員ではない一部の小規模診療施設では，会告と関係なくニーズに応える臨床応用を拡大している。

　一方，2016年3月には，自民党の法務・厚生労働部会において，①第三者の卵子を使用した場合には，妊娠・出産した女性を母親，②夫の同意を得て第三者の精子を使用した場合には，夫は子が嫡出であることを否認できない，という2点からなる民法の特例法案を提案されるなど，少子高齢化の加速と，社会的な要請の中で，法規制の整備は喫緊の課題である。生殖補助医療の発展は，

「子どもをもつかどうか」という個人的な事情も加味した各人の自己決定に，社会や国家が介入する意味合いを有し，女性の社会進出が当然となった現在では，広くコンセンサスを求めるのは困難である．さらに，グローバル化に伴い，インターネットを介して情報収集し，経済的に余裕があれば，生殖補助医療について手段や方法を自由に選択できる．したがって，本邦のみならず，国際的なコンセンサスが求められているのが現状である．

> ● 事　例
> ①癌により子宮を摘出したタレントは，2003年米国で自身の卵子と夫の精子からなる受精胚を代理母に移植し，双子の男児を得た．しかし法務省では児の出生届を受理されず，最高裁判所まで争ったものの，法的に親子関係を認められなかった．② 2011年に，米国にて卵子提供を受け体外受精を実施して妊娠・出産した国会議員は，出生した男児とは遺伝学的な親子関係は存在しないが，法的には親子関係を認められている．このように，民法が施行された当時と現在では，医療技術水準が大きく乖離している．一方で，第三者が関わる複雑な親子関係の中に生まれた子どもは，自分のアイデンティティに悩み，自己喪失に苦悩する可能性があることが，当事者が声を挙げ始めたことで，徐々に知られるようになってきている．

■心理職との連携

　生殖補助医療は，"医療"という名がつくものの，最終的に生児が得られるのは多くて3割程度である．その治療過程においては，カップルが双方の精査が実施され，不妊原因が特定されることや，血縁を巻き込む遺伝学的な問題が生じる可能性がある．また，治療は時間的にも身体的にも圧倒的に女性への負担が大きく，仕事や社会生活と不妊治療との両立に悩む女性も少なくない．さらには，不妊原因やこうした治療に伴う通院負担に対し，夫婦関係に緊張が生じることも少なくないため，そのような女性やカップルに対するサポート専門職が求められている．したがって，治療中の不安な気持ち，治療のステップアップ／ステップダウンなど，様々な選択を迫られるカップルに対して，心理職として専門知識をもとに，個人の倫理観で査定することなく，生殖補助医療に伴うストレスをサポートすることが重要である．

母体保護法

小笹由香・主原　翠

■妊娠とは

　妊娠は，排卵，受精，着床というサイクルで成立する。卵子は，卵巣内の卵胞という殻に包まれて存在し，月に1度成熟した卵子が卵胞から排出され（排卵），卵管采から卵管に取り込まれる。同時期に膣内に射精された精子は，子宮頚管を通過し子宮に到達し，さらに卵管内に進み，卵管内の卵子と巡り合い，たった1つだけが卵子内に入りこむことで「受精」が起こる。この受精卵は細胞分割を繰り返しながら卵管を下り，子宮内膜に着床し，妊娠が成立する。

■母体保護法の概要とポイント

　「優生保護法」（1948年制定），「遺伝病子孫予防法（独，1933）」の強い影響を受けた「国民優生法」（1940年制定）を経て，「母体保護法」は，母体の生命や健康を保護することを目的として，不妊手術や人工妊娠中絶に関する事項を定めた法律として制定された。「国民優生法」では，①悪質な遺伝性疾患の素質をもつ者に対する優生手術（不妊手術）と，②健全な素質をもつ者の不妊手術や人工妊娠中絶の禁止の2点が規定された。①の主な対象は，治癒困難な遺伝性精神疾患などであり，これらを断種手術の適応とみなし，実施された。また，②では，国威高揚・富国強兵のために健全な素質をもつ者の多産を奨励し，人口増強を目的としたため，人工妊娠中絶を厳しく制限した。「優生保護法」では，「優生上の見地から不良な子孫の出生を防止する」ことを目的とし，①優生手術による優生保護，②人工妊娠中絶による「母体保護」の2点が規定された。①では，精神疾患やらい病（ハンセン病）など「非遺伝性疾患」が加えられ，優生政策がより強化された。また，第二次世界大戦敗戦後の人口急増や，非合法な中絶手術などの社会的な背景から，②は母体保護を名目に，医学的理由や強姦による妊娠だけでなく，経済的理由による人工妊娠中絶を合法化することで，刑法の堕胎罪を免責する目的を有していた。しかし，優生思想に基づ

く人権差別的であるため，1960年代後半から障害者や女性の立場での撤廃を求める運動が続けられた。1994年のカイロ国連世界人口開発会議，1995年の北京国連世界女性会議など，リプロダクティブ・ヘルス／ライツ（性と生殖に関する健康と権利）など国際的な後押しもあり，1996年に母体保護法へと名称を変更し，制定された。

　本邦では，人工妊娠中絶は刑法212条〜216条に因ると堕胎罪であるが，母体保護法での例外規則として，①妊娠の継続または分娩が身体的または経済的理由により母体の健康を著しく害する恐れのあるもの，②暴行若しくは脅迫によって又は抵抗若しくは拒絶することができない間に姦淫されて妊娠したもの，の2要件の範囲内では違法性が阻却される。胎児の特定の疾患や異常による人工妊娠中絶は，①の要件を拡大解釈して実施されているが，明確な胎児条項を規定するべきという意見がある一方で，それらは障害者の生存権を否定するものだとして強い反対意見もある。

> ● **判　例**
> 　2011年，北海道函館市の産婦人科医院で，出生前診断の結果を誤って開示され，「人工妊娠中絶の選択権を奪われた」として，両親が医院と院長に損害賠償を求めた裁判。41歳の母親と35歳の父親が，胎児の染色体異常の有無を調べる羊水検査を受け，結果を誤って染色体異常なしと説明された。しかし出生後に別の病院で児がダウン症候群であると判明し，児は3か月半後に合併症のため死亡した。判決では，「羊水検査で染色体異常があったという結果を正確に告知していれば，中絶を選択するか，選択しない場合，心の準備や養育環境の準備ができた。誤った告知で両親はこうした機会を奪われた」と指摘した。
> 　現行の母体保護法では，胎児の疾患に因る人工妊娠中絶に関する規定はないが，現状に即した判断がなされた，初の判決内容である。

■心理職との協働
　人工妊娠中絶だけでなく，流産，死産，新生児死亡なども含め，児の喪失に関しては「ペリネイタル・ロス」という。死別による悲嘆を経験した人が，それを乗り越え，再び日常の生活に適応していけるようにサポートする必要があり，看護職など医療者とともに協働し，活躍することが今後期待されている。

未成年者喫煙禁止法

瀬在　泉

■未成年者の喫煙の実態

　喫煙はがんや呼吸器疾患をはじめ様々な健康障害の原因であり，タバコ対策は世界や日本における疾病予防対策の大きな柱となっている。2013年の日本人成人喫煙率は，男性32.2％，女性8.2％（厚生労働省）であり，経年的にみると男性では低下傾向であるが諸外国に比べて依然として高率である。女性も経年的に横ばい傾向であり，引き続きタバコ対策を展開していく必要がある。

　未成年者の喫煙率は，総体的にみると2000年以降減少傾向である。この30日間に1日以上喫煙した者の割合は，2012年で中学男子2.3％，同女子1.3％，高校男子4.3％，同女子2.9％で，経年的には低下している（大井田ら，2013）が，心身の発達途上にある未成年者が喫煙することによって及ぼす健康への有害性は非常に高く，依然憂慮する問題である。タバコに含まれるニコチンは身体依存性が非常に高い薬物であり，とくに喫煙開始年齢が早いほどその程度が強いため，後にタバコ使用を断ち切ることは相当困難となる。単なる個人の不良行為として罰するのではなく，将来にわたり非常に大きな健康被害の原因となることを念頭に，喫煙予防教育をはじめ禁煙へのサポートや入手経路の規制，タバコ広告・ドラマや漫画における喫煙シーンの制限などメディアを含む社会環境の整備等，包括的に行われることで効果を発揮すると考える。健康日本21（第2次）でも，2022年までに未成年者の喫煙をなくすことを目標に掲げており，その取り組みは徹底される必要がある。

■未成年者喫煙禁止法の概要とポイント

　未成年者喫煙禁止法は，1900年に制定された法律で全6条から成る。明治政府がタバコの販売を税収目的で促進したことから子どもにまで喫煙習慣が広がったため，青少年の健全な成長を妨げることを防ぐために制定された。制定以降，罰金額の引き上げや販売時における年齢確認の措置等何度か改正を経てい

るものの，その条文はカタカナ表記のままであるなど古く，抜本的な見直しはなされていない。

　本法の大まかな内容は，未成年者（20歳未満）は喫煙してはいけないこと（罰則規定なし），未成年者が喫煙するため保持する喫煙具は没収されること，未成年者の喫煙を知りつつ制止しなかった親権者や代わりの監督者，未成年者にタバコを販売した者に対し罰金が課せられる等である。

　本法により，販売業者が未成年へのタバコ販売を行わない措置（タバコ販売時の年齢確認等）を実施するなど，一定の未成年の喫煙防止対策にはなっているものの，親権者が子の喫煙を見逃したとしても現状は多くのケースでは処されていないなど，法律自体の実効性は不十分といわざるをえない。今後は喫煙している未成年者本人や保護者への禁煙に向けた教育及び医療的措置，学校設置者への未成年者に対する喫煙防止教育の義務化など，時代に合った抜本的な内容の整備が必要と思われる。神奈川県や和歌山県では独自に未成年者に対する喫煙防止条例を定めており，未成年の喫煙問題に対する取り組みには自治体ごとの差があるが，今後は国レベルの拡がりを期待したい。

● 事　例

　学校での薬物防止教育の中で外部講師がタバコについて取り上げた。依存症の仕組みや止め方等教示したところ，後日保健室にタバコを止めたいと生徒から相談があり，学校医や外部医療機関と連携し治療につながった。両親ともに喫煙するため誰にも相談できなかったとのことであった。しかし，2015年度現在，未成年のニコチン依存症管理料は健康保険の適用外であり，課題である。

■心理職との連携

　昨今未成年者の喫煙率は総体的に減少しているだけに，重篤な若年喫煙者の抱える問題はむしろ複合的である。複雑な家庭環境や貧困，不良な友人関係や若年での妊娠・出産，飲酒や薬物などの多重依存などの問題を抱えている場合も少なくない。また，学校では喫煙＝不良行為で処罰の対象となることが多いが，実際はニコチンによる身体的依存から離脱できず苦しんでいるケースも多い。心理職には，喫煙に対する行動療法的アプローチのみならず，自己効力感の向上や人間関係スキルの獲得などカウンセリング的な関わりを期待したい。

未成年者飲酒禁止法

瀬在　泉

■未成年者の飲酒の実態

　心身ともに成長途上である未成年者における飲酒は，肝臓や膵臓，心血管系をはじめとした直接的な臓器障害や関連疾患のみならず，脳神経系への影響（急性アルコール中毒・知能低下・アルコール依存症のリスクの上昇等），社会的影響（交通事故の誘因や反社会的行動の促進），胎児への影響など，命の危険やその後の人生にも大きな影響を与えかねない危険行動であり，健康日本21（第2次）でも未成年者の飲酒の防止について目標設定がなされている。

　わが国の未成年者の飲酒実態であるが，大井田らの調査（2013）によると，1996年と2012年との比較では，全体的には飲酒経験率の大幅な減少傾向を認めるものの，女子における月飲酒率（直近30日間で1日でも飲酒した者の割合）の増加が認められ，男女の飲酒経験率はほぼ同等もしくは女子が高い結果であった（2012年高3飲酒経験率　男子49.5%，女子55.4%）。

　また，お酒を飲んだうえでの失敗経験（「吐いた」「喧嘩」「記憶を失う」「警察沙汰」「叱られた」）がある者が，全体の1割以上認められ一定数の割合で問題行動を起こしていた。学生のイッキ飲みによる事故も社会問題となっており，この20年間において高校生・大学生・専門学校生の急性アルコール中毒等で亡くなった方は判明しているだけで約60名に上る（イッキ飲み防止連絡協議会調べ）。未成年者の飲酒問題は，喫煙と同様にゲートウェイドラッグの側面をもつことも認識される必要があり，課題は多い。

■未成年者飲酒禁止法の概要とポイント

　未成年者飲酒禁止法は，1922年に制定された法律で全4条から成る。飲酒による未成年者の健全な成長を妨げることを防ぐために，未成年者喫煙禁止法とほぼ同時期の1901年に提出されたものの，法案の成立をみるまでに20年以上の月日を費やしたという。戦後4回の改正の中で，未成年者が飲むことを知り

ながら酒類を販売または供与した場合の営業者に対する罰則強化，酒の販売や供与時における年齢確認その他の必要な措置を講じる等の規定等が追加されている。さらに，2013年12月にはアルコール健康障害対策を総合的に推進していくため，アルコール健康障害対策基本法が成立し，アルコール健康障害の一つとして「未成年者の飲酒」が明記されたことは特筆すべきことである。

本法で定められている大まかな内容は，未成年者（20歳未満）は飲酒してはいけないこと（罰則規定なし），未成年者が飲用するために所有・所持する酒類やその器具は没収・廃棄されること，未成年者の飲酒を知りつつ制止しなかった親権者や代わりの監督者，酒類を販売・供与した営業者に対し罰金が課せられる，等である。

本法により，販売業者が未成年への飲酒販売を行わない措置（飲酒販売時の年齢確認等）を実施するなど，一定の未成年の飲酒防止対策にはなっているものの，親権者が子の飲酒を見逃したとしても現状は多くのケースでは処されない。未成年の飲酒対策には，自宅やカラオケなど飲食店での飲酒機会，さらにはメディアCMの規制等，保護者をはじめとする周囲の大人や販売者側を含めた社会全体の一貫した対応が望まれる。

> ● **事　例**
> 　大学運動部での新入生歓迎会で75名が参加し飲酒。9名が急性アルコール中毒で搬送，うち7名が未成年であり1名が死亡。この日に限らず，当該大学では低学年や未成年者に対する飲酒の強要が常態化しており，周囲の大人も容認していた。相次ぐ事故に鑑み，2012年5月，文部科学省は「未成年者の飲酒禁止と強要の防止に係る学生指導の徹底」を大学・短大・専門学校に対して通知，各大学では未成年者に対する飲酒規制を本格的に取り組み始めている。

■**心理職との連携**

急性中毒や暴力，交通事故など，飲酒により引き起こされる未成年の事件・事故は少なくない。アルコール依存に対する専門医療はもとより，本人並びに関わった方々への精神的サポートも望まれる。さらに，喫煙・飲酒・薬物乱用防止教育は，学校保健活動の中でも重視されている内容の一つであり，予防活動としても今後心理職との連携を探る機会となるように思う。

アルコール健康障害対策基本法

瀬在　泉

■アルコール健康障害とは

　アルコールが及ぼす直接的な臓器障害は，肝臓や膵臓，心血管系，脳障害，消化管，妊娠時の影響など多岐にわたる（伴・樋口，2015）。WHO は口腔・咽頭・喉頭・食道・肝臓・大腸のがん，及び女性の乳がんについて飲酒との関連を警告している。また，精神作用物質であるため脳神経に対する影響も大きい。急性中毒や酩酊による外傷，さらには命を失う例も後を絶たない。長期摂取の問題では，睡眠障害や健忘，抑うつ，自殺，依存症が挙げられる。依存症は本人だけでなく，家族や周囲の人々に対しても過大な負担を強いる。なお，アルコール健康障害対策基本法では，アルコール健康障害について「アルコール依存症その他の多量の飲酒，未成年者の飲酒，妊婦の飲酒等の不適切な飲酒の影響による心身の健康障害」（2条）と定義されている。

■アルコール健康障害対策基本法の概要とポイント

　これまで日本は飲酒に対し非常に寛容な社会であり，飲酒問題の社会的な規制は主に飲酒会社の自主規制のみにとどまっていた。しかし，2010 年 WHO が「アルコールの有害な使用を低減するための世界戦略」を採択しそれを受ける形で，関連学会及び諸団体が協働し，国としての基本路線を定めた基本法の制定を働きかけ，2013 年 12 月 7 日「アルコール健康障害対策推進基本法」が成立，2014 年 6 月より施行された。

　条文は，総則，アルコール健康障害対策推進基本計画等，基本的施策，アルコール健康障害対策推進会議，アルコール健康障害対策関係者会議，の 5 章全 27 条である。基本理念として，アルコール健康障害の発生，進行及び再発の各段階に応じた防止対策を適切に実施するとともに，アルコール健康障害を有し，または有していた者とその家族が日常生活及び社会生活を円滑に営むことができるように支援すること，また，アルコール健康障害対策を実施するには，ア

ルコール健康障害に関連して生ずる飲酒運転，暴力，虐待，自殺等の問題の根本的な解決に資するため，これらの問題に関する施策との有機的な連携が図られるよう，必要な配慮がなされることをうたっている。つまり，アルコール健康障害や関連する諸問題に関して，一次予防から三次予防まで網羅し支援する必要があること，単なる健康障害のみならず当事者や家族，社会に及ぼす諸問題に対しても支援する必要性があることを包括的にうたっていることが特徴である。また，国・地方公共団体・国民・医師等・健康増進事業実施者の責務とともに，事業者の責務として，アルコール健康障害の発生，進行及び再発の防止に配慮する努力義務を規定している。具体的な基本的施策としては，教育の振興・不適切な飲酒の誘因の防止・健康診断及び保健指導・アルコール健康被害に係る医療の充実等・アルコール健康被害に関連して飲酒運転等をした者に対する指導等・相談支援等・社会復帰の支援・民間団体の活動に対する支援・人材の確保等・調査研究の推進等を規定している。

政府は，本法律施行後2年以内に，アルコール健康障害対策推進基本計画を策定することになっており，引き続き注目する必要がある。

> ● **事 例**
> 　義父の義母に対する暴力の件で30代嫁（別居）から保健センターに相談。この10年ほど多量飲酒であったが定年後特にひどくなり，同時に義母に対する暴力が始まった。義母にどこかに相談するように勧めるが，さらに暴力がひどくなるからと我慢，うつ状態となる。飲みたいが飲みたくない，相談したいが相談したくないという本人や家族の持つ両価性を受容し，動機づけ面接やCRAFTの手法等も取り入れながら，家族相談からアルコール専門医療機関に繋ぎ入院加療，義母も精神科的治療を受けながら家族ミーティング等に参加している。

■心理職との連携

失業や貧困，虐待を含む身体的・精神的暴力，家族関係の破たん，飲酒運転や薬物使用をはじめとする反社会的行動の背後には，多くの事例でアルコール依存症や多量飲酒の問題が存在している。今後は，依存症治療のみならず一次予防から三次予防まで包括的な視点のもと，教育や福祉領域，さらには司法領域でも，心理職の積極的な活動が期待される。

歯科口腔保健の推進に関する法律

下山和弘・秋本和宏

■国民，国および地方公共団体，歯科医師等の責務

　基本理念（2条3項）には「保健，医療，社会福祉，労働衛生，教育その他の関連施策の有機的な連携を図りつつ，その関係者の協力を得て推進する」とされている。国及び地方公共団体の責務，歯科医師等（歯科医師，歯科衛生士，歯科技工士その他の歯科医療又は保健指導に係る業務に従事する者）の責務，国民の健康の保持増進のために必要な事業を行う者の責務，国民の責務が規定されている（3条～6条）。国民の責務は歯科疾患の予防に取り組み，定期的な歯科検診，必要に応じて歯科保健指導を受けることである。国は施策の策定・実施，地方公共団体は国との連携，施策の策定・実施，歯科医師等は医師その他の関連する業務の従事者との連携と施策に対する協力が責務とされる。

■歯科口腔保健の推進に関する法律の概要とポイント

　歯科口腔保健の推進に関する法律（歯科口腔保健法）は議員立法により制定され，平成23年8月10日に交付された（法律第95号）。「口腔の健康が健康で質の高い生活を営む上で基礎的かつ重要な役割を果たしている」「日常生活における歯科疾患の予防に向けた取組が口腔の健康の保持に極めて有効である」ことから，歯科疾患の予防等による口腔の健康の保持（以下「歯科口腔保健」）の推進に関し，基本理念，国及び地方公共団体の責務等を明らかにするとともに，歯科口腔保健の推進に関する施策の基本となる事項を定めること等により，歯科口腔保健の推進に関する施策を総合的に推進し，国民保健の向上に寄与することを目的としている。

　基本理念は，①生涯にわたって日常生活において歯科疾患の予防に向けた取組を行うとともに，歯科疾患を早期に発見し，早期に治療を受けることを促進すること，②乳幼児期から高齢期までのそれぞれの時期における口腔とその機能の状態及び歯科疾患の特性に応じて，適切かつ効果的な歯科口腔保健を推進

すること，③保健，医療，社会福祉，労働衛生，教育その他の関連施策の有機的な連携を図りつつ，その関係者の協力を得て，総合的に歯科口腔保健を推進することである（2条）。

　歯科口腔保健に関する施策は，①歯科口腔保健に関する知識等の普及啓発等（7条），②定期的に歯科検診を受けること等の勧奨等（8条），③障害者等が定期的に歯科検診を受けること等のための施策等（9条），④歯科疾患の予防のための措置等（10条），⑤口腔の健康に関する調査及び研究の推進等（11条）である。施策を進めるために，①厚生労働大臣は施策の総合的な実施のための方針，目標，計画その他の基本事項を定める（12条），②都道府県は厚生労働大臣が定めた基本事項を勘案して，地域の状況に応じた施策の総合的な実施のための方針，目標，計画その他の基本事項を定めるよう努める（13条），③国及び地方公共団体は，必要な財政上の措置その他の措置を講ずるよう努める（14条），④都道府県，保健所を設置する市及び特別区は，口腔保健支援センターを設けることができる（15条）としている。基本事項の策定には健康増進法の基本方針，地域保健法の基本指針などとの調和が保たれることが規定されている。歯科口腔保健の推進に関する基本的事項は平成24年7月23日に告示されている。

> ● 事　例
> 　歯科疾患の予防，生活の質の向上に向けた口腔機能の維持・向上などのためには歯科保健指導（プラークコントロール指導，食生活指導，生活習慣指導，口腔機能に影響を与える習癖の改善など）などが必要とされている。
> 　乳幼児健康診査では身体面及び精神面の診査が実施され，その結果に基づいて指導や相談が行われる。乳幼児健康診査の中では歯科健康診査や歯科保健指導が行われている。乳幼児の健全な育成のためには心身の状態に配慮した歯科保健指導が必要であり，心理職との連携が欠かせない。

■心理職との連携

　乳幼児期から高齢期に至る総合的な歯科口腔保健の推進のためには行政や関係する職種の連携・協力が必要とされている。行動変容を促す歯科保健指導には心理面でのアプローチが必要とされており，心理職との連携が望まれる。

がん対策基本法

瀬在　泉

■がんとは

　がんは遺伝子の異常が蓄積した結果，発生し進展する細胞の病気であり，遺伝子異常を惹き起こす原因として，生活習慣や環境，中でもタバコ，食事，感染症が問題となる。がんは複雑な経過を経て長い時間かかって発生する慢性疾患である（垣添，2011）。

　日本において，がんは1981年より死因第1位の疾患であり，2014年では3人に1人ががんで亡くなる現状がある。国は1984年から対がん10か年総合戦略，1994年からはがん克服新10か年戦略を策定し，がん対策に取り組んできた。その間，胃がんや子宮頸がんなどの死亡率は減少し，増加傾向であった多くの部位のがん死亡率・罹患率の増加も頭うちになっている一方，難治性のがんもまだまだ多い。がん研究の推進と同時に，がん予防やがん医療の均てん化，さらには患者や家族の生活の質にも光をあてる包括的な対策が必要である。

■がん対策基本法の概要とポイント

　がん対策基本法は，がん対策を総合的かつ計画的に推進することを目的に，議員立法により2007年4月に施行された法律である。公衆衛生的な重要性はもとより，がん患者とその家族のがん医療に対する切実な願いが形となっての立法化であった。全4章20条から成る本法は，基本的施策として，1）がんの予防および早期発見の推進，2）がん医療の均てん化の促進等，3）がん研究の推進等，4）がん登録の推進が掲げられている。そして，国はがん患者およびその家族または遺族を代表する者を含む「がん対策推進協議会」を組織し，がん対策の推進に関する基本的な計画となる「がん対策推進基本計画」を策定すること，都道府県は，がん対策推進基本計画を基本とするとともに，当該都道府県におけるがん患者に対するがん医療の提供の状況などを踏まえ，当該都道府県におけるがん対策の推進に関する計画となる「都道府県がん対策推進計画」

を策定することが定められている。

　本法をもとに，2007年には「第一次がん対策推進基本計画」が，さらに2012年には「第二次がん対策推進基本計画」が策定された。（2016年までを対象）。第一次計画を評価したうえで2007年からの10年間，引き続き重点的に取り組むべき課題として，「放射線治療法，化学療法，手術療法の更なる充実とこれらを専門的に行う医療従事者の育成」「がんと診断された時からの緩和ケアの推進」「がん登録の推進」「働く世代や小児へのがん対策の充実」の4項目，全体目標として「がんによる死亡者の減少」「全てのがん患者とその家族の苦痛の軽減と療養生活の質の維持向上」「がんになっても安心して暮らせる社会の構築」の3点が設定された。第二次計画には，具体的な結果の提示や評価を行うため，多くの数値目標が導入されている。たとえば，喫煙率の削減では2022年までに成人喫煙率を12％，未成年者喫煙率を0％，行政機関・医療機関の受動喫煙率を0％にする等，がん検診の受診率について子宮頸がん，乳がんは50％以上，胃・肺・大腸がんは当面40％とする等であり，実践的な計画に基づき実施している。

　がん対策の今後の方向性について，がん対策推進協議会では1）将来にわたって持続可能ながん対策の実現，2）すべてのがん患者が尊厳をもった生き方を選択できる社会の構築，3）小児期，AYA（思春期・若年成人）世代，壮年期，高齢期当のライフステージに応じたがん対策，を挙げており，次期がん対策推進基本計画にはこれらの事項も含めつつさらなる包括的な施策の充実が期待される。

> ● **事　例**
>
> 　50代男性。下咽頭がんにて喉頭摘出術を主治医より勧められる。本人・家族は治療法の選択についてセカンドオピニオン外来も受診，同様な意見であったため手術を受ける選択をする。術後，化学療法の後退院。治療継続のため以前の職場復帰は叶わず，患者会にて発声法のリハビリを行いながら就労活動中。

■**心理職との連携**

　2012年，がん対策基本計画にて，専門的な緩和ケアの質の向上のため，拠点病院を中心に，精神腫瘍医をはじめメディカルスタッフとともに，心理職等の適正配置を図ることが盛り込まれている。

難病の患者に対する医療等に関する法律

梓川 一

■難病とは

　難病とは「①発病機構が不明，②治療方法が未確立，③希少，④長期療養が必要」である疾患と定義される。2015年1月1日施行の「難病の患者に対する医療等に関する法律」（以下，「難病法」と記す）における指定難病とは「患者数が一定の人数（人口の概ね0.1％）に達しない，客観的な診断基準が確立している」要件も満たす疾患である。従来の難病対策では，特定疾患治療研究事業として56の「特定疾患」が選定されたが，難病法により306の「指定難病」（2015年7月）となり，医療費助成額も1,335億円（2013年度特定疾患治療研究事業の実績）から2,297億円（2016年度予算）へ増加した。

■難病の患者に対する医療等に関する法律の概要とポイント

　難病法の趣旨は，難病対策の充実にある。これまで法律に基づかない予算事業として難病対策を実施してきたが，今後は法制化することで，公平かつ安定的な制度，持続可能な社会保障制度の確立をめざす。目的（1条）は「①良質かつ適切な医療の確保，②療養生活の質の維持向上，③社会参加の機会の確保，④地域社会における共生の実現」であり，この目的達成のために「①難病の情報収集，②難病の正しい知識の普及，③医療専門職者の人材育成・資質向上，④他職種・機関連携と総合的取組」を国及び地方公共団体の責務とする（3条）。基本方針（4条）として「①基本的な方向，②体制の確保，③人材の養成，④調査研究，⑤医薬品・医療機器の研究開発，⑥療養生活の環境整備，⑦福祉サービス・就労支援の施策と連携」を挙げ，以下の必要事項を定める。

　第一に，医療についてである。都道府県に申請し，支給認定を受ける。その後，都道府県指定医療機関で特定医療を受診した場合に，特定医療費が支給される。

　第二に，調査及び研究についてである。国は，難病の発病の機構，診断・治療方法に関する調査研究，小児慢性特定疾病の治療方法と健全な育成に関する

調査研究を進める。個人情報保護に留意し，調査研究成果を積極的に提供する。
　第三に，療養生活環境整備事業についてである。都道府県は，①難病相談支援センター事業，②特定疾患医療従事者研修事業，③在宅人工呼吸器使用特定疾患患者訪問看護治療研究事業の3つの事業を行うことができる。
　第四に，費用についてである。特定医療費の支給，及び療養生活環境整備事業に要する費用は，都道府県が1/2，国が1/2を負担する。
　さらに「雑則および罰則に関する事項」に以下の留意点が明記されている。①難病対策地域評議会の設置である。情報の共有化と連携により，地域の実情に応じた体制の整備を協議する。②不正利得の徴収である。都道府県は，偽り・不正により患者家族や医療機関が特定医療費の支給を受けた場合，徴収・返還の要求ができる。③罰則についてである。必要事項の各内容に関する違反や虚偽の報告があった場合の罰則（罰金）が明記されている。

> ● 症　例
> 　多発性硬化症の患者Aさん（女性）は，夫と2人暮らし，年齢71歳，無職，2016年1月末にしびれの感覚障害から発症する。両上肢に異常感覚があり，受診し入院（大学病院）となる。診断では，視力低下，筋力低下，四肢の異常感覚がある。新制度での所得区分は後期高齢で1割負担であり，2月中旬現在，指定難病申請中である。Aさんは，医師の病状説明から難病の理解と受容ができつつある。退院後の生活支援も考えて介護保険申請についても案内する。一旦は回復期リハビリテーション病棟へ転院し，その後，自宅生活を予定している。
> 　以上の医療SWによるアセスメントをもとに，病院内の多専門職種のチーム連携により，生活面・心理面も含め，総合的・全人的に患者・家族に向きあう。

■**心理職との連携**

　難病の患者と家族は，心身の苦痛に加えて，長期化による生活困難，偏見差別による絶望感から精神的にも疲弊し，地域生活において孤立することもある。難病の患者への生活支援では，ネットワークを通じて情報提供を図りながら，ミクロ・メゾ・マクロにつながるジェネラルな視点をもって，医療・看護・福祉・心理・教育の領域から総合的な対応・支援が求められる。医療的および福祉的ケアとともに，心理専門職の配置と社会・心理的サポートが必要である。

後天性免疫不全症候群（エイズ）に関する感染症新法

宗像恒次

■エイズとは

　血液，精液，膣分泌液，母乳を通じて感染するウイルス感染症で，原因のウイルスである HIV（ヒト免疫不全ウイルス）によって免疫系が破壊される結果引き起こされる病気である。エイズは後天性免疫不全症候群（Acquired Immuno-Deficiency Syndrome）の頭文字をとった命名である。HIV がヘルパー T 細胞に主として感染してそれを破壊し数を減少させ，そのヘルパー T 細胞が免疫のコントロールタワーであるため，免疫システムの機能全体が狂うことで，日和見感染（カンジダ症，HIV 脳症など）や悪性腫瘍を引き起こす。

■エイズ予防法と感染症新法の概要とポイント

　エイズの予防措置とその蔓延の防止を図り，公衆衛生の向上及び増進に寄与することを目的とした後天性免疫不全症候群の予防に関する法律（エイズ予防法）が 1989 年公布され，同年に施行された。この法案は，国中がエイズパニックの最中である 1987 年 3 月に国会に提出された。この当時は治療法がなく，報道ではこの病気の恐ろしさのみが強調されて伝えられていた。その当時の状況を象徴している神戸エイズ死亡女性肖像権侵害事件がある。1987 年 1 月，日本で最初のエイズ女性患者が死亡した事件は，マスコミで取り上げられ，一部週刊誌が死亡した女性宅に勝手に侵入して遺影を無断に撮影して実名で掲載した。しかも彼女が売春婦と虚偽の内容を報じられた。両親は週刊誌を相手に訴え，裁判所はこれらの報道によって両親の死者に対する敬愛追慕の情を著しく侵害したとして損害賠償の支払いを命じた。当時はパニック的状況下で誤解や偏見から，HIV 感染を理由に職場への採用が取り消されたり，医療機関で差別的な対応や診療拒否をされたりする人権侵害が起こった。エイズ予防法はその時代性を反映している。エイズ予防法の 7 条では医師に他の人に感染させないために必要な指示を行い通報，報告を義務付け，その指示に従わず，多数のも

のに感染させる恐れがあると医師が認めた場合，個々の患者・感染者の住所・氏名を含んだ情報を行政に通報するものとなっていた。エイズ予防法の感染症対策は患者・感染者から社会を防衛し，社会が守られればいいという考え方である。感染者が少数の場合には効果があるかも知れない。もう一つの感染症対策は患者・感染者の人権と医療を保障し，自発的な協力を重視するという考え方である。エイズの感染爆発の危機感と人権問題意識の高まりを受け，1992年政府はエイズ問題総合対策大綱を変更し，1998年に「感染症の予防及び感染症の患者に対する医療に関する法律」（感染症新法）を制定し，1999年4月1日より施行，エイズ予防法は同日，廃止された。感染症新法では，エイズはインフルエンザ，ウイルス性肝炎などとともに，四類と分類され，医師から行政には性別，年齢，感染推定年月日，感染した原因，感染経路，病原体に感染した地域などの報告だけが義務付けられることになった。

> ● 症　例
>   HIVの電話相談で，「ファッションヘルスに行ってフェラチオされたのですが，それでHIVはうつりますか」という。これに対し情報提供をし，「実際に感染したかどうかわかりませんので，検査が必要です」と答えるのが一般的である。ここでカウンセリングの姿勢をとると，この方はこちらが電話を取ったら急に切ることがあったので，「お電話するのは勇気がいったと思いますが，お電話しようとしたとき，どのような気持ちがありましたか」と言うと，「実は検査に行っており，明日検査の結果が分かるのですが，怖くて聞きに行けないのです」という。一般に三割以上の方が検査結果を聞きに行っていない。

■心理職との連携

　HIV相談には，専門的なカウンセリングが不可欠である。その方に怖さについて尋ねると，「陽性だと行動制限しなくてはならないし，最終的にどうなるかわからない，またその時に対応してくれた職員の目が自業自得と言っているよう」と，そしてその目が怖いことの隠れた感情を連想してもらうと「親が食事を削って送金してくれたお金で取り返しがつかないことをした，今まで親孝行したことがないけれど，もし感染していても親孝行をしたい」という自分の本当の気持ちに気づき，検査結果を聞きにいくことができた。

性同一性障害者の性別の取扱いの特例に関する法律

吉井奈々

■性同一性障害とは

　性別には生物学的性別，すなわち「身体の性」（sex）と，自分の性別をどのように意識するのかという性の自己意識，すなわち「心の性」（gender identity）の2つの側面がある．多くの場合は身体の性と心の性は一致しているため，性別にこのような2つの側面があることには気づかない．しかし，この両者が一致しない場合を指して「性同一性障害（Gender Identity Disorder：GID）」という．性別の取扱いの変更数は2015年末までで総数6,021名（速報値）となった．

　2016年現在，「障害」という名称から誤解を受けやすいため「性同一性障害」という言葉をなくして「性別違和」という言葉に変えようという動きも広まっている．

■性同一性障害の性別の取扱いの特例に関する法律の概要とポイント

　性同一性障害者の性別の取扱いの特例に関する法律は2003年7月10日に成立し，2004年7月16日に施行された．同法は，性同一性障害を抱える者における社会生活上の様々な問題を解消するため，法令上の性別の取扱いの特例を定めたものである．

　法的な性別は，現行では基本的には生物学的性別で決められるが，例外として，本法の定める「性同一性障害者」で，その要件の満たす者について，他の性別に変わったものとみなすこととする．すなわち，2条の定める定義による「性同一性障害者」が，3条の定める要件を満たすとき，家庭裁判所に対して性別の取扱いの変更の審判を請求することができ，その許可により，戸籍上の性別の変更が認められる．3条の定める要件とポイントは下記の5つである．

　①20歳以上であること（民法では，満20歳が成年年齢とされている）．また，法的性別の変更という重大な決定において，本人による慎重な判断を要すること等が考慮されたもの．20歳未満の場合にも，法定代理人の同意による補完は，

個人の人格の基礎である性別における法的な変更には馴染まず，あくまで本人自身の判断が必要であることが考えられたもの。②現に婚姻をしていないこと（婚姻をしている性同一性障害者が性別を変更した場合，同性婚となり，現行法の秩序においては問題が生じてしまうためのもの。いわゆる事実婚，内縁はこの「婚姻」に当たらない）。「現に」は，性別の取扱いの変更の審判の際，婚姻をしていないことをいう。過去に婚姻をしていても，離婚等で解消されていれば，審判を請求することができる。③現に未成年の子がいないこと（性別の取扱いの変更の審判の際，未成年の子がいないことをいう）。審判を受けた者が後に養子縁組により子をもつことは可能。④生殖腺がないこと又は生殖腺の機能を永続的に欠く状態にあること（性別の取扱いの変更を認める以上，性ホルモンの作用による影響や，生物学的性別での生殖機能が残存し子が生まれた場合に様々な混乱や問題が生じるための要件）。「生殖腺がないこと」とは，生殖腺の除去，または何らかの原因で生殖腺がないことをいう。「生殖腺の機能」とは，生殖機能以外にも，ホルモン分泌機能を含めた生殖腺の働き全般をいう。⑤その身体について他の性別に係る身体の性器に係る部分に近似する外観を備えていること（公衆の場とくに公衆浴場などで社会的な混乱を生じないために考慮されたもの）。

> ● 症　例
> 　2003年，日本で初めて性同一性障害者であることを公表のうえ立候補・当選し，現在も世田谷区議会議員を務める上川あや氏。男性として生まれ，男性として就職をするが，1998年，精神科医より「性同一性障害」であるとの診断を受ける。議員になる前は，女性として複数の企業に勤務するが，当時は公的書類の性別を訂正する制度がなかったために，正規の採用を受けることを断念する。同法の成立により，氏は戸籍の性別を変えた当事者のひとりである。

■心理職への助言
　性同一性障害の当事者はマイノリティ・社会的少数者ゆえ，自分の殻に閉じこもりがちである。それゆえ，「悩みは特別じゃない，不幸になる要因でもない，一人で抱え込まないでいい，他の当事者にもどう乗り越えたかを聞いてみよう」といったカウンセリングが重要である。

第6章
社会保険を理解する

健康保険法

植村尚史

■日本の医療保険制度の概要

　わが国は国民皆保険が実現しており，すべての国民は，原則として，何らかの医療保険制度の適用を受けることになっている。医療保険制度は，大きく，職域保険と地域保険に分けられる。職域保険は，会社など職場を単位として保険集団を構成する保険制度で，その職場で働く人とその人に扶養されている家族が対象になる。地域保険は，地域に着目した保険制度で，地域（現在では主に市町村の地域）に住んでいる人が対象になる。職域保険としては，民間企業等の従業員を対象とした健康保険と公務員等を対象とした各種共済組合があり，地域保険としては，国民健康保険，後期高齢者医療制度がある。

■健康保険制度の概要

　健康保険は，民間企業等の従業員を対象とした職域保険である。健康保険は，大企業等が企業ごと，あるいは，企業グループごとに健康保険組合を組織して保険を運営する場合（これを「組合健保」という）と，中小企業等の従業員を対象として，全国健康保険協会という団体が制度を管掌する全国一本の保険制度（これを「協会けんぽ」という）の2つに分けられる。健康保険の加入者（被保険者）は，民間企業に雇用されている従業員であるが，その人に扶養されている家族も，被扶養者として同じ制度の対象となる。

> ● 健康保険制度の給付と費用負担
> 　健康保険の被保険者，被扶養者は，ともに，医療費の7割が健康保険から給付される。したがって，医療機関の窓口で支払うのはかかった医療費の3割だけである。3割の自己負担でも高額となる場合があるが，そのような場合に対応するため，高額療養費支給制度があり，1か月の自己負担額が一定の額を超える場合は，その額が払い戻される。この「一定の額」は，対象者の年齢や所得に

よって異なっており，たとえば，70歳未満で年収約370万円以下の人は，一月あたり57,600円である。

健康保険で給付される医療（「保険診療」という）については，医療行為ごと，あるいは薬剤ごとに費用の金額（正確には，1点＝10円として計算される点数。これを「診療報酬」，薬の場合は「薬価」という）が決まっている。医療機関では，患者に対して行った医療行為に基づき，かかった費用を計算して，3割を患者に請求し，残りの7割は社会保険診療報酬支払基金（以下「支払基金」という）という団体に請求する。支払基金では，行われた医療が保険診療として適切なものであるかなどを審査して，不適切な医療については費用を減額する（これを「査定」という）などして，医療機関に支払い，その分を保険者（健康保険組合や全国健康保険協会）に請求する。

健康保険組合や全国健康保険協会は，請求された医療費を支払う。その財源は，基本的に被保険者から徴収した保険料である。保険料は給与，ボーナス（正確には，標準報酬月額と標準賞与額）に対して一定率（保険料率）で計算される。保険料率は，健康保険組合によって異なっている。また，協会けんぽでも都道府県によって異なる。保険料は，被保険者本人と雇い主（企業等）が折半で負担している。被保険者本人の保険料は給与，ボーナスから天引きされる。協会けんぽは，中小企業の従事者を対象としており，給与水準が低く，保険料収入が少ないことから，給付に要する費用の16.4％が国庫から補助されている。

■心理職との関係

心理職は，医療機関のスタッフとして精神療法等を行っている場合がある。そのような場合，医師の指示のもとに心理職が行った一定の行為は診療報酬の対象となり，所属する医療機関が支払基金に請求することができる。具体的には，入院集団精神療法，臨床心理検査の実施者として，あるいは，デイケア，精神科急性期治療病棟，児童思春期病棟等のスタッフとして行った行為などである。

これらの行為は国家資格制度ができる以前から診療報酬の対象となっていたものであり，国家資格となることでその範囲が拡大されるかどうかは未定である。また，独立した公認心理師の事業所が保険医療機関となることは難しいため，医師からの指示書や院外処方のような形で精神療法を行っても，診療報酬を請求することはできないと考えられる。

国民健康保険法

植村尚史

■国民健康保険の概要

　健康保険法のところで述べたように，我が国の医療保険制度は職域保険と地域保険から成り立っているが，地域保険の中心的なものが国民健康保険（以下「国保」という）である。国保は，74歳以下の人で，健康保険や共済組合など，他の医療保険制度の対象となっていないものを対象としている。75歳以上の人は，後期高齢者医療制度の対象となるため，国保の対象とはならない。

　国保は，原則として，市町村が保険者となり，その市町村に居住する人が対象となるが，一部，同業者等が都道府県単位で国民健康保険組合を組織している場合がある。なお，平成30年度からは，都道府県が国保の財政運営の責任主体となることになっている。

■国民健康保険の対象者

　国保は，もともとは農業や自営業の人々を対象とした制度であったが，他の医療保険制度の対象外の人は原則としてすべて国保に加入することになっているため，職域の健康保険に入れない人は国保に加入することになる。今日では，農業や自営業の人は少なくなり，国保加入者の大部分は，職場を退職した高齢者とアルバイト，パート等のいわゆる非正規勤労者となっている。精神疾患等で長期に医療を受けている人は，会社等に勤めているときは健康保険の対象であるが，会社を退職すると国保の対象となる。しかし，一定の要件に該当する場合には，2年間まではもとの健康保険に任意で継続加入することができる。なお，生活保護受給者は，医療費が全額生活保護から支給されるため，国保の対象者とはならない。

● 国民健康保険の費用負担

　国保の加入者は，医療費の7割が国保から給付される。医療機関の窓口で

支払うのはかかった医療費の3割だけである。この点は健康保険と同様である。3割の自己負担が高額になる場合に高額療養費支給制度により一定額を超える分の払い戻しがあることも健康保険と同様である。医療費を計算するもとになる診療報酬も健康保険と共通である。健康保険と国保の法定給付で異なっているのは，病気などで仕事を休んだりして報酬が受けられなかった場合に，健康保険では傷病手当金などの現金給付が行われるのに対し，国保では必須とはなっていないことくらいである。なお，医療機関からの費用請求は，健康保険の場合は支払基金を通じて行われるが，国保の場合は都道府県の国民健康保険連合会を通じて行われる。医療費の査定なども，国民健康保険連合会で行われる。

一方，保険料負担の方法は健康保険と国保では大きく異なっている。健康保険の保険料は，給与やボーナスの一定割合で決まっており，給与等から天引きされる。これに対し，国保では，所得割，資産割，均等割，世帯割の4つの賦課方式（あるいはそのうちの3つまたは2つ）を組み合わせた賦課方式となっており，所得が少ない人ほど負担が重い逆進的な方式となっている。このため，無職など所得の低い人では，保険料の支払いが困難になる場合がある。このような場合には，申請により，保険料の減免を受けることができることになっている。

■心理職への助言

前述のように，国保の保険料の計算方式は複雑で，低所得者にとっては重い負担となる場合が多い。心理職のクライエントは長期的に医療を受けている人も多く，医療保険制度からの給付は欠かせない。障害者総合支援法による精神通院医療などの公費負担医療は，その多くが保険優先となっており，医療保険からの給付が先で，3割の自己負担分を公費で負担する仕組みとなっている。このため，医療保険制度に加入していることが前提となる。

保険料の負担が重いことは国保に限ったことではないが，低所得者には国保加入者が多く，保険料や医療費の負担が精神的な重荷になる場合もある。保険料の減免の申請や公費負担医療の請求などの手続きの支援は，ソーシャルワーカーの仕事ではあるが，クライエントの精神的な負担を理解するうえで，医療費や保険料の負担，減免の可能性等についての基礎的な知識をもっておくことは必要であろう。

高齢者の医療の確保に関する法律

植村尚史

■高齢者の医療の確保に関する法律の概要

　高齢者の医療の確保に関する法律は，2008（平成20）年4月に，それまでの老人保健法の全面改正という形で施行された法律で，国・都道府県の定める医療費適正化計画，保険者の行う特定健診・特定保健指導，前期高齢者（65歳～74歳の高齢者）に係る保険者間の費用負担調整，75歳以上の後期高齢者医療制度などについて定めている。

■後期高齢者医療制度の概要

　後期高齢者医療制度は，高齢者の医療の確保に関する法律により2008（平成20）年度に創設された制度で，75歳以上の高齢者と，65歳以上75歳未満で寝たきりなどで認定を受けた人が対象になる。74歳まで健康保険の被保険者，被扶養者，あるいは，国民健康保険の加入者であった人も，75歳になると，すべて，それまでの医療保険制度の対象外となり，後期高齢者医療制度に加入する。2008（平成20）年の制度発足時には約1,300万人が後期高齢者医療制度に移行した。（生活保護受給者など一部の人は適用除外）

　後期高齢者医療制度は，都道府県単位ですべての市町村が加入する後期高齢者医療広域連合という組織が保険者となっており，財政運営，保険料の徴収等を行っている。

● 後期高齢者医療制度の給付と費用負担

　後期高齢者医療制度では，原則として，かかった医療費の9割が給付される。本人の自己負担は1割であるが，現役並みの所得がある人は3割負担（7割給付）となっている。後期高齢者医療制度においても，健康保険等と同様に，自己負担が一定の額を超える場合には，高額療養費支給制度により，超えた分が払い戻される。

後期高齢者医療制度は，医療保険制度であり，被保険者である75歳以上の高齢者は保険料を納付しなければならない。保険料は個人単位で賦課される。保険料は，原則として年金から天引きされるが，金融機関等で自主納付することも可能である。後期高齢者医療制度の保険者は後期高齢者医療広域連合であるが，保険料の徴収事務や各種届出の受け付けなどの窓口業務については市町村が行っている。

　平成24年度の後期高齢者医療給付費は，12兆6,209億円（医療給付費全体の32.2％）にのぼり，高齢者自身の保険料だけでは費用をまかなうことができない。このため，後期高齢者医療制度の給付等に要する費用の大半は，国民連帯の精神に基づき，国民全体で負担することとなっている。実際の費用負担割合は，公費が50％（国25％，都道府県・市町村各12.5％），健康保険組合など他の医療保険制度からの支援金が40％で，後期高齢者自身の保険料は全体の10％にすぎない。

■心理職への助言

　高齢者の病気は，一般的に進行が緩慢で，集中的な治療で短期に治癒するということが少ない。このため，高齢者の医療に係る診療報酬は包括払いの方式（どのような医療行為や投薬を行っても一定額の報酬となるような支払方式）となることがある。とくに長期入院の場合などは，包括払いで，かつ，入院期間が長くなると報酬が減少していくような方式となっている場合が多い。また，長期的なケアを必要とする高齢者を対象とした病院の中には，医療保険ではなく介護保険でその費用が支払われるところもある。特別養護老人ホームや老人保健施設も介護保険の対象施設である。このような施設に入所している高齢者に対するケアの費用も，行為ごとに算定されるのではなく，包括的な支払方式となっている。

　高齢者が入院している病院や入所している施設に勤務している心理職もいるが，このような病院や施設の場合，心理職が高齢者に心理療法等を行っても診療報酬，介護報酬で特別な加算は行われず，包括的な費用の範囲ということになる。費用の支払われ方によって対応を変えるということはないが，自分の仕事が，病院や施設の経営上どのような位置づけとなっているかを知っておくことは必要であろう。

国民年金法

植村尚史

■日本の年金制度の概要

わが国は国民皆年金が実現しており，日本国内に居住する人は，原則として，被保険者又は受給者として，何らかの年金制度の対象となることになっている。国民年金は，国民共通の年金制度であり，原則として，20歳以上60歳までの国内に居住している人と20歳未満でも会社などに雇われている人は，すべて国民年金の被保険者となることになっている。

国民年金の保険者（制度を管理運営する者）は国（厚生労働大臣）で，保険料徴収，給付などの事務は日本年金機構という公的団体が実施している。

国民年金の被保険者は，第1号被保険者，第2号被保険者，第3号被保険者に3分される。第2号被保険者は会社などに雇われている人や公務員など（「被用者」と総称される）で，同時に厚生年金の被保険者となる。第3号被保険者は，第2号被保険者に扶養されている配偶者である。第1号被保険者はそれ以外の人で，農業などの自営業者，20歳以上の学生，アルバイト，パートなど非正規の勤労者などが含まれる。

■国民年金の給付

一定の要件に該当すると，国民年金制度から，老齢基礎年金，障害基礎年金，遺族基礎年金などが給付される。老齢基礎年金は，保険料納付期間と免除期間が合わせて25年以上ある人が65歳以上になると支給される。障害基礎年金は，国民年金に加入している期間に初診日（障害のもとになる病気やけがで最初に医療機関にかかった日）があり，その病気やけがで一定の障害の程度にある場合に支給される。20歳になる前に障害となった場合には，20歳になったときから支給される。障害の程度は1級と2級があり，それにより年金額が異なる。遺族基礎年金は，国民年金に加入していた人が亡くなった場合に，その人と生計を同一にしていた，18歳未満の子がいる配偶者に支給される。配偶者

がいない場合には，18歳未満の子に対して支給される。いずれの給付も，受給者（遺族基礎年金の場合は亡くなった人）が，一定の期間保険料を納付しているか，免除を受けていることが要件となる。

基礎年金の支給に必要な費用のうち，2分の1は国の税金で負担している。

> ● **国民年金の保険料**
>
> 国民年金の保険料は，第1号被保険者，第2号被保険者，第3号被保険者のいずれであるかによって大きく異なっている。第2号被保険者は，被用者年金（厚生年金）の被保険者でもあり，被用者年金の制度に保険料を払っている。国民年金制度に対する保険料（基礎年金の受給の要件となる保険料）は，その中に含まれているという扱いになっており，別途国民年金の保険料を納付する必要はない。第3号被保険者の保険料は，第2号被保険者が全体で負担していることになっており，個々の被保険者は保険料を負担する必要がない。第1号被保険者は，毎月定額（平成28年度の場合　月額1万6,260円）の保険料を納付しなければならない。所得が低く保険料の納付が困難な人は，減免の措置を受けることができる。ただし，その期間については年金額が減額される。また，学生や30歳未満の無職（低所得）の者には，保険料を後から納付すれば年金額に反映される納付猶予の制度がある。

■**心理職への助言**

心理職が職務上年金と関わるケースとしては，障害年金に関することが多いと思われる。障害の程度が年金受給要件に該当するかどうかとか，保険料未納期間などがある場合に年金が受給できるかどうかといった相談は，年金事務所に問い合わせを行う必要がある。その支援は，病院や施設の場合などは，所属のソーシャルワーカーの役割であるが，安定した収入として障害年金を受給できるかどうかは，クライエントの精神的な安定にも影響するため，心理職としても，年金受給にむけた積極的な支援が望まれる。しかし，年金制度は複雑で，様々な例外があり，制度を一通り学んだだけでは実際のケースには対応できない場合が多い。このため，障害の状態と認定の実例など，実例を中心とした勉強会等で一定の知識を得ておくとともに，ソーシャルワーカーや年金相談員などとの連携を密にしておくことが求められる。

厚生年金保険法

植村尚史

■厚生年金の概要

　厚生年金は，企業などの事業所（法人または5人以上の従業員を雇用している個人事業者）に雇用されている者（一般に「被用者」という）を対象とした年金保険制度である。ただし，厚生年金の対象となるのは正規の被用者のみで，アルバイト，パート，短期雇用社員等の非正規勤労者は対象とならない。

　以前は，公務員や私立学校教職員は共済年金に加入しており，厚生年金の対象外であったが，2015（平成27）年10月から，共済年金は厚生年金に一元化され，公・民間を問わず，厚生年金の給付と負担が適用されることとなった。厚生年金の対象者は，国民年金の第2号被保険者と重なっており，厚生年金の給付は，老齢年金などの場合は基礎年金に上乗せして行われる。しかし，保険料は厚生年金分と基礎年金分という区分なく，一本で厚生年金保険料として負担する。

　厚生年金は，全国一本の大きな保険制度で，国民年金と同様に，保険者は国（厚生労働大臣）であるが，保険料徴収，給付などの事務は日本年金機構という公的団体が実施している。

　厚生年金の保険料は，給与・ボーナス（正確には，一定の幅で区分した標準報酬月額と標準賞与額）に一定率（保険料率）を乗じて計算される。保険料率は全国一律で，2015（平成27）年9月分からの保険料率は17.828％である。厚生年金の保険料には，概念上，被保険者自身の基礎年金の給付に要する費用に相当する分，国民年金第3号被保険者の給付に要する費用に相当する分も含まれている。保険料は，被保険者本人と雇い主（企業など）が折半で負担する。被保険者本人の保険料は給与・ボーナスから天引きされる。保険料率は，2017（平成29年）度まで，毎年0.354％ずつ引き上げられることになっている。

　65歳（当分の間は60歳）を超えて，老齢年金の受給資格を得ていても，厚生年金が適用される事業所に雇われている場合は被保険者となり，保険料を払

う必要がある。また，一定以上の給与等がある場合は，老齢厚生年金は減額または停止される。

> ● **厚生年金の給付と費用負担**
>
> 　厚生年金の給付としては，老齢厚生年金，障害厚生年金，遺族厚生年金の3種類がある。老齢厚生年金は，厚生年金の被保険者期間があって，老齢基礎年金を受けるのに必要な資格期間を満たした人が65歳になったときに，老齢基礎年金に上乗せして支給される。ただし，現在は支給開始年齢が60歳から65歳になる過渡的な期間であるため，当分の間は，60歳以上で受給資格を満たしている人には，65歳になるまで，特別支給の老齢厚生年金が支給される。障害厚生年金は，厚生年金に加入している期間に初診日があり，その病気やけがで一定の障害の程度にある場合に，障害基礎年金に上乗せして支給される。また，障害基礎年金の支給対象に該当しない程度の障害であっても，障害厚生年金だけが支給される場合もある。遺族厚生年金は，厚生年金の被保険者または受給者であった人が死亡した場合に，その人によって生計を維持されていた遺族に支給される。遺族基礎年金と異なり，18歳未満の子がいるという要件はないが，30歳未満で子がいない妻等に対する遺族厚生年金は，5年間の有期給付となっている。老齢厚生年金を受給していた人が亡くなった場合も，その人に生計を維持されていた遺族がいる場合は遺族厚生年金が支給される。遺族厚生年金は，支給要件が遺族基礎年金とは異なっているため，必ずしも遺族基礎年金に上乗せして支給されるとは限らない。

■**心理職への助言**

　心理職の職務との関連では，国民年金の場合と同様，障害年金に関することが多いと思われる。障害厚生年金の受給要件は，障害基礎年金と共通の事柄もあるが，障害の程度などでは独自の給付もあるので，障害厚生年金についても給付要件などについて一定の知識を得ておくとともに，年金受給などに関して具体的な相談ができるソーシャルワーカーなどと日頃から連携を密にしておくことが望まれる。

各共済組合法

植村尚史

■共済組合の概要

　国家公務員，地方公務員及び私立学校教職員は，民間企業のサラリーマン等とは異なり，それぞれ国家公務員共済組合（各省ごとに共済組合が存在する），東京都職員共済組合，地方職員共済組合（1団体，道府県職員等が加入），指定都市職員共済組合（10団体），市町村職員共済組合（47団体，都道府県ごとに市町村の職員が加入），警察共済組合，公立学校共済組合，私立学校共済組合などを組織し，健康保険法や厚生年金保険法に基づく制度とは別な，独立した医療保険，年金保険を運営している。しかし，2015（平成27）年10月の被用者年金の一元化に伴い，共済年金の制度は厚生年金の制度に統一され，国家公務員，地方公務員及び私立学校教職員の年金保険料率や給付内容は民間企業のサラリーマンなどと同一となり，それまであった制度的な差異については，基本的に厚生年金にそろえて解消されることとなった。このため，現在では，共済組合として独自の事業運営を行っているのは，主に福利厚生事業と医療保険に関する事業のみであり，大きな企業などで設立されている健康保険組合と同様の機能を有するにすぎない。ただし，被用者年金の一元化後も，年金記録管理，標準報酬の決定・改定，保険料の徴収，年金の裁定・支給などの事務処理は引き続き各共済組合（又は共済組合の連合会）が行っている。

　なお，日本たばこ（JT），日本電信電話（NTT），日本鉄道（JR）については，民営化後も共済組合が存続していたが，1997（平成9）年に厚生年金に統合され，また，医療保険事業については健康保険組合に組織変更された。

■共済組合の対象者

　共済組合の対象者は，国家公務員，地方公務員，私立学校教職員であるが，公務員の場合，共済組合に加入できるのは正規の職員（常時勤務に服することを要する公務員）のみである。臨時的任用職員は，正規の職員の勤務時間以上勤

務した日が1か月のうち18日以上あることが引き続き1年を超えると加入できる。再任用職員の場合は，フルタイムの勤務の場合に限り共済組合に加入する。

私立学校共済組合の場合も，専任でない者，臨時使用者，常時勤務に服しない者は加入できない。ただし，名称が非常勤でも，勤務実態が常時勤務であれば加入者になる。学校法人によっては私立学校共済組合に加入せず，健康保険組合を組織しているところもある。その場合は，医療給付は健康保険法，年金給付は厚生年金保険法に基づいて行われる。

● 共済組合の給付

共済組合には，短期給付（医療給付）と長期給付（年金給付）とがある。短期給付は，それぞれの共済組合が保険者となり，組合員とその家族の疾病，負傷，出産，死亡，休業若しくは災害又は被扶養者の疾病，負傷，出産，死亡若しくは災害に関して給付が行われる。給付内容は，健康保険の場合と同様である。

長期給付としては，厚生年金と同様に，基礎年金に上積みされる退職共済年金，障害共済年金，遺族共済年金の3種類の共済年金が支給されることとなっていたが，被用者年金の一元化に伴い，これらの給付は厚生年金の給付に統合された。これに伴い，給付の要件等についても一部変更されている。例えば，障害年金については，共済年金の場合，保険料納付要件はなかったが，厚生年金では，初診日の前々月までの保険料納付済期間及び保険料免除期間を合算した期間が3分の2以上必要という要件があり，これが適用されることになる。

なお，被用者年金の一元化後も，企業年金に相当する部分については，年金払い退職給付（退職等年金給付）として給付が行われる。

■心理職が知っておきたいこと

公務員などについては，医療，年金とも特別な制度の対象で，一般のサラリーマンとは異なっているという印象があるが，現在では，年金は民間サラリーマンの厚生年金に統合され，医療保険の給付も健康保険組合と基本的に差がない。このため，業務上の災害の場合などを除き，公民の差はないと理解しておいてかまわない。

介護保険法

島内　節

■介護とは

　介護とは病気や事故および老衰などによって心身の障害に伴う基本的な日常生活の自立が困難な人に対する生活上の世話をいう。ここで重要なことは介護保険制度における介護は，加齢により介護を要する状態になった場合を意味しており日常生活の問題改善のために日常生活や医療サービスの内容を含んでいる。また在宅で生活や介護が困難な場合には施設入居や通所によるリハビリテーションや介護が受けられる。介護保険制度では，これらのサービスを総称して介護サービスという。

■介護保険法の概要とポイント

　介護保険は，加齢により介護を要する状態になった場合に日常生活を送れるように福祉や医療のサービスを行う制度である。

　介護保険制度によるサービスを受けるためには要支援・要介護の認定を受けなければならない。介護保険法における要支援・要介護者とは，①要支援・要介護状態の65歳以上の高齢者，②加齢が原因で要支援・要介護状態となった40〜65歳未満の者である。これらの要件に該当する人は，被保険者証と認定に関する申請書を各市区町村に提出し，認定をされた人に限られる。認定の申請をされた市区町村は，申請者の状態を調査したうえで，市区町村に設置された介護認定審査会に審査判定を依頼する。市区町村はその審査結果を申請者に対し通知する。該当する介護状態に合わせたサービスをケアプランを立てて介護保険関連の事業所が行う（加藤，2015）。

　介護保険の対象者には，第1号被保険者と第2号被保険者がある。第1号被保険者は65歳以上の人で一定以上の年金を受給している人は，その年金から保険料が天引きされ，一定金額以下の年金受給者は直接市区町村に保険料を納める。第1号被保険者が納める保険料は各市区町村が所得に応じて段階的に設定

した金額で，定額制である。第2号被保険者は，40～64歳で医療保険に加入している人とその被扶養者が対象である。自分の住んでいる市区町村の第2号被保険者となる。第2号被保険者は，第1号被保険者とは異なり，自分の加入する医療保険料の徴収時に介護保険料の分を上乗せして徴収される。この場合の介護保険料の負担部分は，医療保険料と同じく雇用者側との折半である。第2号被保険者で介護保険の給付を受けることができるのは，第1号被保険者とは異なり，特定疾患によって介護や支援が必要となった人に限られる（加藤，2015）。

　介護保険は，要支援・要介護の認定を受けた人だけが介護保険のサービス利用ができる。要介護状態とは要支援の人より重く，要介護1～5の5段階に区分され1よりも5に向かうほど生活自立度が低い。要支援状態とは，社会的支援を必要とする状態を指し，日常生活を送るうえで必要となる日常行動において見守りや手助けなどを必要とする状態である。要支援者は，要介護よりも軽度な状態をいい，要支援状態の度合いによって，要支援1と要支援2に分類され前者がより軽い。介護保険の財源は公費と個人支払の保険料からなる。公費50%の内訳は国25%，都道府県12.5%，市町村12.5%である。保険料50%の内訳は第1号者保険料，第2号者保険料である。

● 被介護保険者のメリット

　介護保険法において40歳以上の特定疾患患者と65歳以上で介護が必要になったら介護保険の申請をする。要支援者または要介護者として市町村から認定されると国が運営する介護保険制度を利用して様々なサービスを少ない負担金額（収入に応じてサービス料金の1割または2割支払）で受けることができる。必要なサービスを支払が可能な範囲で継続的または断続的に受けられる。自宅での生活が困難な場合には施設に入居して介護サービスを受けられる。被介護者が介護保険制度によって必要なサービスを受けられることで健康問題と生活上の困難の改善，また家族が就業や外出が可能になるメリットがある。

■心理職への助言

　心理職は，認定が必要と考えられる人を発見したら介護保険の申請を本人や家族に勧める。またその人の状態に応じて介護保険制度の内容を知らせていく役割と責任があるので，介護保険法を十分理解しておく必要がある。

第 7 章
社会福祉を理解する

社会福祉法

植村尚史

■日本の社会福祉制度

　社会福祉とは，一般に，生活上のハンディキャップをもった人々に対する各種の支援（サービスの提供や手当などの支給）を行う制度や活動の総称である。日本の社会福祉制度は，様々な生活上のニーズに対応するため，高齢者，児童，母子，障害者など対象者別に制度や事業が設けられている。

　社会福祉の事業や活動に必要な費用は，公的な資金が用いられることが多いが，民間のボランティア活動や地域の相互援助なども社会福祉の重要な役割を担っている。また，社会保険の仕組みで費用負担が行われている介護サービスも，一般には社会福祉の範囲に含めて考えられている。

■社会福祉法の概要

　社会福祉法は，社会福祉制度や福祉に関する活動などについて，共通する制度やルールを定める基本法である。社会福祉法では，社会福祉事業の定義や社会福祉サービス提供のための基本原則を定めており，個人の尊厳を旨として，利用者の健全育成（児童の場合）や自立した日常生活の支援を目的とした良質かつ適切なものであるという基本理念をはじめ，地域住民，事業者など社会福祉活動を行う者の地域福祉推進の努力義務，社会福祉サービス提供の原則，情報の提供など社会福祉サービス利用の援助，社会福祉事業従事者の確保，国や地方公共団体の責務などについて規定している。

● 社会福祉の行政組織

　社会福祉サービスの提供は，社会福祉法人などの民間事業者やそこで働く従事者によって担われている部分が大きいが，行政機関も制度の運営や相談援助の実施機関として大きな役割を果たしている。国では厚生労働省が社会福祉制度を所管しており，制度の全体的な管理運営，費用の負担等を行っている。都道

府県は，国と市町村の連絡調整，社会福祉事業主体の指導監督，市町村福祉行政の指導調整など，広域的な業務を担当している。社会福祉行政で中心的な役割を担っているのは市町村で，ほとんどの社会福祉行政について実施主体は市町村とされている。また，社会福祉事業を行うために設立される特別な法人である社会福祉法人，地域福祉を担う社会福祉協議会，共同募金，福祉事務所などの社会福祉行政組織など，社会福祉サービスの提供や地域福祉推進のための組織・体制についても社会福祉法で定められている。

　福祉行政の中でも社会福祉に関する相談援助については，そのための専門機関が設置されている。都道府県（政令指定都市を含む）には，児童相談所，身体障害者更生相談所，婦人相談所等があり，都道府県と市には福祉事務所が設置されている。町村は福祉事務所は任意設置であり，設置されていないところも多い。福祉事務所を設置していない町村の住民に対する生活保護等の事業は都道府県の設置する福祉事務所で行われている。しかし，福祉事務所を設置していない町村でも，障害者や高齢者の福祉に関する相談援助は町村役場の担当課で行っている。また，福祉事務所を設置している市や町村においても，市役所，町村役場の福祉担当部局の中に福祉事務所が設けられている場合があり，外部の人からは一般行政と社会福祉の専門機関との区別が難しいケースも多い。

■心理職への助言

　心理職のクライエントの中には，社会福祉の給付やサービスを受けている人がある。また，それを必要としている人もいる。社会福祉サービスの利用について困ったことがあれば，まず，市町村の担当窓口に相談することが望ましい。高齢者の介護の場合は，市町村からの委託事業として地域包括支援センターが設けられており，そこが総合的な相談を受けている。子どもの問題については，都道府県が設置する児童相談所があり，そこで専門的な相談が受けられる。

　所得の喪失，家族の介護，自身の障害などの問題がクライエントの課題の原因となっている場合もあるので，心理職が，どのような問題であればどこに相談に行くことが適切なのかについてアドバイスができるように，福祉制度や福祉行政の基本的な事項についての知識をもっていることが望ましい。

児童虐待防止法

大山美香子

■児童虐待の現状

　平成2年の統計開始以来，児童虐待数は一貫して増加し，平成26年の児童相談所相談（法的には「通告」）件数速報値は，88,931件に上る。児童虐待は，子どもを生命の危機に陥れ，時には身体の障害を残す。また，発達の重要な時期に虐待を受けるため心理的影響がきわめて大きく，将来種々の精神疾患を発症するリスクが高くなる（奥山，2015）。虐待を受けた子どもは愛着障害を起こし特異的な行動パターンを生じ，さらに虐待その他の被害を受ける可能性が大きくなる。一方，攻撃性が高くなり，自分より弱い者へのいじめや他害行為，さらにはパーソナリティ形成に重大な影響を及ぼすリスクが高い。次世代への虐待の連鎖を生じることもあり，児童虐待は重大な問題である（奥山，2015）。

■児童虐待防止法の概要とポイント

　従来，児童福祉法により児童虐待は通告の義務があったが，守秘義務の問題があり，実際に通告される事例は限られていた。平成12年，児童虐待の防止等に関する法律（以下，児童虐待防止法）が制定・施行され，虐待事例についての通告義務の優位性が明確にされた。また，児童虐待の定義，子どもの福祉に職務上関係ある専門職（学校の教職員，児童福祉施設の職員，医師，保健師，弁護士その他児童の福祉に職務上関係のある者）による早期発見の努力義務，児童相談所の立ち入り調査の際の警察署長に対する援助要請，親の同意なしに施設入所措置がとられた場合に，児童虐待を行なった保護者の面会・通信の制限が可能であると規定された。

　児童虐待防止法は，平成16年，平成19年の2回の改正で，確実な虐待でない事例を通告しても責任が問われないと明示された。また，児童相談所の他に市区町村の窓口も通告先になり，国及び地方公共団体の連携強化が責務として明確化された。子どもの安全確認のための児童相談所の立ち入り調査が強化さ

れ，保護者の同意が得られない場合には警察の協力のもとに立ち入り調査が行えるようになった。同意による施設入所でも保護者に対する面会・通信の制限可能，つきまといの禁止，児童虐待を行なった保護者に対する指導を受けない場合は，知事が指導を受けるよう勧告し，従わない場合は，一時保護の措置を講ずることになった。また，児童虐待の定義が追加された意義は大きい。

児童虐待は，①身体的虐待，②性的虐待，③ネグレクト，④心理的虐待に分類される。ネグレクトは不作為によるものであるが，現在の児童虐待防止法では，保護者以外の同居人による虐待行為を放置することもネグレクトに含まれる。また，直接子どもへの虐待がなくても事実上の配偶者を含む配偶者へのドメスティック・バイオレンスは心理的虐待であると明確に定義している。

児童虐待の児童相談所への通告数の急増の背景は，児童虐待数そのものの増加というより，報道の増加により社会の認知が上昇したこと，法整備や施策により通告のハードルが下がり通告しやすくなり，見過ごされていた児童虐待が虐待と認知され，通告された結果と考えられている（中谷，2008）。

● **事　例（ネグレクト架空例）**
　3ヶ月前から，「幼児の泣き声が長時間続き，家人が誰もいないようだ」という通報が，市の窓口に度々寄せられていた。市から通告を受けた児童相談所が調査し，母親のみの同居と判明した。母親に何度も連絡し職員が家庭訪問を繰り返すが，母親は不在あるいは子どもとの面会を拒否していた。1週間前から子どもの泣き声が聞こえ，その声がだんだん弱くなってきているという近所からの通報があり，児童相談所は所轄警察署長に援助を要請し，警察官の協力のもと，児童を緊急保護した。室内には食べ物はなく，保護児童は5歳で衰弱しており，体重11kgと2歳児相当の体重であった。

■**心理職との協働**
　要保護児童対策地域協議会（要対協）は，虐待を受けた子どもをはじめとする要保護児童などに関する情報交換や支援を行うために協議を行う場であり，ほぼすべての市区町村に設置されている。児童虐待を受けた子どもに関わる機関すべてが要対協に集まり，支援計画を立て，虐待または虐待が疑われる家族へのケアを行う。心理職はこの一員として活動する。

発達障害者支援法

北川　明

■発達障害とは

　平成17（2005）年に発達障害者支援法が施行され，発達障害という言葉は社会的に知られるようになってきた。発達障害については，発達障害者支援法の中に定義されており，「自閉症，アスペルガー症候群その他の広汎性発達障害，学習障害，注意欠陥多動性障害その他これに類する脳機能の障害であってその症状が通常低年齢において発現するもの」と記述されている（2条）。発達障害は，しつけや育て方などの環境要因が原因ではなく，何らかの脳機能障害と考えられ，その人の「特性」として見ることができるものである。

■発達障害者支援法の概要とポイント

　発達障害者支援法は，発達障害者に対しできるだけ早期に発達支援を行うために，発達支援を行うことに関する国及び地方公共団体等の責務を明らかにし，発達障害者の自立及び社会参加促していくことを目的とする（1条）。
　国及び地方公共団体は，発達障害者の早期発見と発達障害者及びその家族に対する支援について必要な措置を講じ（3条），発達障害者が，差別されることがないようにするため，権利擁護のために必要な支援を行うことが規定されている（12条）。国民も発達障害者が社会経済活動に参加しようとする努力に協力することとなっている（4条）。
　発達障害者の早期発見の手段としては，母子保健法や学校保健安全法に規定される市町村や教育委員会が実施する健康診断がある（5条）。
　教育的な支援としては，発達障害児が他の児童と共に生活することを通じて健全な発達が図られるよう保育への配慮を行うこと（7条），国，地方公共団体，大学及び高等専門学校が，適切な教育的支援，支援体制の整備，教育上の配慮を行うことが規定されている（8条1項・2項）。
　地域での生活支援としては，市町村は社会生活適応のための訓練を受ける機

会の確保，地域での住居の確保等の支援に努めなければならない（11条）。就労においては，都道府県は，発達障害者の就労支援に必要な体制の整備と就労の機会の確保に努め，都道府県及び市町村は，就労のための準備を学校において行われるよう必要な措置を講じることとなっている（10条）。

また，発達障害者の早期の発達支援ができるよう，発達障害者及びその家族に対し相談と助言を行うこと，発達支援及び就労の支援，発達障害に関わる専門職者等に対し情報提供及び研修を行うこと，医療機関及び民間団体等との連絡調整を行うこと等の業務を都道府県知事は，発達障害者支援センターに行わせることができる（14条）。

他，発達障害の診断及び発達支援を行うことができる病院又は診療所の確保（19条），民間団体への支援（20条），国民への広報（21条），医療保健従事者に対する知識の普及（22条），発達障害に関する専門的知識を有する人材の確保や専門性を高めるための研修（23条）が規定されている。

> ● 事　例
> A君5歳は，教室で自分の座る席などがわからず，教員が座らせてもすぐに立ち上がって，教室内をウロウロすることが多かった。運動会の集団演技の練習時には，まったく集団の動きに合わせることができず，教員が付きっきりで指導していたが，目を離すとその場から走りだしてしまうような状況であった。このように集団活動への参加が困難になり，大きな声を出すなどして不安定になったため，幼稚園から市の教育委員会に教育相談があり，発達相談員の巡回相談へとつながった（出典：大阪府教育センター）。

■心理職との連携

事例のように保育園や幼稚園から市や養護学校に支援要請が入ることがある。その際，心理職が発達相談員として巡回相談を行い，発達障害児への面談と保育者への支援等を実施していくことになる。支援するためには，心理職が「障害特性の有無や度合いを把握できること」が求められる。発達障害者支援法成立以降，発達障害者に対する支援は充実してきた。これらの支援を利用するにあたって，支援の必要性の根拠として，心理職の心理アセスメントが必要である場合も多く，発達障害支援における心理職の役割は非常に重要である。

子ども・子育て支援法

橋本佐由理

■子育て支援の現状

　現在，子育て支援として実施されている活動には，保育の補完機能を意図した"親が行う子育ての支援"，親の子育て力向上のための"親の育ちの支援"，子どもが健やかに育つ権利を保障する"子どもの育ちの支援"がある。我が国は，1990年の1.57ショック（出生率）を受けて，1994年のエンゼルプランの策定をはじめとして，二期にわたるエンゼルプランとその後の様々な取り組みが行われたが，少子化に歯止めはかからなかった。2010年子ども子育てビジョンでは，少子化対策から子ども・子育て支援への転換が明言され，"子どもが主人公"から"生活と仕事と子育ての調和"が柱となった。しかし昨今でも，家族形態の多様化や雇用形態，勤務形態も多様化し，とくに都市部における保育所の待機児童問題は深刻である。また，虐待問題，第2子出産動機の低さ，育児負担感や困難感，育児不安感や孤立感などを抱える親に対しての支援がうまくいっているとはいえない現状がある。

■子ども・子育て支援法の概要とポイント

　2012年8月に成立したこの法律の目的は，子ども（18歳に達する日以後の最初の3月31日までの間にある者）・子育て支援給付その他の子どもおよび子どもを養育している者に必要な支援を行い，もって一人ひとりの子どもが健やかに成長することができる社会の実現に寄与することである。
　基本理念として，父母その他の保護者が子育てについての第一義的責任を有するという基本的認識のもとに，家庭，学校，地域，職域その他の社会のあらゆる分野におけるすべての構成員が，各々の役割を果たすとともに相互に協力して行う子ども・子育て支援を総合的に推進することを挙げている。
　本法は「子どもの最善の利益」が実現される社会をめざすという考え方を基本とし，障害，疾病，虐待，貧困など社会的な支援の必要性の高い子どもやそ

の家族を含めすべての子どもや子育て家庭を対象としている。核家族化の進展や地域のつながりの希薄化，共働き家庭の増加，多くの待機児童の存在，児童虐待の深刻化，兄弟姉妹の数の減少などの問題や環境の変化に対して，地域や社会が保護者に寄り添い，子育てに対する負担や不安，孤立感を和らげることを通して，保護者が自己肯定感をもちながら子どもと向かい合える環境を整え，親としての成長を支援し，子育てや子どもの成長に喜びや生きがいを感じることができるような支援をしていくことを目指している。

主なポイントは，①認定子ども園，幼稚園，保育所を通じた共通の施設型給付および小規模保育等への地域型給付の創設，②認定子ども園制度の改善，③地域の実情に応じた子ども・子育て支援，④市町村が実施主体，⑤社会全体による費用負担，⑥政府の推進体制（内閣府に子ども・子育て本部を設置），⑦子ども・子育て会議の設置（有識者や地方公共団体，事業主・労働者代表，子育てや子育て支援当事者などが政策プロセスなどに参画・関与），である。

> ● 事　例
> AさんはO歳と3歳の子育て中である。母親のAさんが3歳の子を一時保育に預けにきたときに，Aさんは身なりもきちんとしていたが，子どもは着衣の汚れや顔の汚れがひどかったため，保育士が気になり保健センターに相談をした。早速，保健師による家庭訪問が行われたところ，Aさんが子どもに対して愛着を感じられず，子どもの行動に落ち着きがなくてもAさんはただ子どもを見ているだけであったので，Aさんの子育てに対して継続した見守りができるように，支援をすることになった。

■心理職との協働

育児負担感や困難感，不安感や孤立感などを抱える親，愛着形成がうまくいかない親への支援は環境の整備や経済的支援などの支援のみならず，心理面への支援が欠かせない。いくら環境を整え周りが手を差しのべたとしても，その環境や支援をどう感じ，どう考えるかという親自身の感じ方と考え方が作っている子育てストレスは，親の感じ方と考え方が変わらない限り軽減しないからである。親の感じ方や考え方を変えるために，心理職には，親の自己イメージを良好にし，共感し合えるパートナーシップを形成する支援が求められる。

母子及び父子並びに寡婦福祉法

西岡笑子

■シングルマザー家庭

　シングルマザーのうち約8割が就労しているが，そのうち，約半数は非正社員（パート・アルバイト等47.4％，派遣社員4.7％）であり，安定した収入が得られる割合が低い現状にある。平均年収は，正社員で270万円，非正社員で125万円と低い水準となっている。相対的貧困率は子どものいる世帯全体では15.1％，大人が2人の世帯では12.4％，大人が1人の世帯では54.6％である。シングルマザー家庭は，子育てと生計を1人で担う不利を抱え，両立の困難，非正規雇用の増加等の影響から厳しい状況にある。適切な相談・支援体制が不十分，地域差・支援施策が認知されていないといった現状・課題がある。

■母子及び父子並びに寡婦福祉法の概要とポイント

　「母子及び寡婦福祉法」は，「母子及び父子並びに寡婦福祉法」に改称・改正され，平成26年10月1日に施行された。改正の概要は，ひとり親が就業し，仕事と子育てを両立しながら経済的に自立するとともに，子どもが心身ともに健やかに成長できるよう，また，「子どもの貧困」対策にも資するよう，ひとり親家庭への支援施策を強化するものである。そのために，（ア）支援体制の充実，（イ）支援施策・周知の強化，（ウ）父子家庭への支援の拡大，（エ）児童扶養手当と公的年金等との併給制限の見直しを行った。本稿では（イ）の詳細を述べる。（イ）：ひとり親が就職に有利な資格を取得するために修業する場合に，その期間の生活を支援するために給付する「高等職業訓練促進給付金」等について非課税とすることにより，就業支援を強化する。高等職業訓練促進給付金は，母子家庭の母又は父子家庭の父が看護師等の資格取得のため，2年以上養成機関で修業する場合に，修業期間中の生活の負担軽減のために，高等職業訓練促進給付金が支給されるとともに，修了時には高等職業訓練修了支援給付金が支給される。対象者は，母子家庭の母又は父子家庭の父であって，現に児童

（20歳に満たない者）を扶養し，以下の要件をすべて満たす者に対し給付される。①児童扶養手当の支給を受けているか又は同等の所得水準にあること②養成機関において2年以上のカリキュラムを修業し，対象資格の取得が見込まれること③仕事または育児と修業の両立が困難であること。高等職業訓練促進給付金の支給額は，市町村民税非課税世帯で月額100,000円，市町村民税課税世帯で月額70,500円，支給期間は2年を上限として修業期間の全期間である。修了時には，高等職業訓練修了支援給付金が市町村民税非課税世帯で50,000円，市町村民税課税世帯で25,000円支給される。対象資格の例としては看護師，介護福祉士，保育士，歯科衛生士，理学療法士等がある。また，ひとり親家庭の子どもの保育所入所に係る配慮の規定に加え，放課後児童健全育成事業等についても配慮規定を設ける他，子どもへの相談・学習支援などの事業について「生活向上事業」として法律に位置づけ，子育て・生活支援を強化する。さらに，「支援施策に関する情報提供」を明確に業務と位置づけ，周知の強化を図る。

> ● 事　例
>
> 　Aさん，30代前半，高校卒業後，事務員として中小企業に勤務していた。20代前半で会社員の夫との結婚を機に退職し，その後は専業主婦であった。4歳と6歳の男児がいるが，夫の多重債務，浮気により離婚した。公営団地に入所し，子どもを公立保育所に預け，就職活動を始めたが，2人の未就学児を1人で育てていることや資格やスキルがないことから定職につくことができていない。現在の状況を女性相談センターで相談すると，相談員に「高等職業訓練促進給付金」を給付申請し，就職に有利な資格を取得するために修業することを勧められた。Aさんは看護師の資格を取得したいと考えた。

■心理職に知ってもらう意味

　心理職は，病院，診療所，精神保健福祉センター，保健所，保健センター，学校等で，心理相談を行うほか，児童関連施設，障害関連施設，女性相談センター，母子生活支援施設等で発達や子育ての相談に携わっている。相談者の中には，貧困，ひとり親の就労等の問題を抱えているケースも多数存在すると思われる。母子及び父子並びに寡婦福祉法を十分に理解し，相談の場において対象者に具体的な情報提供ができることを期待する。

高齢者虐待の防止，高齢者の養護者に対する支援等に関する法律

加瀬裕子

■高齢者虐待防止の取り組み

　高齢者虐待防止の取り組みは，医療・保健・福祉の様々な領域で行われている。介護サービス従事者，医師，保健師，弁護士その他専門職は，早期発見，虐待防止のための啓発活動，および虐待を受けた高齢者の保護のための施策に協力するよう求められている。

　虐待は家族等によって行われることが多く，地域包括支援センターへは民生委員・児童委員をはじめ地域の人々からの通報も寄せられる。通報があるとケアマネジャー，地域包括支援センターの職員や市区町村職員が事実確認を行い，必要な対応を行う。高齢者を虐待している家族から隔離することばかりではなく，「介護放棄」などの虐待に至る家族に対しては，介護サービスの導入による介護負担の軽減など支援策を講じている。

■「高齢者虐待の防止，高齢者の養護者に対する支援等に関する法律」の概要とポイント

　高齢者虐待の防止，高齢者の養護者に対する支援等に関する法律（平成17年11月9日法律第124号）は，①高齢者虐待の防止等に関する国等の責務，②虐待を受けた高齢者に対する保護のための措置，③養護者の負担の軽減を図ること等の「養護者に対する支援」のための措置を明記し，「高齢者の権利利益の擁護に資することを目的」する法律である。6条から19条までは，養護者（家族・親族等）による虐待の防止と対応について，20条から25条は「養介護施設従事者等」（介護施設職員等）による虐待の防止と対応方法を定めている。

　高齢者虐待は，①暴行などの身体的虐待，②高齢者を衰弱させるような介護放棄，③暴言や著しく拒絶的な対応などによる心理的虐待，④わいせつな行為をするなど性的な虐待，⑤財産を不当に処分するなど経済的な虐待に分類され，これらのことを行うことが禁止されている。

高齢者の虐待を発見した者は，市町村に通報することが責務であり，市町村は虐待の確認，立ち入り調査等を行う。2013 年度に相談・通報された家族等による虐待は 25,310 件であり，そのうち 15,731 件が虐待と判断された。介護施設職員等による虐待は，通報 962 件であり，221 件が虐待と判断された。虐待の事実が判明すれば，その高齢者の居宅あるいは施設において保護を実施しなければならない。また，民法上の規定による審判の請求を行い，経済的な保護を実施する。市町村の責務は被虐待高齢者の保護にとどまらず，虐待の予防策を講じることやその周知を含む対応を，関係機関と連携して行うことが求められている。被虐待高齢者には認知症を患っている者が多いため，28 条では「成年後見制度の利用促進」を国及び地方公共団体の義務としており，市区町村では地域福祉権利擁護事業（社会福祉法による「福祉サービス利用援助事業」）と連動して高齢者の虐待を予防している。

> ● **事　例**
> 　90 代の認知症の女性（要介護 3）は，年金を受給しているにもかかわらず，自宅を改築する際に借金をしたという理由で経済的に困窮し，介護保険料も滞納しているため介護サービスを受けることができなかった。十分な食事も与えてもらえず，寝たきりにさせられていたため腰に巨大褥瘡ができていた。息子が同居していたが本人の年金で生活し，借金の取り立てに怯えるばかりで状況を打開することができないため，ケアマネジャー，地域包括支援センターの社会福祉士，市役所の担当課職員は対策会議を開催し方針を検討した。その結果，地域包括支援センターの社会福祉士は，息子に同行して法律相談に出向くと同時に，ケアマネジャーが緊急の介護サービスを導入した。
> 　息子の年金横領による，経済的虐待事案として市長が法定後見を申立て，司法書士が成年後見人に就任した。その後は，悪徳業者からの借金取り立てもなくなり，本人と息子ともども安定した生活が送れるようになった。

■**心理職との連携**

　身体的虐待は発見されやすいが，家族の暴言により鬱状態になっていてもその原因を判別することは難しいなど，高齢者の心理的虐待を発見することは困難である。高齢者の心理的状況を，家族や介護職員との関係で見極め，心理的虐待の予防と発見に貢献することが，心理職には期待されている。

成年後見制度

加瀬裕子

■成年後見人・保佐人・補助人の仕事

　成年後見制度は，認知症や知的障害・精神障害を負うことによって，生活に支障が生じる人々を支える制度である。日常的な判断を行う能力に応じて，「身上配慮・身上監護」と「財産管理」に係る法律行為を支援する。「身上配慮・身上監護」とは，当事者が日常生活を適切な水準で送ることができるように支援すること（介護サービスや医療の利用支援・施設入所や入院先の確保等）である。「財産管理」とは当事者が財産に関する法律行為（預貯金等の管理・不動産の処分・相続手続き等）を行うことの支援である。

■成年後見法の概要とポイント

　民法の改正と「任意後見契約に関する法律（平成11年12月8日法律第150号）」（通称：成年後見法）の制定により，戦前からの「禁治産者」「準禁治産者」の制度は廃止され，法定後見制度と任意後見制度からなる成年後見制度が登場した。法定後見制度には「補助」「保佐」「後見」の三類型があり，支援を行う者は「補助人」「保佐人」「後見人」と呼ばれ，家庭裁判所によって選任される。

　「補助」の対象となる人は，精神上の障害により日常生活の判断能力が「不十分である者（民法15条）」であり「本人・配偶者・4親等以内の親族・市区町村長等」のうちいずれかの者の申立によって「申立の範囲内で家庭裁判所が定める特定の法律行為」についての「同意権・取消権」および「代理権」が「補助人」に認められる。このすべてについて，本人の同意が必須である。つまり，本人の選択した範囲で補助人の「同意」「取消」「代理」による支援が行われる。

　「保佐」の対象となる人は，精神上の障害により日常生活の判断能力が「著しく不十分である者（民法11条）」であり，申立人は「補助」と同様であるが，「民法13条1項各号に定める法律行為」（不動産の売買など大きな法律行為）と「申立の範囲内で家庭裁判所が定める特定の法律行為」についての「同意権・

取消権」および本人の同意する範囲での「代理権」が「保佐人」に認められる。申立には，本人の同意は不要である。

「後見」の対象となる人は，精神上の障害により日常生活の判断能力に欠けることが通常の状態となっている者（民法7条）であり，「財産に関するすべての法律行為」についての「同意権・取消権」および「代理権」が「後見人」に委任される。申立に本人の同意は不要である。

上記のような法定後見制度に対し，任意後見制度においては，判断力のある段階で親族や弁護士等と任意後見契約を結び，委任者の判断能力に支障が生じた場合に発効する後見契約を備える事案も多い。

2014年末現在で，184,670人が成年後見制度を利用しているが，そのうち149,021人が「後見」を利用し，25,189人が「保佐」，8,341人が「補助」を利用している。近年では，身寄りのない認知症高齢者に対する法定後見の増加が見込まれるため，老人福祉法に市区町村の業務体制整備努力が明記された。また市区町村では，成年後見制度に至らずとも，社会福祉法2条に定められた「サービス利用支援事業」（地域権利擁護事業）による支援も用意されている。

> ● 事　例
>
> 補助の事例：ある70代の男性は，軽度の認知症を患っていたが妻と暮らしており，日常生活は支障なく送ることができていた。しかし，通信販売の商品を次々と購入するようになり，生活が困難となった。娘が本人と話し合って，補助人となり，通信販売契約に限定した取消権を行使することになった。
>
> 後見の事例：独身の60代のタクシー運転手が，交通事故のため脳挫傷と頸椎損傷を負い，寝たきりで意思表示も出来ない状態となった。市長が法定後見を申立て，準公的な機関が法人として後見人を受任し，交通事故の補償請求・医療機関への支払い・介護施設への入所・その後の身上配慮を行った。

■**心理職との連携**

「補助」「保佐」の対象となる人と「後見」の対象になる人との差は，具体的には買い物のような法律行為が指標になっている。本人の判断能力に問題があろうとも，その意思を敏感に受け止め，意向や対応能力を尊重した自律的生活が送れるよう，専門職チームが支援を行うことが重要である。

障害者総合支援法

齋藤 正

■障害者福祉の現状

　平成 15 年の支援費制度を境に，利用者の立場に立った制度構築をめざし，身体及び知的障害者福祉の領域において，行政がサービス内容を決定する「措置」から対等な「契約」によるサービス利用へ変更された。この結果，サービス利用増に伴う財源問題などから，利用料定率負担などを導入した障害者自立支援法が平成 18 年に施行，精神障害者福祉を含むサービスの一元化が図られた。しかし，利用料負担問題などの議論を背景に権利の主体をより明確にした見直しが行われ，平成 25 年に障害者総合支援法へ移行した。現在，発達障害や難病を含み対象範囲を拡大している。また，障害者権利条約批准を背景に差別解消法など国内法が整備されてきた。

■障害者総合支援法の概要とポイント

　法律の正式名称は「障害者の日常生活及び社会生活を総合的に支援するための法律」である。障害者自立支援法から移行した形であるため，その多くを残しているが，法律の目的の一部が変更された。「その有する能力及び適性に応じ，自立した」が削除され，①個人の尊厳にふさわしい日常生活や社会生活のための総合的な支援，②障害の有無にかかわらず人格と個性を尊重した地域社会の実現の 2 点が加えられた（1 条 1 項）。また，基本理念が新たに規定され，①全ての国民が，障害の有無にかかわらず，等しく基本的人権を享有するかけがえのない個人として尊重されるものであること，②相互に人格と個性を尊重し合える共生社会の実現，③可能な限り身近な場所で必要な日常生活又は社会生活を営むための支援を受けられること，④社会参加の機会が確保されること，⑤どこで誰と生活するかの選択の機会，地域社会において他の人々と共生することを妨げられないこと，⑥社会的障壁の除去が加わった（1 条 2 項）。

　障害者の定義については，身体障害者福祉法，知的障害者福祉法及び精神保

健福祉法の規定という従来の定義に加え，制度の谷間を埋めるため対象を拡大し，発達障害者の規定を含み一部の難病と定められた（4条1項）。

さらには，厚生労働省令で定める区分の変更があった。項目見直しに加え，既存の障害程度区分が，サービスの必要性を明らかにするための心身の状態を総合的に示すものであったのに対して，障害支援区分は必要とされる標準的な支援度合を総合的に示すものへと変更された（4条4項）。

加えて，附則において，この法律施行後3年を目途として検討事項を挙げた。具体的には，①常時介護を要する障害者等に対する支援，②移動支援，③就労支援その他の障害福祉サービスの在り方，④障害支援区分認定を含めた支給決定の在り方，⑤意思決定支援の在り方，⑥成年後見制度の利用促進の在り方，⑦意思疎通を図ることに支障がある障害者等に対する支援の在り方，⑧精神障害者及び高齢の障害者に対する支援の在り方等であり，その結果に基づいて，所要の措置を講ずるものとしている（附則3条）。

以上のように，目的や理念，障害支援区分などの点で転換が図られた。

●**事　例**

障害者総合支援法制定に伴って事業移行した事業所の事例を紹介する。

一つの小規模作業所であったが，地域で長く支えていく仕組みを作りたいという理念のもと，就労支援と生活介護及びグループホームを一体とした多機能型事業に移行した例である。小規模作業所の頃は職員を増員できず日々の活動に追われる状況であった。しかし，新制度移行で事業所に対する給付があり経営が安定したことで職員増が可能となり，給与増や退職金共済への加入などの制度も整った。その結果，利用者個々の特性に応じた支援が可能になり，就労支援員を採用し，利用者の就職に結びつける効果もあった。

■**心理職との協働**

障害者総合支援法の対象は，身体障害と知的障害並びに精神障害に加えて，発達障害と難病を含み，乳幼児期から高齢期までである。そのような中で，本人及び家族の障害受容，就労に対するストレス，病院から退院後の地域生活支援など，生活全体を見据えて視野の広い支援が求められており，心理職の専門性は必要な要素となっている。

障害者虐待防止法

齋藤　正

■障害者虐待の現状

　障害者虐待に関する報道のうち，平成16年に発覚したカリタスの家事件がある。その内容は，沸騰させたコーヒーを故意に飲ませてやけどを負わせる，利用者を蹴り重傷を負わせるなどの他，入所者の口座から現金を引き出し施設建設費用に充当するなどが行われていた。この事件によって，障害者虐待防止法が制定される議論の契機となったとされている。法律の浸透に伴い通報件数は増加しており，平成26年度の東京都の例では，555件のうち虐待と判断された事例が154件で，身体的虐待，心理的虐待が多くあった。

■障害者虐待防止法の概要とポイント

　平成24年10月に施行され，正式名称は「障害者虐待の防止，障害者の養護者に対する支援等に関する法律」である。障害者の定義は障害者基本法に規定する者とされている。具体的には，身体障害，知的障害，精神障害（発達障害を含む），その他心身の機能の障害がある者であって，障害及び社会的障壁により継続的に日常生活又は社会生活に相当な制限を受ける状態にある者で，障害者手帳を取得していない場合や18歳未満の者も含まれる（2条1項）。

　本法律の虐待に該当するのは，「養護者」「障害者福祉施設従事者等」「使用者」による場合である（2条2項）。「養護者」とは障害者の家族，親族，同居人等（2条3項），「障害福祉施設従事者等」とは障害者総合支援法等に規定する障害福祉施設または障害福祉サービス事業等の従事者（2条4項），「使用者」とは障害者を雇用する事業主または経営担当者等である（2条5項）。

　虐待の種類としては，①身体的虐待，②性的虐待，③心理的虐待，④放棄・放置，⑤経済的虐待の5種類あり（2条7項）。入所施設の場合，高齢者関係施設入所者は高齢者虐待防止法が，児童福祉施設入所者は児童福祉法が適用される。18歳以上で児童福祉施設に入所し，障害者総合支援法の給付を受けてい

る場合は，障害者虐待防止法の適用である。また，虐待を受けたと思われる障害者を発見した場合は，速やかに市町村等に通報する義務がある（7条，16条，22条）。これは，疑念をもった場合は誰でも，事実確認が困難でも通報義務が発生するということである。

また，虐待の未然防止のための取り組みや発生した場合の対応に関する規定がある。防止体制としては，研修の実施や苦情処理体制の整備などがあるが，たとえば障害者福祉施設では，運営規程に虐待防止委員会の設置を定めたうえ，責任者を明確にした取り組みや第三者委員などの外部チェック機能などが求められている。公共団体としては，市町村には虐待防止センター，都道府県には権利擁護センターの設置を定めた規定がある（32条，36条）。

なお，市町村や都道府県の立ち入り調査等への虚偽答弁に対する罰則規定もあるが（45条，46条），身体的虐待では傷害罪や暴行罪，性的虐待では強制わいせつ罪，心理的虐待では脅迫罪や強要罪，放棄・放置では保護責任者遺棄罪，経済的虐待では窃盗罪，横領罪など刑法の刑事罰の対象となる場合がある。

● **事　例**
　障害者支援施設の入所者を職員が殴り骨折させたとして，警察が当該職員を傷害の疑いで逮捕した事例がある。日常的な虐待の可能性があり警察は施設を家宅捜索したが，運営している社会福祉法人は虐待を把握していながら，事故として処理していたこともわかった。その後，警察は職員5人を傷害，暴行の容疑で書類送検した。また，県の立ち入り調査の際には当該職員は事実を否定したことから，虚偽答弁であったとして障害者総合支援法，虐待防止法違反の容疑でも送検された。法人に対しては社会福祉法に基づく改善命令を出し，理事長が経営に関与しない体制を要求した。

■**心理職との協働**
　障害のある人の中には，言葉による意思表出が困難な人も多く，虐待を受けても何をされているのかわからないまま傷つけられている場合がある。一方で，虐待をしてしまう人も，背景には疲労やストレス，不安感などがある。虐待の要因は複合的であるため，多様な専門性をもったチームで連携していく必要があり，とくに心理職によるアプローチは問題解決のための重要な要素である。

障害を理由とする差別の解消の推進に関する法律（障害者差別解消法）

北川　明

■差別の類型

　障害を理由にした差別は，大きく「直接差別」「間接差別」「関連差別」「合理的配慮の不提供」の4つに分類される。直接差別とは，障害があるので何かをしてはならないという差別である。間接差別とは一見中立の基準（通学は公共交通機関を使用するなど）で，結果として障害者に不利になる結果をもたらす差別をいう。関連差別は障害に関連する事由が理由（車椅子使用など）で，結果として障害者の不利になる結果をもたらす差別をいう。合理的配慮の不提供は，障害のある人とない人の実質的な平等（機会均等）のための調整や変更を行わないことである（内閣府，障害者差別解消法リーフレット）。

■障害者差別解消法の概要とポイント

　障害者差別解消法は，平成28年4月1日より施行となった法律であり，障害者基本法の基本的な理念にのっとり，障害を理由とする差別の解消を推進することを目的とする（1条）。この法律でいう障害者とは，身体障害，知的障害，精神障害（発達障害含む）その他の心身の機能の障害がある者であって，障害や社会制度等の社会的障壁により継続的に日常生活又は社会生活に相当な制限を受ける状態にあるものをいう（2条1項）。

　国及び地方公共団体は，障害を理由とする差別の解消の推進に関して必要な施策を策定し，これを実施しなければならないと規定されている（3条）。

　そのための基本方針として，政府は，差別解消に関する施策の基本的な方向，行政機関等及び事業者が講ずべき措置に関する基本的な事項等を定める（6条）。この基本方針を受けて，行政機関の長や地方公共団体，独立行政法人等は，職員が適切な対応をするための対応要領を作り（9条），主務大臣は，事業者が適切に対応するための対応指針を作らねばならない（10条）。

　本法律が禁止する差別とは，歩けない等の機能障害を理由にして区別や排除

するような不当な差別取り扱いと，点字等の提供など，障害の状態や性別，年齢などを考慮した変更や調整，環境整備などの合理的配慮を行わないことである。このうち合理的配慮は，行政機関等の公的機関では義務，事業者においては努力義務と規定されている（7条，8条）。ただし，平成25年障害者雇用促進法が改正され，事業者においても合理的配慮提供の義務が課されている。

　障害を理由とする差別を解消するための支援措置として，国及び地方公共団体は，障害者やその家族等の相談に応じ，障害を理由とする差別に関する紛争の防止又は解決を図るために必要な体制の整備をすることが規定されている（14条）。また，国及び地方公共団体は，障害を理由とする差別に関する相談と差別を解消するための取組を効果的に行うため，関係機関により構成される障害者差別解消支援地域協議会を設置することができる（17条）。

　各事業分野を管轄する主務大臣は，とくに必要があると認めるときは，対応指針に定める事項について，事業者に対して報告を求め，助言，指導，勧告を行うことができるとされた（12条）。これに従わなかったときや虚偽の報告を行ったときは，20万円以下の過料が課される（26条）。

> ● **事　例（合理的配慮事例）**
> 　Aさんは18歳学生で性同一性障害である。大学に入学時，「本来女性だが男性名を通称名として使いたい。学生証も通称名を使いたい。他の学生の前では男性として行動することを認めて欲しい。トイレは障害者用トイレを使用したい」と合理的配慮の訴えがあった。大学側の合理的配慮として，通称名で学生証を作成発行，必要に応じてカウンセリングや相談窓口があることを告知，健康診断は男性の1番で実施，ロッカー室は男性用を使用，白衣は男性用の使用を許可した。（日本学生支援機構，障害のある学生への支援・配慮事例）

■心理職との連携

　障害者差別解消法は，教育，医療，情報などあらゆる社会的機能に関する行政機関，民間機関に対し，障害者に対する不当な差別的取り扱いの除去と，合理的配慮を義務づけるものである。この合理的配慮については，精神障害や発達障害者への支援もあり，心理職は今まで以上に活躍の場が広がっていくとともに，差別解消において重要な役割を担っていくものと予想される。

配偶者からの暴力の防止及び被害者の保護等に関する法律（DV 防止法）

打越さく良

■ DV とは

ドメスティック・バイオレンス（DV）は，「一般的には，配偶者や恋人など親密な関係にある，又はあった者から振るわれる暴力」と理解されている（内閣府男女共同参画局，2016）。身体的暴力（殴る・蹴る等）のみならず，精神的暴力（大声で怒鳴る・無視する等），性的な暴力（性行為を強要する・避妊に協力しない等）も DV である。

DV 防止法は「配偶者からの暴力」を配偶者からの身体に対する又はこれに準ずる心身に有害な影響を及ぼす言動と定義する（1 条）。「夫からの」とせず性に中立的だが，前文で被害者は多くの場合女性であると明記している。

■ DV 防止法の概要とポイント

DV 防止法は，DV の防止及び被害者の保護を図るために，通報・相談・保護・自立支援等の体制の整備について規定する（前文他）。国・地方公共団体が DV 防止・被害者保護に責務を有することが明記されている（2 条）。

同法は，都道府県に配偶者暴力相談支援センターの設置を義務づける（市町村に努力義務。3 条 1 項・2 項）。支援センターの業務は，相談機関の紹介，被害者・同伴する家族の一時保護，情報提供等である（3 条 3 項）。

身体的 DV の被害を防止するための措置についての警察官の努力義務（8 条），被害者からの申出があった場合の警察（本部長等）の援助も規定されている（8 条 2 項）。DV 被害者を発見した者には，通報の努力義務が課されている（6 条 1 項）。医療関係者が DV による傷病者を発見したときは，被害者の意思を尊重したうえで，支援センター・警察に通報することができる（6 条 2 項）。守秘義務に関する法律の規定が，通報を妨げるものと解釈してはならないとも規定されている（6 条 3 項）。

医療関係者には，DV による傷病者を発見した場合，支援センター等の利用

についての情報を提供する努力義務が課されている（6条4項）。職務関係者は，被害者の人権を尊重するとともに，その安全の確保及び秘密の保持に十分配慮しなければならない（23条1項）。保護，捜査等の関係者がさらに被害者を傷つける危険（二次被害）を防ごうとするものである。

保護命令制度（10条～22条）は，被害者の生命・身体に危害が加えられることを防止するため，裁判所が，被害者からの申立てにより，身体に対する暴力をふるったり，生命等に対する脅迫をした（元）配偶者に対し，被害者又は被害者の子・親族等へのつきまとい，被害者への電話等の禁止や，被害者と共に生活の本拠としている住居からの退去等を命じ，その命令違反には刑罰（1年以下の懲役又は100万円以下の罰金。29条）が科される制度である。接近禁止命令は6か月間，退去命令は2か月間であり，再度の申立ても可能である。生活の本拠をともにする交際をする関係にある（あった）相手からの暴力とその被害者についても，DV防止法の規定は準用される（28条2項）。

> ● **判　例**
> 　妻が子を連れ避難した後，離婚が成立し，妻が親権者となり，夫が当分の間面会交流を求めないこと等の合意をした。夫はDVにつき心理的治療を受ける等した。夫は「当分の間」は3か月程度とし，月1，2回の面会を主張したほか，DVの原因は妻にもあり，妻もカウンセリングを受けるべき等とした。
> 　夫の面会交流の申立てにつき，審判は，夫には加害者としての自覚が乏しいとした上，妻はPTSDと診断され，夫と対等な立場で協力できないとし，現時点での面会交流の実施は，子の福祉を著しく害するおそれが大きいとして，申立てを斥けた（東京家審平成14年5月21日審判・家月54巻11号77頁）。

■**心理職に知ってもらう意味**

DV被害者が，被害を受けて直ちに法律相談に直行することは，ほぼない。しかし，DVがもたらす心身の不調に気づき，カウンセリングに行くケースは多い。私は，心理職からの勧めで法律相談にやってきて，その結果離婚等の手続へ進む被害者たちを何人も見てきた。しかし，残念ながら，二次被害を与え，回復を妨げる心理職も少なくない。心理職にDVへの理解が深まることで，被害者支援が確かなものになるように願っている。

ストーカー行為等の規制等に関する法律（ストーカー規制法）

山崎久美子

■ストーカーとは

　ストーク（忍び寄る，こっそり追跡する）という動詞からできたストーカーという言葉は，1991年に起きた「桶川ストーカー殺人事件」で世の中に知られるようになった。その事件を契機として，2000年にわが国でも「ストーカー行為等の規制等に関する法律（通称，ストーカー規制法）」が制定・施行された。

　ストーカーとは，同一の者に対し，恋愛感情や好意の感情が満たされなかったことに対する怨恨により，つきまといなどを反復して行う人のことを指していう。ストーカーの被害は年々増加傾向にあり，2014年，警察が把握したストーカー被害は22,823件に及びストーカー規制後最多を記録した。

■ストーカー規制法の概要とポイント

　2000年に成立したストーカー規制法の概要を以下に示す（園田，2014）。

　法律は，ストーカー行為を，特定の人に対する恋愛や好意の感情，またはそれが満たされなかったことに対する恨みを充足する目的で，被害者や家族らに対して「つきまとい等」を反復することと定義している。具体的には，(1) つきまとい等，(2) 監視していると告げる行為，(3) 面会や交際の要求，(4) 乱暴な言動，(5) 連続した電話やファクシミリ，(6) 汚物などの送付，(7) 名誉を害することを告げる行為，(8) 性的羞恥心の侵害などの行為を2回以上繰り返すと規制の対象となる（2条）。法律は被害者をどのように守ってくれるかについては，被害者が最寄の警察に行って被害を訴え，援助を要請すると，警察は必要な支援を行ってくれる（7条）。また，警察本部長等がストーカーに対し「ストーカー行為を止めなさい」と「警告」を発してくれる（4条）。この「警告」でストーカー行為が終われば，刑事事件にはならない。しかし，ストーカー行為が続くようなら，公安委員会が，ストーカーから直接事情を聴いて，行為を止めるよう「禁止命令」を出し（5条），この「禁止命令」が無視されたな

らば，警察が被害者からの告訴を受けて刑事事件として初めて捜査を開始する。裁判で有罪となれば，1年以下の懲役または100万円以下の罰金となる（14条）。ストーキングの被害救済に急を要すると判断される場合は，相手に弁明の機会を与えなくとも，ストーカー行為を止めるよう「仮の命令」を出すことも可能である（6条）。被害者が警察に直接告訴すれば，警察が，「警告」や「禁止命令」ではなく直ちに捜査に入ることもできる。この場合は，裁判で有罪になれば，6月以下の懲役または50万円以下の罰金となっている（13条）。

　ストーカー事案が増加しつつある中，つきまといに対する規制を強化すべきとの要望を受けて，ストーカー規制法の改正法が2015年6月26日に成立し，7月3日に公布された。改正の主なポイントは，①「つきまとい等」の行為について，電子メールによる方法を追加し，②加害者に対する「警告」や「禁止命令」などを被害者の住所地を管轄する警察のほか加害者の住所地，犯罪が行われた地を管轄する警察署・公安委員会が出せるとし，③警察が警告しない場合，理由を被害者に書面で通知することを義務化したことである。

> ● **事　例**
> 　メールを使用してのストーカー行為により逮捕された事例を紹介する。
> 　前橋市在住の男性の音楽家に大阪府在住の37歳の会社員の女性がメールを送り続けたとして，群馬県警は，ストーカー規制法違反の疑いで逮捕した。逮捕容疑は8日間で音楽家の携帯電話にメールを209回連続して送り，ストーカー行為をした疑いであった。容疑者は「（音楽家と）メールでつながっていたかった」と供述した。県警は被害者からの相談で，口頭注意を行っていたが，その後もメールを400通送ったとして同容疑で逮捕した。容疑者は罰金刑とともに文書注意を受けていた（日経新聞，2013）。

■心理職への助言

　境界性パーソナリティ障害をもつ者が最も深刻なストーカー行為を行うとされる。介入の際には，クライエントの見捨てられ不安やしがみつき等を取り上げて，ストーカー行為という行動化を減らしていくことが重要である。ストーカー犯罪は再犯率が高いといわれていることから，犯罪行為を指摘・処罰するだけではなく，加害者へのカウンセリングが必要になる。

個人情報保護法

増成直美

■個人情報保護とは

　高度情報通信社会の中にあり，コンピュータ・データベースが広範に普及している近年，個人情報を利用した様々なサービスが提供され，われわれの生活は非常に便利なものになっている。他方で，個人情報が不適切に取り扱われた場合，瞬時にして多くの人々のプライバシーが侵害される危険性が高まり，個人に取り返しのつかない被害を及ぼすおそれがあることから，住民のプライバシーに関する不安が高まっている。個人情報保護とは，このような個人情報の取扱いに起因する個人の権利利益の侵害に対する不安，懸念等を払拭するための仕組みであり，高度情報通信社会において重要な基盤をなすものである。

　従来，プライバシーの権利とは，「個人の私生活上のことがらをみだりに公開されない権利」，「ひとりで放っておいてもらう権利」と解されてきたが，今日の高度情報通信社会においては，一部に異論はあるものの，それらをより積極的に発展させた「自己情報コントロール権」へと展開している。すなわち，他人がもっている自分の個人情報に対してアクセスを保障し自分がコントロールできるという考え方であり，後述の判例においても認められている。

　このような個人の権利利益を保護することを目的として，個人情報を取り扱う事業者の遵守すべき義務等を定める，「個人情報の保護に関する法律」（平成15年法律第57号。以下「個人情報保護法」という）が制定された。本法は，住民が安心して高度情報通信社会のメリットを享受できるよう，事業者に個人情報の適正な取扱いを求めるものである。

■個人情報保護法の概要とポイント

　個人情報保護法は，情報化の急速な進展により，個人の権利利益の侵害の危険性が高まったこと，国際的な法制定の動向等を受けて，平成15年5月に公布され，平成17年4月に全面施行された。その後，情報通信技術の想定を超え

るほどの著しい発展や事業活動のグローバル化等の急速な環境変化により，本法が制定された当初は予測されえなかったような多くの個人情報を含むデータの利活用が可能となったことを踏まえ，「定義の明確化」，「個人情報の適正な活用・流通の確保」，「グローバル化への対応」等を目的として，平成27年9月3日に「個人情報の保護に関する法律及び行政手続における特定の個人を識別するための番号の利用等に関する法律の一部を改正する法律」（平成27年法律第65号。以下「改正法」という）が成立，同月9日に公布された。改正に伴い，平成28年1月1日より，本法の所管が消費者庁から個人情報保護委員会に移ったが，公布から2年以内とされる全面施行時には，現在，各主務大臣が保有している本法に関する勧告・命令等の権限が個人情報保護委員会に一元化される。

　本法は，個人情報の適正かつ効果的な活用が新たな産業の創出並びに活力ある経済社会及び豊かな国民生活の実現に資するものであることその他の個人情報の有用性に配慮しつつ，個人の権利利益を保護することを目的とする（改正法1条）。

　「個人情報」とは，「生存する個人に関する情報であって，当該情報に含まれる氏名，生年月日その他の記述等により特定の個人を識別することができるもの（他の情報と容易に照合することができ，それにより特定の個人を識別することができることとなるものを含む）」をいう（2条1項）。改正法は，「個人情報」の定義につき，現行の個人情報保護法の定義と同様の定義規定を置きつつ（改正法2条1項1号），これに加え「生存する個人に関する情報であって」，「個人識別符号が含まれるもの」も「個人情報」に該当すると定めることで（改正法2条1項柱書，同条同項2号），個人情報該当性を明確化している。

　さらに，改正法では，「個人情報」のうち，とくにその取扱いに配慮を要するものとして，「本人の人種，信条，社会的身分，病歴，犯罪の経歴，犯罪により害を被った事実その他本人に対する不当な差別，偏見その他の不利益が生じないようにその取扱いにとくに配慮を要するものとして政令で定める記述等が含まれる個人情報」を新たに「要配慮個人情報」として創設し，通常の個人情報に対する規制のほか，①取得に関する事前の本人同意の要請（改正法17条2項柱書），②オプトアウト方式（23条2項）による第三者提供の禁止（改正法23

条2項柱書内括弧書）という加重規制を設けている（改正法2条3項）。

「個人情報取扱事業者」とは，個人情報データベース等（紙媒体，電子媒体を問わず，特定の個人情報を検索できるように体系的に構成したもの）を事業活動に利用している者のことをいい，本法において各種義務が課されている（2条3項）。

個人情報取扱事業者は，個人情報を取り扱うにあたり，その利用目的をできるだけ特定しなければならない（15条）。原則として，あらかじめ本人の同意を得ずに，その利用目的の達成に必要な範囲を超えて個人情報を取り扱うことは禁止されている（16条）。偽りその他不正な手段によって個人情報を取得してはならない（17条）。また，個人情報の取得にあたっては，取得前にあらかじめ利用目的を公表し，または取得後に速やかに本人に利用目的を通知もしくは公表しなければならない（18条）。利用目的の達成に必要な範囲内で個人データの正確性，最新性を確保しなくてはならない（19条）。個人データの漏えいや滅失を防ぐため，必要かつ適切な保護措置を講じなければならない（20条）。安全にデータを管理するため，従業者や委託先に対し必要かつ適切な監督を行わなければならない（21条，22条）。原則として，あらかじめ本人の同意を得ずに本人以外の者に個人データを提供することは禁止されている。ただし，委託，事業承継及び共同利用に該当する場合は，第三者提供に該当しないこととされている（23条）。

個人情報取扱事業者は，本人からの求めに応じて，保有個人データを開示し（25条），内容に誤りのあるときは訂正等を行い（26条），法律上の義務に違反する取扱いについては利用停止等を行わなければならない（27条）。個人情報取扱事業者は，個人情報の取扱いに関する苦情の適切かつ迅速な処理をしなくてはならない（31条）。

● 判 例
　個人情報保護法違反の多くは，本人からの同意もしくはそれに代わる措置のない，第三者への個人情報の提供によるものである。個人情報流出による損害賠償請求訴訟として，早稲田大学中国前国家主席講演会参加者名簿提出事件（最高裁平成15年9月12日判決（最高裁判所民事判例集57巻8号973頁））

がある。本件は，事前登録制の講演会において，応募してきた学生の学籍番号，氏名，住所および電話番号を警備にあたる警察に参考までに情報提供したものである。原審判決は違法性を否定したが，登録時に事前に情報提供についての諾否を得る手続きがとられたこともあり，最高裁は「プライバシーに係る情報の適切な管理についての合理的な期待」を侵害するものと認定した。慰謝料は 1 人あたり 5,000 円から 1 万円であったが，このような情報も法的に保護されること，また，個人情報の公表の事例ではなく，適切な管理への期待が保護されることを確認したという点で注目される。

同様な保護が医療契約における患者情報についても当てはまることを判示したのが，さいたま地裁川越支部平成 22 年 3 月 4 日判決（判例時報 2083 号 112 頁）である。本件は，職場で就業中に負傷した従業員が，病院において医師の診察・治療を受けるとともに，会社に対して自己の負傷に対する損害賠償請求訴訟を提起していたところ，医師が会社の担当者に自己の診療情報を漏えいしたことにより精神的苦痛を被ったと主張して，医師および病院に対してそれぞれ損害賠償を求めた事案である。裁判所は，医師が職務上知り得た患者の秘密について，正当な理由なくこれを漏示してはならないとしたうえで，患者の別件訴訟の相手方に患者の診療情報について説明をした行為は違法であり，責任を免れないとした。

また，2007 年から医療関係者・患者間で診療情報を共有できるシステム「国家中央集約管理型診療情報アーカイブ」構築中のフィンランドの判例（フィンランド最判 2014 年 11 月 24 日，KKO:2014:86）も参考になる。精神科外来において外来治療の責任者である専門医が，電子患者カルテデータから，自分の担当外であった患者に関する守秘義務のもとにあるべき患者情報を，当該患者の承諾なしに，またはその他の法的根拠なしに閲覧したことに対して，患者の基本的な権利を侵害するものとの判断が下されている。

■心理職が知っておく意味

保健医療，福祉，教育，司法・矯正，産業などの分野でカウンセリングや心理的なケアを行う人材となる心理職は，その職務の性質上，カウンセリングやケアの対象者および社会との信頼関係の基盤のうえで，その職責を果たすことが可能となる。そこで，個人情報保護に関する様々なリスクをコントロールし，個人情報保護法を遵守するためにも，本法の趣旨を理解しておく必要がある。

生活保護法

三浦　元

■生活保護の現状

　2013（平成25）年度の全国の被保護人員・保護率は約216万人・17.0‰（パーミル，1000人あたり構成比）で，都道府県別保護率をみると最高は福岡県の25.4‰，最低は富山県の2.7‰である（社会福祉の動向編集委員会，2016）。被保護人員の動きは社会経済状況の影響を受け，中でも被保護人員と完全失業率は相関関係にあることがみられる（厚生労働省，2015a）。同年度の被保護世帯数・世帯保護率は約159万世帯・31.8‰で（社会福祉の動向編集委員会，2016），約31世帯に1世帯が生活保護受給世帯になる。2008（平成20）年秋のリーマンショック以降は稼働能力を有する者のいる世帯が急増し，それと合わせて現在は高齢者世帯が増加している（厚生労働省，2015b）。

■生活保護法の概要と生活保護実施の実際

　生活保護制度は，社会保障制度の中で公的扶助に位置づけられ，最後のセーフティネットといわれる。つまり，所得階層の観点からは，一般所得者対策（社会保険など），低所得者対策（社会手当，生活福祉資金貸付，生活困窮者自立支援など）に対する貧困対策である（岡部，2012）。また，生活保護法は日本国憲法25条の生存権を具体化した法律で，要保護状態にある国民すべてを対象とし，法の目的を最低生活保障と自立助長（個別的対人サービス）とする。

　国の生活保護所管部署は厚生労働省社会・援護局保護課であり，地方の所管部署は保護の実施機関の，都道府県知事，市長，福祉事務所を設置する町村長になる。通常，都道府県知事，市長は保護の実施を福祉事務所長に委任しており，社会福祉法では，福祉事務所は所長，査察指導員，現業員（ケースワーカー），事務員で構成され，生活保護ケースワーカーは1人80ケース（市部）あるいは65ケース（郡部）の担当を標準とすると規定している［社福15・16］。

　生活保護実施の過程は，まず要保護者の相談・申請を福祉事務所の面接員

（現業員）が受け付けるところから始まる（例外的に急迫な場合は職権保護）。ここでは，相談は懇切丁寧に行われ，保護の申請権を侵害するような対応は慎むことが求められている。申請受理後は，地区担当員（現業員）が各種調査（家庭訪問による世帯の就労状況・健康状態・住居の様子などの確認，戸籍謄本の取り寄せ，預貯金・土地家屋等の資産調査，就労収入その他収入の調査，扶養義務者の調査・扶養依頼，他法・他施策の調査など）を行ったうえで，要保護者の世帯の最低生活費と世帯全員の収入を対比させて保護の要否を判定する。保護は必要と判断された場合に開始され，生活扶助・住宅扶助などは金銭給付，医療扶助・介護扶助は医療券・介護券によって現物給付される（扶助は，生活，住宅，教育，生業，医療，介護，出産，葬祭の8種類［生保11～18］）。

開始後は，毎月の各種扶助の給付とともに，地区担当員（現業員）は，被保護者の家庭訪問，就労援助，療養援助，援助計画の見直しなどの相談援助活動を行い（岡部，2014），また，福祉事務所が企画する被保護者の経済的，日常生活，及び社会生活自立の支援のための自立支援プログラムに基づく自立支援に取組む。これらの活動では，関係部署・関連機関等との連携が必須となる。

● 扶助の内容

医療扶助は国民健康保険等の診療内容と同じものが，介護扶助は介護保険の給付内容と同じものが提供される。それによって，国民一般と治療・ケア等の内容を区別することなく最低生活を保障している。これらの扶助の給付は，生活保護法上指定された指定医療機関（病院・診療所など）・指定介護機関（サービス事業者・施設など）によって行われる。また，出産扶助では分べんの介助，分べん前後の処置，脱脂綿，ガーゼその他の衛生材料の給付がされる［生保16］が，他法他施策の児童福祉法の助産が優先して行われるため件数は少ない。

■医療・保健・福祉の連携

保護の決定実施，相談援助，自立支援などの場面において，生活保護ケースワーカーは利用者の経済面のみならず身体面・心理面をも考慮して，生活保護上の判断をする。このため，個人情報保護の問題に配慮しながら医療・保健の必要な情報提供が得られることにより，生活保護ケースワーカーは利用者の適切な把握が可能となり，より客観的な判断が行える。

生活困窮者自立支援法

三浦 元

■生活困窮者の増加

　近年の経済・雇用環境や家族・地域の扶養・連帯意識の変容や人口高齢化を反映し，働いても生活が成り立たないワーキングプア，女性・ひとり親世帯の就労と養育に関わる生活問題，年金だけでは生活ができない高齢者等の生活困難が増加している。こうした生活困窮者の増大と生活保護受給者の増加傾向に対して低所得者対策充実と生活保護制度見直しが求められ，本制度は生活保護に至る前の段階で支援を行うものとして，2015（平成27）年4月から全国の自治体で実施された。制度の中心となる自立相談支援事業の実施主体は自治体直営には限られず，自治体から委託された社会福祉法人（含社会福祉協議会），一般社団法人・財団法人，非営利活動法人等が担っている（厚生労働省，2015）。

■生活困窮者自立支援法の概要と運用上の留意点

　本法は支援の対象を「生活困窮者」とし，生活困窮者は「現に経済的に困窮し最低限度の生活を維持することができなくなるおそれのある者」[2条]と規定した。また，支援の内容は本法上に事業立てされ（岡部，2015），自立相談支援事業（就労その他の自立に関する情報提供，事業利用のための計画の作成など），住居確保金の支給（離職により住宅を失った生活困窮者に対し，家賃相当の「住居確保金」を支給）の2つが必須事業とされ，就労準備支援事業（就労に必要な訓練を日常生活自立，社会生活自立段階から有期で実施），一時生活支援事業（住居のない生活困窮者に対して，一定期間，宿泊所や衣食住の提供等），家計相談支援事業（家計に関する相談，家計管理に関する指導，貸付のあっせん等），学習支援事業（生活困窮家庭の子どもへの支援）の4つその他が任意事業とされた。

　生活困窮状態にある人（利用者）の最初の相談窓口は，自立相談支援事業を担う自立相談支援機関になる。ここには，主任相談支援員，相談支援員，就労支

援員が配置され，利用者の相談に応じ，自立支援のためのプランを作成して包括的・継続的な支援を実施する。プランの内容によって，利用者の支援は他の事業実施主体に引き継がれ行われる。また並行して，自立相談支援機関は地域のネットワークづくりや社会資源の活用・創出を行う役割がある。

支援の際の留意点は，第一に，生活困窮者の捉え方である。生活困窮者を生活保護に至る一歩手前の人と限定的に考えると，制度創設の趣旨に沿った早めの相談・支援にならないおそれがある。また，利用者からの相談を待つ形だけでは，潜在的な生活困窮者を支援できないおそれがあり，アウトリーチなどの方法により生活困窮者の発見に努めることが必要である。第二に，ソーシャルサポート・ネットワークの形成と新たな社会資源の創出である。これらの積極的な取組みが，支援方法の充実と生活困窮者発見の適切な仕組みの構築につながり，さらに生活困窮者の捉え方に影響を及ぼすことになる。第三に，要保護状態の相談者である。円滑に生活保護所管部署につなぐために，つなぐ判断と生活保護所管部署への連絡方法をシステム的に整備しておく必要がある。

● 事例（50歳代女性Aと80歳代母親Bの2人暮らしの世帯）

Aは，会社の事業縮小があって退職し，求職者給付（通称，失業手当）も終了した。Bの年金収入は7万円ほどだったため，今後二人の貯金100万円を取り崩して生活するしかなかった。自立相談支援機関はこの世帯から相談を受けて，まずAの就労支援を行ったが，数社に面接に行くもすべて不採用となった。相談支援の中で，Aには身体面・心理面の症状が見られたため，受診を勧めC病院（無料低額診療事業実施）を紹介した。また，Bに生活面の不安が現われたため，Aの兄弟と連絡を取って家族間の調整を行った。その後，Aは短期間の療養を経て再び就労支援を受けて，再就職を目指すこととなった。

■心理職への期待

事例のように，生活困窮者の相談支援を進めていくに際しては，利用者・世帯の経済的な面ばかりだけでなく，世帯員個々の健康面・心理面に対する支援が重要となる。窓口となる自立相談支援機関の役割・機能や相談支援員等の動きを理解し，心理職の視点から，生活困窮に至る契機となる潜在的な健康面・心理面の問題を見極めて心理的ケアなどを施してもらうことが期待される。

第Ⅲ部

保健医療の心理職の倫理と
社会的役割

第 8 章
医療における倫理の歴史的展開

大井賢一

1　最古の医療における倫理問題

　医療における倫理的展開にあって，最初に語るべきは『ヒポクラテスの誓い』であろう。その前文に「医神アポロン，アスクレピオス，ヒギエイア，パナケイア，およびすべての男神・女神たちの御照覧をあおぎ，つぎの誓いと師弟誓約書の履行を，私は自分の能力と判断の及ぶかぎり全うすることを誓います」とあり，古代ギリシャでは医術は医神から授かったものと考えられていた。

　アポロンは全知全能の神ゼウスの息子である。そのアポロンに続くアスクレピオスは何者だろうか。アスクレピオスは死人をも生き返らせるほどの名医で，そのために冥界を混乱させたとして全知全能の神であるゼウスによって誅殺されたが，後に医神として天空に祀られ，へびつかい座となった。医療・医術の象徴として世界医師会（WMA, World Medical Association），世界保健機関（WHO, World Health Organization）など世界的に広く紋章に用いられている一匹の蛇の巻き付いた杖があるが，これを「アスクレピオスの杖」である。ちなみに，ヒギエイアとパナケイアはアスクレピオスの娘たちで，ヒギエイアは清潔，衛生を意味する hygiene の語源に，パナケイアはすべてを癒す万能薬を意味する panacea の語源になっている。

　医療における倫理の歴史的展開にあって，なぜアスクレピオスがゼウスの怒りを買ったのかを知ることは重要な意味がある。

　ゼウスの息子であるアポロンは愛人テッサリアの王女コロニスの不貞を疑い，嫉妬に駆られて射殺してしまう。アポロンの子を妊娠していたコロニスの亡骸から取り出されたアスクレピオスは半人半馬ケンタウロス族の賢人ケイロンに託され，養育される。ケイロンは医薬の術に優れ，ペリオン山の洞窟に住まって，薬草を栽培しながら病人を助けて暮らしていた。医術の神アポロンの血を継ぎ，あらゆる医薬の術に長けたケイロンに教育されたアスクレピオスは優れた医師へと成長する。その医術はついに死者をも甦らせるほどに至る。アスクレピオスはアポロンの双子の兄弟アルテミスの願いでヒッポリュトスを生き返らせる。

　アスクレピオス自身は研究にも，病人や怪我人の救済にも熱心な，謙虚な人間だった。しかし，死者の蘇生は神々にすら許されない，自然の理に扱く傲慢な行為と見做され，ゼウスの放った雷光でアスクレピオスは絶命する。

このアスクレピオスの物語が指し示したことは，医師が自分にできることを，いつでも，どんな場合でも医療として提供すべきかどうかを問い，医療において医学として「できること」と医師として「してよいこと」とが一致しないということである。ここに医師の医行為には倫理的限界があることを初めて示したのである。

2 医師に対する"医療者"としての医の倫理
■弱い患者を医師が守る医の倫理"ヒポクラテスの誓い"

医師の医行為に倫理的限界があることを前提として，医師患者関係にあって医師に"医療者"として「なすべきこと」と「なすべきでないこと」を示したのが医の倫理である。医の倫理の起源というと，紀元前3世紀の『ヒポクラテスの誓い』である。

ヒポクラテスは患者の病状を客観的に観察し，経験を重んじて治療することで，それまで呪術の域を出なかった医術を科学のレベルに高めたことから"医学の祖"と呼ばれる。ヒポクラテスは患者の診療に当たって，医師は何時いかなる時も何事につけても決して医学の素人である患者に決定権を与えてはならない（paternalism）とする一方で，医学のプロフェッション（profession）として心得なければならない道徳的義務があるとした。こうしたヒポクラテスの思想は，後のアレキサンドリアの学者たちによって編纂された『ヒポクラテスの誓い』に医師のあるべき姿としてまとめられた（『ヒポクラテスの誓い』の詳細については，「第9章　保健医療専門職の職業倫理」参照）。

しかし，今日において『ヒポクラテスの誓い』はヒポクラテス医学の置かれた二千年以上前の人々の意識や医療水準から帰結する医の倫理であり，歴史的に制約された限界がある。第二次世界大戦後の人権運動の高まりとともに患者の自律性（autonomy）も高まった。そのときに『ヒポクラテスの誓い』は，医師が"医療者"として患者の利益を図るといってもそれが親子関係をモデルとした不平等な関係という意味でパターナリズム（paternalism）であって，患者の自己決定（self-determination）を無視しているとして批判の的に曝された。

■自律した患者を医師が支える医の倫理"ジュネーブ宣言"

今日において,『ヒポクラテスの誓い』に述べられた医師のあるべき姿が完全に捨て去られたわけではない。第二次世界大戦後,パターナリズム(paternalism)に基づく"弱い患者を医師が守る"という古い医の倫理観から,"自律した患者を医師が支える"という新しい医の倫理観に変わろうとしたのである。

第2回世界医師会総会(1948年)において,医師は"医療者"として患者の自律性(autonomy)が医の倫理の第一であるという新しい医の倫理観を受け入れ,現代版『ヒポクラテスの誓い』としての『ジュネーブ宣言』を採択した(『ジュネーブ宣言』の詳細については,「第9章 保健医療専門職の職業倫理」参照)。続く,第3回世界医師会総会(1949年)では,『ジュネーブ宣言』の精神をより具体的に医師の一般的な義務,患者に対する医師の義務,同僚医師に対する義務と整理された『医の国際倫理綱領』が採択された。

近年,世界医師会が刊行した『WMA医の倫理マニュアル』(2005年)では,『ヒポクラテスの誓い』をはじめとする古い医の倫理観は,「共感

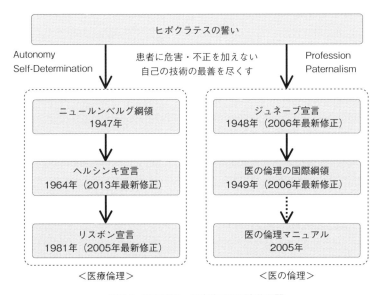

図8-1 医の倫理・医療倫理の歴史的展開

（compassion）」と「能力（competence）」という言葉に集約されている。そして，新しい医の倫理観は，医師として守るべきことを「患者の自律性（patient autonomy）」とし，それを医師集団として守る手段を「医師集団としての自律性（professional autonomy）」としている。さらに，古い医の倫理観から引き継がれている「医師としての自由裁量（professional freedom）」は「裁量（clinical autonomy）」と表現されている。このように新しい医の倫理観は，「自律性（autonomy）」という言葉に集約されよう。

3 医師に対する"研究者"としての医療倫理
■人体実験に関する最初の国際的な倫理規範"ニュールンベルク綱領"

　ジェンナーによる種痘の人体実験やパスツールによる狂犬病ワクチンの人体実験など，18世紀から19世紀にかけて，臨床医学研究に実験的方法が次第に用いられるようになった。研究は，必ずしも目の前の患者の健康を目的とするものではないため，『ヒポクラテスの誓い』のような医師の"医療者"としてのあるべき姿を記した倫理規範で，これに対応することはできない。研究に言及した倫理規範のうち最も古いものとして，新しい治療の試みにおける同僚への相談の必要性を述べた英国の医師 T・パーシヴァルの『医療倫理』（1803年）や，非治療的な研究における自発的同意の必要性を述べた米国の医師 W・ボウモントの綱領（1833年）などが知られている。しかし，当時の研究では，家族や隣人など研究者の周囲にいる人々が被験者となることが多く，被験者になることの同意は自然な形で得られていたために，T・パーシヴァルや W・ボウモントの綱領は大きく普及することはなかった。

　その後，医学・医療の進歩のために医学研究が大量の被験者を要求し始めたところへ，第二次世界大戦（1935～45年）が勃発した。戦争という極限状態では，人間の尊厳を守り抜くことはきわめて難しく，人権は容易に蹂躙される。医学研究という側面から見ると，第二次世界大戦は，大量かつ容易に被験者を供給する恰好のシステムとして稼働してしまったのである。

　医学・医療が進歩するためには人体実験は不可欠であるとしながらも，第二次世界大戦において，ナチス・ドイツは，優生学や人種衛生学に基づく劣等民族排除政策を背景に，"いずれ始末される"人間として，強制収容所の囚人たち

が人道に反する人体実験の犠牲となった。

　ナチス・ドイツの医師らが行った人体実験に関して，Rothman（1991）は，①それまで研究者たちが個々に行っていた医学研究が，政府の資金と指導による大規模な国家的プロジェクトになった。②被験者となる患者のために行われる医学研究よりも，前線の兵士など被験者以外の人々のための研究が行われるようになった。③研究者である医師と被験者が，共通の目的をもたない研究が行われるようになった。さらに④緊急を要するという理由で，被験者の同意を得ない研究が行われるようになった，といった問題点を指摘している。

　第二次世界大戦終戦後の1945年12月20日に制定されたドイツ管理委員会法第10号第2条第1項に4つの罪（①共同謀議，②戦争犯罪，③人道に反する罪，④犯罪組織への所属）が定められた。その翌年の1946年に，彼らに対する国際軍事裁判がドイツのニュールンベルクで行われた。

　ナチス・ドイツの戦争犯罪を裁いたニュールンベルク国際軍事裁判は，戦争裁判でありながらこの4つの罪に問われた被告のほとんどが医師（被告23名中，20名が医師）というきわめて特異な裁判として，ナチスの医師らによる非人道的行為が裁かれた。検察団の訴追に対して弁護団は，人体実験なしには科学と医学の進歩はありえないとして，「大きな善（多数の人々の救済）のためには，小さな悪（多少の人命の犠牲）は許される」として被告らを弁護したが，判決は，7名を絞首刑，5名を終身刑，4名を禁固刑に処した。

　この判決に至る経緯として，検察側が最初に典拠として『ヒポクラテスの誓い』を示し，医師のあるべき姿を説いたが，弁護側はそれを「臨床における医師の心得であって，医学研究を扱ったものではない」として一蹴した。次に，検察側は米国医師会の『人間を用いた実験に関する倫理の諸原則』（1945年）を典拠として示すも，弁護側は「1946年以前に行われたナチスの人体実験に1945年に制定された原理は適用できない」と反論した。時系列をつかれた検察側は英国の医師T・パーシヴァルの『医療倫理』（1803年）をもち出し，医師は新しい治療法と手術を行うに当たって，それには「健全な根拠と正当な類比と十分に立証された事実に，細心かつ良心的に支配されなければならない」と述べられていると主張した。

　その後は検察側の攻勢が続く。フランスの生理学者ベルナールは，1865年に

著した『実験医学序説』に,「たとえその結果が科学にとってきわめて有益, すなわち人々の健康に役立つことであっても, 被験者にとって害にしかならない実験は決して行ってはならない」と記しており, ヒポクラテスの「無危害の原則」が, 研究者としての医師の倫理へと拡大したことを示し, ナチス・ドイツの医師たちが行った人体実験の有害性と無益性を訴えた。これに対し, 弁護側はベルナールの『実験医学序説』に「(死刑囚に対する実験は)何らの苦痛を与えず, 何らの不都合をも引き起こさない限り, 十分許されてよい」と述べられていると反論した。

最後に, 1892年のブレスラウ大学教授ナイセルが梅毒ワクチンの研究で健康な子どもや女性を梅毒に感染させたというナイセル事件を契機に一国の倫理指針として1900年に発令されたナチス台頭前に制定されたプロシア帝国宗教・文部・医療省令『すべての大学病院, 集合診療所, 病院の施設長への指示』に「診断・治療・予防接種以外の目的の医療的介入は, 未成年者や無能力者に対して行ってはならない。明示的な同意や副作用の説明がない場合は絶対に禁止。施設長本人か特別に許可を得た者でなければ実施できない。以上の条件を満たしたことを文書に残さなければならない」と記されているとして, また,「新しい革新的な治療法の実施に先立って可能な限り動物実験を行うこと。緊急の場合を除き, 患者本人か後見人が新治療法に関する情報を予め知った上で明示的な同意を与えなければならないこと。被験者が18歳未満の場合は新治療法を用いることが妥当かどうか注意深く吟味しなければならないこと」と記されたワイマール共和制時代に, 当時ナチスの台頭によって反故にされたドイツ内務省『新治療法および人体実験に関する規制』(1931年)によって, ナチスの医師たちの有罪を訴えた。

この裁判の最も大きな歴史的意義は, 人体実験に関する最初の国際的な倫理規範となった『ニュールンベルク綱領』が, 1947年の判決に伴って作られたことにある。人を対象とする研究は医学の進歩にとって必須であり, ナチスの残虐な人体実験を裁くに当たって, 人体実験そのものを罪悪とすると, 医学研究全体を否定することになってしまう。米国の医学者アイビー(生理学・薬理学)とアレクサンダー(精神神経医学)の二人が起草したこの綱領は, 医学研究における人体実験の必要性を認めつつ,「容認できる人体実験とは何か」を示

した世界初の倫理規範である。

　全10項目のうち，第1項「被験者の自発的な同意が絶対に必要不可欠である。（以下略）」と第9項「被験者には（中略）実験を中止する自由がなければならない」の2つは，今日でいうインフォームド・コンセント（informed consent）や自己決定権の概念を示しており，とくに注目される。

　それは医術を最初に呪術から切り離したヒポクラテスが医師をプロフェッション（profession）とする一方で，医師のあるべき姿を示すために医の倫理を打ち立てたように，このときに医療には新しい倫理観が求められたのである。『ヒポクラテスの誓い』の根底にあるパターナリズム（paternalism）という古い倫理観に基づいた医療が「本人の自発的な同意のない人体実験」という「人道に反する罪」を犯してしまったのである。それがニュールンベルク国際軍事裁判で弾劾されたのである。一方で，新しい医学・医療の発展のためには「人体実験」は不可欠であるとのジレンマに陥った。そのために「なすべきこと」と「なすべきでないこと」を新たに決める必要に迫られた。その結果が被験者の人権を第一とする医師の"研究者"としての新しい倫理観"医療倫理"が誕生したのである。

　そして，医療倫理の起源は，「医学的研究においては，その被験者の自発的同意が本質的に絶対に必要である」と謳っている『ニュールンベルク綱領』の第1項にある。また，ニュールンベルク倫理綱領の第1項に示されている「充分に内容を知らされた後の自発的同意」は，患者の人権を担保するために今日の医療や医学研究に必須となっているインフォームド・コンセント（informed consent）原理を導き出した。

■医師に対する"研究者"としての最初の国際的な倫理規範"ヘルシンキ宣言"

　世界医師会は，1948年の第2回世界医師会総会で『ジュネーブ宣言』を採択した。しかし，『ニュールンベルク綱領』は，人体実験における非治療的人体実験のみを扱っていること，被験者の自発的同意を絶対条件にしていること，実験者が被験者になれば死や障害を引き起こす危険性が予見される実験も行ってよいと読めることなどの不十分さを認識されてきている。『ジュネーブ宣言』

は"現代版ヒポクラテスの誓い"としての色合いが濃く，医学実験への言及はなかったが，ナチス・ドイツの医師たちの犯罪を非難して，二度とこのような犯罪を繰り返さないように戒めている．1954年の第8回世界医師会総会で『人体実験に関する決議：研究と実験関係者のための諸原理』が採択された．この決議では，①実験は被験者を尊重する一般的規則に従う，資格のある科学者によらなければならない．②医学実験の最初の成果は慎重に公表しなければならない．③人体実験を行う際には実験者が第一の責任を負う．④健康な被験者に実験する場合は，被験者の，完全に情報を与えられた，自由な同意を得なければならない．患者に実験する場合は，患者あるいは最近親者の同意を得なければならない．実験者は被験者ないし後見人に実験の内容とそれを行う理由と危険性を伝えなければならない．⑤冒険的な手術や治療は絶望的な場合にのみ行ってよい，いうことを定めている．

その後1954年から1960年にかけて世界医師会の医療倫理委員会は人体実験の問題の研究を続け，1964年の第18回世界医師会総会で『ヘルシンキ宣言』としてヒトを対象とする研究の唯一の国際標準の倫理原則であり，ヒトを対象とする医学研究における医師や被験者の指針が採択された．

『ヘルシンキ宣言』は，人体実験を行うに当たって守るべき具体的な手続きを示したものであるが，基本理念は『ニュールンベルク綱領』を踏襲している．そこではナチス・ドイツの医師たちが行ったような非治療的人体実験を対象としており，より頻繁に行われる治療的研究を想定していない．ヘルシンキ宣言では治療的研究をも対象に加え，さらに，同意の"絶対性"など，ニュールンベルク綱領の問題点を改訂して作られた．その後，1975年の第29回世界医師会総会で採択された東京改訂で，人体実験のプロトコルは倫理委員会で審査し承認されなければならなくなった．また，インフォームド・コンセント（informed consent）がより重視され「基本原理」の中に組み入れられた．『ヘルシンキ宣言』はその後1983年，1989年，1996年，2000年，2008年，初版以来6回にわたる改訂を経て，2013年にブラジルで開催された世界医師会フォルタレザ総会で37項目から成る最新版となり，今日も，人を対象とする研究の世界的な基本原則となっている．さらに，国際医科学団体協議会（CIOMS, Council for International Organizations of Medical Sciences）と世界保健機関

（WHO, World Health Organization）は，『ニュールンベルク綱領』と『ヘルシンキ宣言』をもとに，特に新興国への適用に際して不足する部分を補い，詳細な指針『人を対象とする生物医学研究の国際倫理指針』を作成している。

4　生命倫理の誕生
■死生観に対する医学と宗教の乖離
　19世紀，生命の始まりについて宗教と医療は，神から与えられた生命が女性の恣意的な選択で中絶することは許されないとする同じ考えであった。1869年，ボルティモアのスポールテイング司教は司教書で中絶を「神と教会の目には大いなる罪」として非難し，宗教の立場からいかなる状況下であろうと中絶を認めないとした。1886年，ニューヨークの外科医J・E・ケリーは，「受精が起こり，卵子が生命を受けた瞬間から胎児は人間であり，幼児と大人は程度が異なるだけで種類が異なるわけではない。従ってそれは奪うことのできない生存権を持った＜人間＞であり，その殺害は殺人である」と医療の立場からも中絶を認めないとしていた。

　1960年代には，産婦人科医A・E・ヘレガースを中心とする「受胎調節についての法王委員会」がつくられ，この委員会の多数意見として，「避妊は本質的に悪であるわけではない」とされた。しかし，1968年に発表されたパウロ6世の回勅「人間の生（Humanae Vitae）」では，生命への尊重と人工的な産児制限への反対を表明し，その多数意見が退けられ，新しい科学的データによって結婚についての教会の考え方は影響を受けないとされるなど，避妊や結婚についての，カトリック教会の伝統的な立場が固持された。一方，医療の立場としては，1973年の「中絶は憲法で守られているプライバシーの権利のひとつ」とした最高裁ロウ対ウェード（Roe v. Wade）判決によって，胎児を産むか否かは女性の権利であるとする考え方が浸透し始めた。

■科学技術の進歩による医学の発展がもたらした新たな死生観
　ニュールンベルク国際軍事裁判を行った米国自身は，ナチス・ドイツの医師たちによる非人道的行為を自らの問題としては捉えていなかった。第二次大戦中，米国でも医学は軍事研究の一環と捉えられ，兵器研究とともに国家プロジ

ェクト的な色彩が濃くなっていたが，戦後もその方向が継続された．医学研究の国家予算も無尽蔵といえるほど増大したため，臨床研究は急激に巨大化し，多くの被験者を要求するようになった．そして，研究者と被験者の個人的なつながりは薄れ，多くの被験者は研究者にとって名も知らぬ患者"群"となった．さらに被験者個人の直接的な利益にならない研究が増加し，以前は人体実験といえども治療的研究であり，実験の成功は被験者個人の幸福に直結していたが，以下のような科学技術の進歩による医学の発展に伴い"最大多数の最大幸福"が求められるようになると，目の前にいる患者の利益より，その背後に控える最大多数となる患者予備群や第三者の利益が優先され始めた．

人工透析
　1960年代当初，透析は主に急性腎不全患者に対する治療として行われ，慢性腎不全はその適応ではなかった．しかし，その当時，米国では慢性腎不全で毎年10万人の患者が死亡していた．1960年，ワシントン大学の内科医ベルディング・スクリブナー博士によるシャントの開発によってワシントン州シアトル市のスウェーディッシュ・ホスピタル人工腎臓センターに収容限度を超えた人工透析希望者が殺到した．しかし，透析には当時1人当たり年間1万5000ドルが必要であった．そのため，誰に透析を優先して受けてもらうかを判断しなければならなくなり，1961年に人工腎臓センター管理政策委員会が設置された．しかし，病院では5人分の透析供給体制が限度であったため，この委員会は「生か死か委員会（life or death committee）」や「神の委員会（God committee）」と揶揄された．医療技術の進歩の過程で，生きることを許される患者と生きることを許されない患者，その選別の基準は何であるかとの疑問が呈されたのである．

心臓移植
　脳死と心臓死との間に時間的な差異，タイムラグがあるケースについてはすでに19世紀末に知られていた．1952年，今日の人工呼吸器のモデルが考案され，開発が進み，脳死に至っても心臓を動かすことができるようになったことが脳死を顕在化させた．1967年，南アフリカ共和国の外科医クリスチャン・バーナードにより世界最初の心臓移植手術が行われ，「中枢神経系の活動が全く見てとれないということが，死の新しい基準となるべきだ」との議論が沸き起

こった。そして，1968年，ハーバード大学が「不可逆的昏睡」の定義を発表し，①刺激に対する無反応性，②呼吸停止，③反射の消失，④脳波の平坦化を脳死判定基準とした。1981年にはアメリカ大統領委員会で「死のガイドライン」が出され，日本でも1985年に当時の厚生省研究班がいわゆる「竹内基準」を発表，現在の脳死判定基準の基礎となった。科学技術の進歩によって脳死という新しい死の概念が誕生した。

延命措置

1973年に小児科医R・ダフとA・G・M・キャンベルは，意思表示ができない患者の延命措置に関して「患者が"いいえ"と言えないのであれば，治療をいつまででも続けるべきなのか？」との問題を提起した。1976年，カレン・アン・クインラン事件が起こり，ニュージャージー州最高裁は「場合によっては，医師は，殺人の罪に問われることなしに，生命維持装置を停止させることができる」として，QOL（Quality of life）の観点から延命措置を中止できると判示した。

■**被験者保護のための倫理原則"ベルモント・レポート"**

医学が進歩し，人々が宗教から離れていった時代にあって，1966年7月，ハーバード大学医学部教授であったBeecher（1966）は，『ニューイングランド医学雑誌』に「倫理と臨床研究」と題する論文を発表する。この論文で，1950～60年代に米国内で行われた以下の2つの事件を含む22の非人道的な人体実験を例示し，告発した。

ウィローブルック肝炎事件（1956-72年）

ニューヨーク大学のソール・クルーグマン博士の研究チームが，γ-グロブリン注射による肝炎予防法の研究を計画した。1956年から1972年にかけて，ニューヨーク州スタッテン島にある知的障がい児の施設のウィローブルック州立学校で，入所している知的障がい児に対し"人体実験"を繰り返していた。その内容は肝炎のウイルスを人為的に児童に感染させるというもので，著名な科学雑誌に掲載されるなど公然と行われていた。この実験により肝炎への免疫を得ることができ，保護者の同意も得ているというのがクルーグマンの言い分だったが，実際には同意に必要な実験の詳細は保護者には知らされておら

ず，また各家庭の事情により受諾せざるを得ない状況もあり，その結果，800人程度の肝炎の感染者が発生した。この実験により得られた研究の成果は大きかった。たとえばγ-グロブリンが肝炎予防に役立つなど，今日の医療に役立つ情報も多く得られた。

タスキギー梅毒事件（1932-72 年）

　1932 年，公衆衛生局（Public Health Service）は，アラバマ州メイコン郡タスキギーのアフリカ系住民の梅毒患者 399 人に対して，無料健康診断を提供するという広告で梅毒の自然史を調査するために研究に参加させた。1946 年，ペニシリンが有効な治療法として広く利用できるようになった後も被験者に治療機会を与えず調査を継続し，1936 〜 72 年，多くの報告論文を医学雑誌に掲載した。1972 年，『ニューヨーク・タイムズ』の 399 人中 28 人が梅毒により死亡とのスクープにより研究中止を表明し，1997 年，当時のクリントン大統領が公式に謝罪を行った。

　他にも 1963 年の高齢の入院患者に無断でがん細胞を静脈注射したユダヤ人慢性疾患病院事件やチンパンジーの腎臓を人間に移植したトゥレイン大学事件など，多数の人体実験が告発された。

　これらの告発に促されるように，1966 年，国立衛生研究所（NIH, National Institutes of Health）は公衆衛生局を通じ，連邦政府が出資した研究すべてを包括する倫理指針を発表した。NIH は被験者にとって研究内容の完全な理解は実現不可能であり，研究のインフォームド・コンセント（informed consent）には限界があると考えていた。この指針では，研究計画を審査する施設内倫理審査委員会（IRB, Institutional Review Board）の設置を，国の方針として初めて研究施設に求めた。しかし，以後も「人体実験」スキャンダルが相次いでもち上がる。ついに医学研究の倫理は連邦議会にもち込まれ，激しい論争の末，1974 年，医学研究全般にわたる規制をめざす初の法律となった国家研究法（National Research Act）が成立した。国家研究法は，臨床研究を実施する機関に IRB の設置を義務づけるとともに，「生物医学・行動学研究における被験者保護のための国家委員会」を設置した。この委員会により臨床研究の倫理基準が検討され，1979 年，保健福祉省（DHHS, Department of Health and Human Services）は『被験者保護のための倫理原則およびガイドライン』，通称"ベル

モント・レポート（Belmont Report）"が発表される。

　ベルモント・レポートは，研究に関する責任の所在を明らかにするため，研究と診療は明確に区別されるべきことをまず述べている。その倫理規範は，①人格の尊重，②善行，③正義の３つの原則に凝縮され，これらはそれぞれ，①インフォームド・コンセント（informed consent）の確保，②危険性と利益の評価，③被験者の公正な選抜として臨床研究に適用された。ベルモント・レポートの原則主義は，多項目から構成されて煩雑だったそれまでの綱領の欠点を克服し，必要かつ十分な判断基準を提示するものとなった。

　連邦政府諸機関は，ベルモント・レポートを基本原則として，臨床研究の諸規則を作成するが，機関ごとに異なるルールを設けていては煩雑なため，基本的にすべての機関が，2009年に成立した保健福祉省（DHHS, Department of Health and Human Services）の連邦行政規則第45編第46部（45 CFR 46）の一部を，共通の規則（通称"コモン・ルール"）として採用するようになり，今日に至っている。

■生命倫理における米国４原則と欧州４原則

　生命倫理は，bioethics という英語の訳語で，ギリシャ語で「生」を意味する bios と，倫理を意味する ethike に由来する，bio と ethics という英語の合成語である。Bioethics という言葉は，1970年にウィスコンシン大学医学部の免疫学者Ｖ・Ｒ・ポッターによって発案され，それは地球で人間が存続していくにはどうしたらよいかを生物学と倫理学が連携していく，今日の環境倫理学に近い概念であった。しかし，当時の医療は医学や生物科学の進歩によって医師・患者関係あるいは研究者・被験者関係といった当事者間だけの関係にとどまらず，法制度の確立や宗教による価値観や死生観の違い，社会的ないしは歴史的な意味づけなど，医療者あるいは研究者以外の多くの人が関わらざるを得ない倫理問題を生み出していた。1971年，ジョージタウン大学で生殖医学を研究していたヘレガースは，ケネディ倫理研究所の設立と同時に，人間の生殖や発達の観点から，その一部門として，これらの倫理問題を学際的に研究する「バイオエシックス・センター」を創設した。それは後に Reich（1978）が『生命倫理百科事典』の序論で「生命科学（life sciences）と医療（health care）の領

域における人間の行為を，道徳的諸価値や諸原理に照らして吟味する体系的研究」と定義する生命倫理（bioethics）を研究するセンターであった。

　米国においては，ベルモント・レポートをもとに Beauchamp & Childress（1979）によって，医療現場で倫理的問題に直面したときの解決の指針として，①自律尊重（respect for autonomy）：自律的な個人の決定を尊重すること，②無危害（non-maleficence）：危害を加えないこと，③善行（beneficence）：最善を尽くすこと，④正義（justice）：公正に限られた医療資源を配分することといった生命倫理の4原則が提示された。

　また，欧州においても，Rendtorff & Kemp（2000）が EU の欧州委員会に対して行った『バルセロナ宣言（Barcelona Declaration）』によって，①自律（autonomy）：自律を自己決定に限定せず人間のもついくつかの能力の総体とすること，②尊厳（dignity）：人間やそれ以外の存在に道徳的地位を認めること，③不可侵性（integrity）：人間が介入・改変すべきでない生命の核心部分を保護すること，④脆弱性（vulnerability）：自律・尊厳・不可侵性のいずれかを脅かされている存在を保護することといった生命倫理の4原則として提示された。

　その後，生命倫理は国境を越えた取組みとして，2003年の第32回ユネスコ（UNESCO）総会で『生命倫理の包括的規範に関する宣言』の策定を決議し，2005年の第33回ユネスコ（UNESCO）総会で『生命倫理と人権に関する世界宣言（Universal Declaration on Bioethics and Human Rights）』として採択された。その原則は，①人の尊厳・人権，②利益と有害性，③自律性と個人の責任，④同意，同意の意思表示ができない人の保護，⑤脆弱性と個性の尊重，⑥プライバシーと秘密保持，⑦平等・正義・公正，⑧差別と烙印の排除，⑨文化の多様性と多元的価値の尊重，⑩連帯性と協調，⑪社会的責任と衛生，⑫利益の共有，⑬次世代の保護，⑭環境・生物圏・生物多様性の保護，と多岐に及ぶものとなった。

第 9 章
保健医療専門職の職業倫理

大井賢一

1 職業倫理とは

　職業倫理（professional ethics）とは，プロフェッション（profession）としての倫理である。

　プロフェッション（profession）は「専門家，専門職」といった日本語に対応する。profession は，動詞の profess とともに，ラテン語 profiteor の完了分詞 professus から派生した言葉である。profiteor というラテン語は，宗教上の「公に宣言する」という意味である。

　また，Pincoffs（1971）によると，プロフェッション（profession）は，①世の中にどうしても不可欠で他に代え難い独特な社会的サービスに従事している，②高度な知識を備えている，③その専門職に固有の特殊な知識を応用することができる，④自律性をもって自己規制する能力をもっていると主張する集団の構成員である，⑤倫理綱領を承認し，肯定している，⑥強度な自己研鑽を示し，諸々の行動と決定に対する個人的責任を引き受けている，⑦自己のことよりはむしろ社会の利益を第一の関心事にして，それを支持している，⑧経済的報酬よりはむしろサービスに関心を払っている，といった条件を満たしている者のことである。

　したがって，職業倫理とは，ある職業に就いている個人や職能団体が自らのプロフェッション（profession）としての社会的な役割や責任を果たすために，その職能が設定する努力目標，最高あるいは理想的な行動を律する規範のことである。

　職業倫理を定める目的として，Sinclair et al.（1996）は，①集団のプロフェッション（profession）としての地位を築くことに寄与する。②個々のプロフェッション（profession）の助力となり手引きとして働く。③プロフェッション（profession）としての地位を保つための責任を果たすことに寄与する。④個々のプロフェッション（profession）が倫理的ジレンマを解決する助けとなる道徳基準を与えるといった4つを挙げている。

　具体的にはあるプロフェッション（profession）が「何を目標として，どのように働くべきか」といったことをその内容としているが，必ずしも明文化されているわけではない。

　しかし，今日，日本における医師，歯科医師，看護師，薬剤師，社会福祉士，

介護福祉士，臨床心理士といった保健医療専門職では，以下のように，それぞれの職能団体が職業倫理を定め，明文化している。

①日本医師会：医師の職業倫理指針〔改訂版〕（2008年）
②日本歯科医師会：信頼される歯科医師Ⅱ歯科医師の職業倫理（2008年）
③日本看護協会：看護者の倫理綱領（2003年）
④日本薬剤師会：薬剤師倫理規定（1997年）
⑤日本臨床衛生検査技師会：日本臨床衛生検査技師会倫理綱領（1991年）
⑥日本栄養士会：管理栄養士・栄養士の倫理綱領（2002年）
⑦日本社会福祉士会：社会福祉士の倫理綱領（2005年）
⑧日本精神保健福祉士協会：日本精神保健福祉士協会倫理綱領（2013年）
⑨日本理学療法士協会：日本理学療法士協会倫理規程（2012年）
⑩日本介護福祉士会：日本介護福祉士会倫理綱領（1995年）
⑪日本臨床心理士資格認定協会：臨床心理士倫理綱領（1990年）

　最古の職業倫理は，保健医療専門職の一つである医師に対し，医師として「なすべきこと」と「なすべきでないこと」を示した『ヒポクラテスの誓い』であり，今日の職業倫理における重要な項目のすべてがこの誓いに凝縮されている。

2　保健医療専門職の職業倫理の誕生

　ヒポクラテス（Hippocrates, BC460～375）を最高峰とする古代ギリシャ医学の姿が書き残されているのが『ヒポクラテス全集』である。これは彼自身が書いたものではなく，その死後の紀元前3世紀ごろアレキサンドリアの学者たちが編纂したものである。『ヒポクラテス全集』は古代ギリシャ医学の集大成であり，古代ギリシャ医学の代表として彼の名を冠している。

　ヒポクラテス以前の医学は，人間に起こる病気は，神の祟り，悪魔の仕業，霊の憑依など，いずれも宗教的な原因によって起こるものと考えられていた。病気に対する対処法も，神の祟りを鎮める，悪魔や悪霊を追い出すなどの呪術によって行われていた。このように呪術の対象は神・悪魔・霊であり，病む人ではない。したがって呪術師は呪術の"有効性"について責められることはあっても，病む人への"有害性"について責められることはなかった。

しかし、ヒポクラテスは、健康と病気を自然現象として科学的に観察し、"有効性"を明らかにすることで、医術を呪術から引き離した。そして、人間の心身には健康に復そうとする自然の力があり、医師はそれを医術によって助けるのが任務であるとしたことで、医術の対象は病む人、すなわち患者となった。しかし、それによって医師は医術の"有効性"について問われるだけでなく、患者に対する"有害性"についても責められることになった。ここで言う有害性には医術に伴う医療事故と、医術を行う医師に伴う医療過誤とがある。神ではなく人である医師が行う医術であるゆえ、この有害性をゼロにはできない。しかし、ヒポクラテスは有害性を限りなくゼロに近づけるために、医師として「なすべきこと」と「なすべきでないこと」を示し、それは自身の属するコス学派という医師集団の医師のあるべき姿となり、さらにそれは医師全体に通じる医師の職業倫理としての"医の倫理"が誕生したのである。後に『ヒポクラテス全集』に収められる『ヒポクラテスの誓い』は、当時の医師の職業倫理の集大成に、代表としての彼の名を冠したものである。

このように、ヒポクラテスは今日の医学・医療につながる医術を示したことから"医学の祖"と呼ばれている。また、ヒポクラテスは今日にも通じる医師のあるべき姿を示したことから"医聖"とも呼ばれている。

3　医師の職業倫理としての『ヒポクラテスの誓い』

ヒポクラテスは古代ギリシャの医師で、それまでの呪術を排して科学的な観察と経験を重んじ、今日の医学の基礎を築いた。医師の職業倫理について記されたヒポクラテスの名を冠した宣誓文が『ヒポクラテスの誓い』であり、世界中の西洋医学教育において現代に至るまで語り継がれている。その内容を要約すると以下の通りである。

①医術を教えてくれた師に尊敬の念を捧げる。
②誓約で結ばれる弟子にのみ医術を伝承する（徒弟制度）。
③患者に最善を尽くし（善行原則），危害や不正を加えない（無危害原則）。
④依頼されても人を殺す薬を与えない（安楽死の禁止）。
⑤婦人を流産させる道具を与えない（妊娠中絶の禁止）。
⑥生涯を純粋と神聖を貫き，医術を行う。

⑦どのような要因があろうと患者を区別しない（差別の禁止）。
⑧患者の秘密を守る（守秘義務）。

　Dyer（1988）は『ヒポクラテスの誓い』に対して，医療技術が高度化した現代では，時代錯誤である。患者の諸権利を不十分にしか強調していない一方で，医師間の関係を強調し過ぎており，倫理と言うよりはむしろエチケットに過ぎない。安楽死と妊娠中絶に反対している。救急医療中心であり，予防医療や進行性疾患への医療にはほとんど触れていない。患者の利益を図るといってもそれは親子関係をモデルとした不平等な関係という意味でパターナリズム（paternalism）であって，患者の自己決定を無視している，といった批判があるとしている。

　こうした批判に対して，近代医療といえどもハイテクと同一視できないわけではなく，人間的な目標に従属することにかわりはない。患者の権利は，医療の現実を無視して患者を最初から自律的存在として前提にしている点で問題がある。『ヒポクラテスの誓い』はルールを列挙したものではなく，その意図の点から象徴的に理解されるべきである。また，それ以外に選択の余地がないとしても，だからといって安楽死や妊娠中絶が良いということにはならない。生命の保持という倫理的基準は法的考慮とは別に尊重されなければならない。医療上の決定が応急措置でない限り，パターナリズム（paternalism）と患者の自律性（autonomy）は必ずしも矛盾しない。『ヒポクラテスの誓い』で最も重要な点は，個々の患者の利益を大切にしているということである，として反論している。

　『ヒポクラテスの誓い』の結びに「この誓いを守りつづける限り，私は，いつも医術の実施を楽しみつつ生きてすべての人から尊敬されるであろう。もしもこの誓いを破るならばその反対の運命をたまわりたい」とする患者に対して無限責任を負おうとする覚悟において，今日に至るまで，医師の職業倫理の根幹を成している。

4　現代版『ヒポクラテスの誓い』としての『ジュネーブ宣言』

　『ヒポクラテスの誓い』は，患者の生命と健康保持のための医療を要とし，患者のプライバシー保護，医学教育における徒弟制度の重要性，専門職としての

医師の尊厳など多岐にわたる。しかし，二千年以上前の医療状況下で書かれたものであるため，その表現の一部は現代に適さないものもある。そこで，『ヒポクラテスの誓い』を現代的な言葉で表したのが，1948年に第2回世界医師会総会で採択された『ジュネーブ宣言』である。

『ヒポクラテスの誓い』では医師の一人として「ギリシャの医神たちに誓う」のに対して，『ジュネーブ宣言』では医師の一人として「自身の自由と名誉にかけて誓う」としている。

そして，『ジュネーブ宣言』で誓う内容は10項目ある。そのうち以下に記す8項目が『ヒポクラテスの誓い』の内容に相当する。

①人類への奉仕に自分の人生を捧げる。
②教師に当然の感謝と尊敬の念を捧げる。
③良心と尊厳をもって医療を行う。
④患者の健康を第一の関心事とする。
⑤患者の秘密を守る。
⑥医師専門職の名誉と高貴な伝統を守る。
⑦同僚は同胞と思う。
⑧どのような要因があろうと患者を区別しない。

そして，以下に記す2項目で『ヒポクラテスの誓い』で批判の的となっていたパターナリズム（paternalism）を排し，患者の自己決定を尊重することに重きを置くに至っている。

⑨人命を最大限に尊重し続ける。
⑩脅迫されても人権や国民の自由を犯すために医学的知識を利用しない。

そして，第2回世界医師会総会で『ジュネーブ宣言』を採択して以降，1949年にはより具体的に医師の一般的な義務，患者に対する医師の義務，同僚医師に対する義務と整理された『医の国際倫理綱領』が第3回世界医師会総会で採択，2005年刊行の『医の倫理マニュアル』とその精神は引き継がれている。

日本においても日本医師会が1951年に『医師の倫理』を定め，医師の職業倫理の向上に努めてきたが，その内容は医師の行為の根本は仁術である，人命の尊重を念願すべきなどと記載されている。1948年に世界医師会が医師の職業倫理として患者の人権を尊重すべきとしたことについては全く触れられておら

ず，第二次世界大戦以前のパターナリズム（paternalism）に基づいた医療の提供を医師たちに求めていた。

その後の社会状況の変化に応じて見直しが急務であるとの認識から，2000年に新たな『医の倫理綱領』を採択した。その内容は医師が常に新しい医学の知識と技術の習得に努めること（生涯学習），この職業の尊厳と責任を自覚して人格を高めること，互いに尊重し合い医療関係者と協力すること，医療の公共性を重んじ法を守ることを掲げた。そして，新たに「医師は医療を受ける人々の人格を尊重し，優しい心で接するとともに，医療内容についてよく説明し，信頼を得るように努める」という患者の人権，患者の自己決定を尊重する項目が加えられ，日本においても世界水準の医師の職業倫理が整えられた。その後，2004年には具体的事例についての『医師の職業倫理指針』（2008年改訂）が制定され，日本医師会会員全員に配布することで医師の職業倫理の向上に努めてきた。

5 看護師の職業倫理としての『ナイチンゲール誓詞』

保健医療専門職である医師に紀元前3世紀から現在に至るまで伝達されてきた『ヒポクラテスの誓い』を参考にして保健医療専門職である看護師の職業倫理として作られたのが，『ナイチンゲール誓詞』である。

看護師の起源は17世紀のヨーロッパで，男性修道士たちが奉仕活動の一環として病院の看護を行っていたことである。看護という行為はキリスト教の宗教観である"隣人愛"と強く結びついたものであり，病院を意味するhospitalという語そのものが"巡礼する人や異邦人，貧民を受け入れてもてなす"ことを意味したhospitalityという語を転用したものであることからもそれは容易に理解できるだろう。その後も中世の宗教騎士団だったヨハネ騎士団などが騎士修道会を結成して巡礼病院を開設した記録が残っている。

"近代看護教育の母"と言われるフローレンス・ナイチンゲール（Florence Nightingale, 1820～1910）は，こうした宗教に帰着していた看護を独立させて，科学的知識に根拠をおく技術として発展させてきた。

1854年にクリミア戦争が勃発すると，ナイチンゲールは従軍し，陸軍病院で博愛精神に基づく傷病者の世話を実施するとともに，病院の建設や病院の管理，

さらには軍の保健医療政策全般にわたる考察や助言を行っていた。そして，ナイチンゲールは，それまで世話不足による死亡者が多いとされてきた中で，それが不衛生による感染死亡者であると，院内の衛生環境改善に尽力し死亡者を激減させたことで証明した。こうしたクリミア戦争での働きを讃えてヴィクトリア女王から贈られた基金によって1960年に聖トーマス病院内に開設されたナイチンゲール看護学校は独立の看護教育施設で近代看護の起点となった。その教育は，宗教を背景とした人道主義の精神をそのまま引き継いでいたが，看護は宗教に束縛されることなく自由に，1つの職業として存在するものであることが強調されていった。近代看護がどこよりも発展して世界のモデルとなったのは米国であり，1880年から1900年までの間に約1,000校の看護学校が設立された。

1893年，米国デトロイト州にあるハーパー病院看護学校の校長リストラ・グレッター（Lystra Gretter）夫人らによってナイチンゲールの残した功績を讃えて作成されたのが『ナイチンゲール誓詞』である。

『ナイチンゲール誓詞』は，看護に関わる者としての任務や心構えをナイチンゲールの精神をもとに作られた宣誓文である。その内容を要約すると以下の通りである。

①純潔・忠実に人生を送り，患者の看護のために力を尽くす。
②害・毒があるすべてのものを絶ち，悪しき薬（致死薬）を用いない。
③自らの看護技術の向上に努める。
④看護を行う上で自分が知り得た事柄を決して他人に漏らさない。
⑤心より医師を助け，患者の幸福のために身を捧げる。

しかし，『ナイチンゲール誓詞』は看護師の仕事が医師の補助業務であるとされていた時代の考え方で，当時に比べて飛躍的に進歩した医療技術や，看護師の役割，医師と看護師の関係の変化などを考慮すると，現在の看護業界において適切ではない表現や不足している内容が指摘されている。しかし，『ナイチンゲール誓詞』に記されている「患者のために力を尽くす」という看護師としての態度や心構えは，100年以上経った今でも患者に対する看護師の向き合い方として身につけなくてはならない基本姿勢といえよう。

日本においては日本看護協会が1985年に『看護婦の倫理規定』を制定した。

しかし，近年の価値観の多様化に伴って，①看護者は対象となる人々との信頼関係を築き，その信頼関係に基づいて看護を提供する，②看護は人々の知る権利及び自己決定権を尊重し，その権利を擁護する，といった新たな項目が追加された『看護者の理論要綱』が 2003 年に制定され，今日の日本における看護師の職業倫理の普及と向上に寄与している。

6　保健医療専門職としての守秘義務と証言拒絶権

　保健医療専門職は，専門教育の必要性，その行為の特殊性から国家による資格試験が行われており，その専門資格に対して，その資格をもった者でなければ，その資格に応じて定められた業務を行ってはならないとする"業務独占権"や，その資格を名乗ることができないとする"名称独占権"，そして，その資格をもって行ったサービスに対して"金銭的報酬"を求めるといった権利が与えられている。

　一方で，保健医療専門職は，その行為の公共性から高い倫理観が求められ，『ヒポクラテスの誓い』や『ナイチンゲール誓詞』といった職業倫理がそれぞれの職能集団ごとに定められている。中でも"守秘義務"については，以下のようにすべての保健医療専門職に課せられている。

　①医師・歯科医師・薬剤師・助産師：刑法 134 条 1 項
　②保健師・看護師・准看護師：保健師助産師看護師法 42 条の 2
　③診療放射線技師：診療放射線技師法 29 条
　④臨床検査技師：臨床検査技師等に関する法律 19 条
　⑤理学療法士・作業療法士：理学療法士及び作業療法士法 16 条
　⑥視能訓練士：視能訓練士法 19 条
　⑦臨床工学技師：臨床工学技士法 40 条
　⑧義肢装具士：義肢装具士法 40 条
　⑨救急救命士：救急救命士法 47 条
　⑩言語聴覚士：言語聴覚士法 44 条
　⑪歯科衛生士：歯科衛生士法 13 条の 5
　⑫歯科技工士：歯科技工士法 20 条の 2
　⑬あん摩マッサージ指圧師，はり師，きゆう師：あん摩マッサージ指圧師，

はり師，きゅう師等に関する法律7条の2
⑭柔道整復師：柔道整復師法17条の2
⑮精神保健福祉士：精神保健福祉士法40条
⑯社会福祉士・介護福祉士：社会福祉士及び介護福祉士法46条

　その他，訪問介護サービスを行う事業者や職員に対しても，各都道府県（指定都市又は中核市）の「居宅サービス事業者等の指定基準等に関する条例」で守秘義務が規定されている。また，介護支援専門員（ケアマネージャー）に対しては，介護保険法に守秘義務の規定がある。

　このように保健医療専門職に守秘義務が課せられる理由は，第一に患者が適切な治療を受けるためである。なぜならば，医師は診療にあたって患者の内密の事情をも把握する必要がある。守秘の保障があって初めて患者は医師にそのような内密の情報を打ち明けることができる。そして，医師は診療にあたって患者の診断や検査の結果を知り得る。守秘の保障があって初めて患者は安心して診断や検査を受けることができる。一方で，医師は患者の私的な利益として，たとえば患者の心臓の状態や死が差し迫っていることを配偶者に伝えることは守秘義務違反とはいえない。また，医師は患者の守秘義務より優先する公的な利益として，①出生証明書と死亡診断書を提出しなくてはならない（医師法19条2項），②（接触）伝染性の病気，感染症（感染症予防法7条，12条）や食中毒（食品衛生法58条）を報告しなければならない，③子どもの虐待事例を通報しなければならない（児童虐待防止法6条），④麻薬中毒患者を診察したら通報しなければならない（麻薬及び向精神薬取締法58条の2），⑤ある種の怪我（例えば，銃・火器による怪我）を通報しなければならないとしている。

　第二に患者の不利益を防ぐためである。患者の医療に関係する情報は他者に開示されると，①本人に対する不利益を招くもの，②本人が開示を望まない一身上のものが少なくない。そのため刑事訴訟法105条・149条と民事訴訟法197条1項にあって医師，歯科医師，助産師，看護師，薬剤師，医薬品販売業者の職にある者（これらの職にあった者）は，職務上知り得た事項で黙秘すべきものについて証言の拒絶あるいは押収の拒否をすることができる。しかし，①医師患者関係が成立していないときに医師に伝えられた情報，②診断・治療の目的で医師に伝えられたものではない，もしくは診断・治療の目的に必要でな

い情報（たとえば，銃創を誰が，なぜ負わせたか），③拘留手続，遺言書，保険証書を扱う訴訟において，④患者が自分の身体的・精神的状態を問題にしている訴訟において（たとえば，心神喪失による弁護），⑤法令によって要求される報告（たとえば，児童虐待）については，証言拒絶権の例外となる。

第 10 章
保健医療の心理学の社会的役割と倫理

1 法的義務・責任（津田　彰）

　日本学術会議は，学術の現代的使命として，従来の「学問のための学問」という純粋な真理探究という古典的な使命を超えて，社会に対して「行動規範の根拠を提供する開いた学術」をめざすことを近年唱導している。そこでは，「学術と社会の新しい相互関係」を構築するために，「心理学」の学範（discipline，デシィプリン）を議論しながら，その役割について論じている（日本学術会議心理学分野の参照基準検討分科会, 2014）。

　保健医療の現場では今，社会の至るところに蔓延するストレスに起因したうつ病などの「精神的健康（メンタルヘルス）」と生活習慣病などの「行動的健康」への対応，病気や障害と共存できる QOL の追求，積極的健康（ポジティブ・ヘルス）の意識の高まりを反映した病気の予防と健康増進の取組み等が課題となっている。心理学の専門家としての心理職もまた，これらの課題に応えることが期待されている。今般の公認心理師の国家資格制度化は，これらへの貢献の可能性を大いに広げてくれている。

　では保健医療の現場において，心理職には具体的にどのような役割が期待され，どのような貢献ができるのか。その専門活動の中で，どのような法的義務・責任が生じてくるのだろうか。

　対人援助職として心理職は，心の健康の問題をはじめとして，身体的な慢性疾患や進行性疾患をもつ患者とその家族への心理的支援，医療スタッフのメンタルヘルスを支える存在としての役割が期待されている。したがって，心理職の活躍は保健医療の質をどのように高めるのかで社会に評価されることになる。職業人として任務を十全に果たすためには，専門的知識と優れた技術・技能を身につけるとともに，わが国の保健・医療，福祉に関する諸制度の概要とそれを規定する諸法令への理解が必要となる。

　保健医療という仕事は，人間の生命に直接関係することより，医師や看護師などこれに携わる人々の資格や業務内容が法律で厳格に規定されている（森山, 2015）。保健医療の現場に携わる心理職もまた，平成29年9月までに施行されることになる公認心理師法（平成27年法律第68号）（本書末尾の参考資料参照）の法令に基づいて業務活動を行うことになる。関連施策と連携をとり，保健・医療，福祉，教育その他の分野においても，心理学の専門的知識及び技術

をもって，心理的支援を要する者等の心理相談，援助等の業務を行うことになる。

公認心理師法では，心理職として，与えられた対人援助という職責を正しく遂行するうえで，(1) 信用失墜行為の禁止，(2) 秘密保持義務，(3) 連携等の3つの義務と，資質向上の努力義務が明記されている。以下，3つの義務について順に説明する。

(1) 信用失墜行為の禁止。40条に「公認心理師は，公認心理師の信用を傷つけるような行為をしてはならない」とある。これに違反した場合には，公認心理師の登録の取り消し，または，期間を定めて名称使用が停止される (32条)。

(2) 秘密保持義務。41条に「公認心理師は，正当な理由がなく，その業務に関して知り得た人の秘密を漏らしてはならない。公認心理師でなくなった後においても，同様とする」とある。秘密保持義務については，次の「守秘義務」の項において，詳述する。

(3) 連携等。42条1項に「公認心理師は，その業務を行うに当たっては，その担当する者に対し，保健・医療，福祉，教育等が密接な連携の下で総合的かつ適切に提供されるよう，これらを提供する者その他の関係者等との連携を保たなければならない」とある。また，42条2項には「公認心理師は，その業務を行うに当たって心理に関する支援を要する者に当該支援に係る主治の医師があるときは，その指示を受けなければならない」とある。

公認心理師と関係者の連携のあり方を明示したこの条文は，業務を行うにあたって，とくに医師の指示のあり方を定めたもので，これに違反した場合にも，公認心理師の登録の取り消しなどの罰則を定めている32条が適用される。

この医師の指示をめぐる義務規定については，公認心理師法案が国会で採択された時，「公認心理師の専門性や自立性を損なうことのないよう省令等を定めることにより運用基準を明らかにし，公認心理師の業務が円滑に行われるよう配慮すること」との附帯決議 (5項) がされている。45条2項で「この法律に規定するもののほか，この法律の施行に関し必要な事項は，文部科学省令・厚生労働省令で定める」とあり，詳細は今後の省令等で定められることになる。

また公認心理師でない者は，公認心理師という名称を使用してはならない (44条)。このことは，公認心理師はその名称を独占することができるかわりに，

努力義務として，2条に定義された公認心理師としての行為を行うことを業とするに相応しい知識及び技能の向上に努めないといけない（43条）という法的義務をもつことによって裏づけられる。

臨床心理士など心理職の専門的活動（臨床心理査定，臨床心理面接，臨床心理的地域援助，これらに関する研究）は資格取得の段階で定められてきたが（日本臨床心理士資格認定協会，2015），心理職の業務は保健医療領域のニーズの変化と公認心理師の国家資格化を受けて，今後逐次改定されていくことが予想される。特に重要な観点としては，チーム医療の展開に必要な他の医療職との連携と協働を可能にする知識と技術に関する法的義務と責任である。

公認心理師法が施行されると，心理職としての資格，免許，身分は国会の議決により制定された法律などによって与えられ，保護されると同時に，その日常業務はいろいろな法律により指示され，規定されてくる。この意味でも，社会に役立つ心理職として，関係法規に関する知識を獲得し，法規に関する正しい理解を深めることが求められる。

2　守秘義務（津田　彰）

公益社団法人日本心理学会や公益財団法人日本臨床心理士資格認定協会などの多くの専門学会と専門団体は，研究者と実践家に対して，その専門活動で知り得た個人情報に対して守秘義務を課している。たとえば，日本心理学会の倫理規定3版（2011）では，「臨床研究にたずさわる者は，研究の過程で得られた研究対象者の個人情報に関して守秘義務を負い，研究目的以外には使用せず，第三者には開示しない。臨床研究がチームで行われる場合には，個人情報はそのチーム内で共有されることがあるが，チーム外の第三者には開示しない」としている。

平成29年9月までに施行予定の公認心理師法でも，41条の秘密保持義務の項において，「公認心理師は，正当な理由がなく，その業務に関して知り得た人の秘密を漏らしてはならない。公認心理師でなくなった後においても，同様とする」と明示している。この公認心理師法が施行されると，この規定に違反した者に罰則が適用されるようになる。すなわち，46条において，「41条の規定に違反した者は，一年以下の懲役又は三十万円以下の罰金に処する」という罰

則によって，守秘義務は職業上の倫理的問題にとどまらず，信用失墜行為の禁止といった罰則を伴う義務になる。

　心理学における研究と実践を行う時，事例や研究の公表に際して特定個人の資料を用いる場合には，対象者の秘密を保護する責任をもたなくてはならないこと，また，心理に関する支援を要する者とその関係者の秘密を守る義務に関しても，専門家としての判断のもとに必要と認めた以外の内容を他に漏らしたり，開示したりしてはならないことは周知である。特に後者の専門活動では，その内容自体が公になっては困る個人的な問題（情報）が取り扱われるため，円滑な保健医療業務を遂行するためにも，守秘義務は信頼関係を結ぶ上で非常に重要な意味をもつ。

　しかしながら，守秘義務には限界もある。何らかの情報を提供して，他の専門家や機関等と協力して問題に取り組む必要の生じる場合である。たとえば，その判断は容易ではないが，自分のクライエントあるいは対象者に自殺や他害の危機があると判断されるときには，それを防止する努力義務が生じる。危機介入の必要が生じた時には，情報を提供する正当な理由のある適切な専門職の人々あるいは公的に権威ある人々にのみ明かすことができる。

　同様に，守秘義務違反には当たらない例として，本人からの同意が得られている時や，クライエントのケア等に直接関わっている専門家等の間でケース・カンファレンスを行い，チームとして問題に対処していくときである。この場合，組織全体でクライエントの情報を共有，管理し，組織の外には情報を開示しないということで，集団守秘義務と称される。

3　報告義務　(津田　彰)

　法令上の届出義務，報告義務に基づく第三者提供の例としては，医師が患者・対象者を感染症や麻薬中毒と診断したときの都道府県知事等への届出がよく知られている。では，保健医療に携わる心理職の報告義務はどんな場合に生じるのだろうか。事故やトラブルを起こさずにその職責を正しく遂行するためには，職業倫理に基づいた実践が求められることは自明である。たとえば，医師の指示のもとでカウンセリングが行われている場合には，当然医師に対する報告義務と面接記録簿への記載義務が生じる。

しかし，倫理上の葛藤が生じる複雑な状況に遭遇することも少なくない。その典型例として，クライエントのプライバシーや秘密に関わる個人情報を守秘する義務としかるべき第三者への報告義務の対立がある。守秘義務の解除が起こり得ることの契機となった1976年の米国最高裁でのタラソフ判決が有名である（Wrightsman et al., 1998）。

これは，他者に危害を加える可能性のある危険なクライエント（大学生）に警告を発する義務と，犠牲者になる可能性のある人物（クライエントの交際相手であったタラソフ）を保護する義務を，大学の学生相談室の心理相談員が怠ったということで，殺されたタラソフの両親が相談室スタッフと大学を訴え，勝訴した判例である。

日本臨床心理士会の倫理ガイドライン（2012）によれば，法律の規定により届出，報告，通報，通告が義務づけられているのは次の2つである。①要保護児童を発見した場合（児童福祉法25条），②児童虐待を受けたと思われる児童を発見した場合（児童虐待の防止等に関する法6条1項）。また，刑事訴訟法や民事訴訟法などの法令に基づいて，クライエントの個人情報の証言，開示が義務づけられる場合もある。

心理職は，クライエント自身あるいは他の人の身体を傷つける明らかな恐れや意図がある具体的な状況で，専門家としてクライエントの人権と個人情報を守ることを優先して秘密を守ろうとするのか。あるいは，そのクライエントが自分や他者に被害を及ぼすことを未然に防ぐために警察や潜在的被害者に報告，警告を発する必要があると判断するのか。個人の価値観や感情，実務経験を超えて，報告義務に合致する妥当で適切な判断と行動の選択基準（たとえば，その危害が重大なもので，差し迫っていて，被害を受ける者が特定できることなど）は必ずしも明確ではない（武井ら，2014）。

現実的には開示するにしても，その情報を必要最低限にとどめたり，目的と関係しない情報の開示を控えることになるだろう。また第三者への情報提供についても，その情報をクライエント等に告知しておくことが望ましく，さらに，対人援助を実践する早い段階で，守秘義務の制限についての理解をクライエントに求めておくことが重要である。

4　組織との関係（島井哲志）

　専門家としての心理職には，一定の法的義務と法的責任があり，国民のウェルビーイングの実現に貢献するという職業的目標と社会的役割をもっている。一方で，個々の心理職は，組織と関わりをもち，その場合，他の職業と同様に，専門職としてもつ社会的責任と組織の意向の間に緊張関係が生じることがある。

　心理職が活動する領域としては，保健・医療，教育，福祉の分野が想定され，典型的には，病院，学校，福祉施設ということになるだろう。また，何らかの関わりをもつ外部の組織としては，支援を受ける様々な団体や国・行政組織などが考えられ，この場合，職業倫理の観点から，利益相反の管理や効果的な連携の実現を考えておく必要がある。

　近年，精神科領域だけではなく，移植，がん，感染，不妊治療などでも，心理職がチーム医療の一員として活動の場を広げてきており（金沢，2013），チームのメンバーがどのような法的責任をもっているのかという知識が必要である。そして，たとえば緩和ケアでも指摘されているが（岩満ら，2009），メンバーの責務だけでなく，その活動を支えている医療システムに関する知識も重要である。つまり，自分自身の社会的役割を理解するだけではなく，その組織を支える社会制度を理解し，また，チームのメンバーである医師，看護師などの社会的役割や，その動向も十分に理解することが求められる。これは，学校や福祉施設に所属している場合も基本的には同じである。

　また，労働法などに基づいた自分自身の雇用関係を理解することが必要であり，かりに組織が不適切な方針や実践をしている場合には，専門家としてその改善を図ることが求められ，実現できない場合は専門家として雇用関係を解消する選択も含まれるとされる（伊原，2012）。

　外部組織との関係については，特定の組織と何らかの関係にある時に，その役割が専門職としての社会的役割と矛盾する可能性があり，次に説明される，多重関係と類似した状況になる。これは，部分的には，利益相反（Conflict of Interest; COI）と呼ばれるものであり，最低限どのような利益相反にあるのかを開示することが必要となる。もちろん，最良の解決は，専門職として果たすべき社会的役割に相反する利益を得るような関係をもたないことである。

　多くの専門職に守秘義務が認められていることは，組織からの影響を回避す

る制度の一つであると考えられるが，守秘義務を重んじるとしても，所属組織に不利益をもたらす情報や，犯罪などの社会規範に反する情報を知った場合に，心理職がどのように振る舞うべきかについてのコンセンサスの形成は十分ではなく，個別の判断になる。現在の刑法134条では，守秘義務のある職種に公認心理師が含められていないが，この点も今後検討するべきである。

5　多重関係（山崎久美子）

多重関係（multiple relationship），もしくは二重関係（dual relationship）とは，セラピストやカウンセラーなどの心理職がクライエント（相談者，来談者，依頼者，患者など）と職業的関係以外の関係をもつことをいう。

19世紀後半から20世紀前半に活躍した精神分析の創始者のフロイト（Freud, S.）や分析心理学の創始者のユング（Jung, C. G.）は，クライエントとの多重関係に関しては寛容であった。この背景には，クライエントとの性的関係を含めた個人的関係が自身の治療にどのように寄与するかという過程を通して精神分析や分析心理学の発展により強い関心があったからだと解釈されている。

その後，治療関係が終結して一定以上の期間を経れば，元クライエントと親しい関係（性的関係を含む）になっても許されるという社会通念が存在していた時代もあったが，性的不品行が訴訟の対象となった1980年代後半から1990年代にかけて，職業倫理が厳しく問われるようになり，多重関係（二重関係）という概念が生まれた。2005年に改訂されたアメリカ・カウンセリング学会倫理綱領では，「非職業的相互作用もしくは関係（nonprofessional interactions or relationships）」と表現されている。

多重関係の主なものを以下に挙げる（向後，2015）。①2つ以上の職業的役割を担う（例：カウンセラーがクライエントの通う大学の教員であり，同時にカウンセラーである場合など），②職業的関係と非職業的関係が混在している（例：カウンセラーがクライエントの友人でもある，身内をカウンセリングするなど），③カウンセリングやセラピーを物品やサービスと交換すること，④カウンセラーがクライエントの行事（結婚式，葬儀など）や社会的活動（研修会など）に出席すること，⑤カウンセラーがクライエントから贈り物を受け取る

こと，⑥カウンセラーが，クライエントまたは，元クライエントと恋愛関係になる，または性的関係になる，⑦スーパーバイザーの役割とカウンセラーの役割を混同する，などである。

また，臨床実践上の多重関係の現れとして，①役割（面接場面での身体接触など），②時間（規定時間の超過など），③場所と空間（相談室の外での面接など），④金，贈り物，サービス及びこれらに関連するもの，⑤衣服（露出度の高い服など），⑥言葉（ファースト・ネームで呼び合うなど），⑦自己開示，⑧身体接触（握手，ハグ）などがある（Gutheil & Gabbard, 1993, 村本, 2012）。

多重関係がなぜ回避されなければならないかの理由については，カウンセラーがクライエントを利用・搾取する可能性があったり，現在進行中の援助・治療関係のシステムが複雑な様相をおび，援助・治療関係の中で生じている臨床的現象を客観視できなくなったりするなど，複数の意見がある。

6　研究倫理と利益相反（山崎久美子）

研究活動における不正行為の事案が社会問題になっている。とりわけ，iPS細胞臨床応用を主張した森口尚史氏（東京大学医学部附属病院の元特任研究員）やSTAP細胞研究を発表した小保方晴子氏（独立行政法人理化学研究所の元研究員）の研究不正行為はマスコミによって大きく取り上げられた。しかし，社会的により重大な事件として，2014年2月に捜査の手が及び，その後「ディオバン事件」と称された事案がある。5大学（京都府立医科大学・東京慈恵会医科大学・滋賀医科大学・千葉大学・名古屋大学）医学部の研究チームが研究論文を著名な海外の医学誌に投稿し，高血圧症治療薬ディオバンの薬効を国際的に宣伝することで，製薬会社ノバルティスファーマ社は総額1兆円以上の売り上げを手にした。ところが，その論文作成にあたり，同社の社員が研究チームに統計解析者として加わり，データを改ざんするという明白な研究不正行為があった。改ざんによって，ディオバンには血圧を下げる薬効のみならず，脳卒中を予防する効果があると結論され，これを根拠に投与され健康上の不利益を被った患者も少なくないと考えられる。この事件では，不正行為が国民の健康に直接的に重大な悪影響を与えた可能性が高い。これらの事案では，最終的に当該論文は撤回されている。

これらの事案を受けて，2014年8月，文部科学省は研究活動の不正行為として捏造・改ざん・盗用を挙げ，それらを定義し，ガイドライン（文部科学省，2014a）を策定した。①捏造は「存在しないデータ，研究結果等を作成すること」，②改ざんは「研究資料・機器・過程を変更する操作を行い，データ，研究活動によって得られた結果等を真正でないものに加工すること」，③盗用は「他の研究者のアイディア，分析・解析方法，データ，研究結果，論文又は用語を，当該研究者の了解もしくは適切な表示なく流用すること」とした。先の事案では，前二者が捏造，第3は改ざんとなる。

　また，研究不正を防ぐための体制づくりとして，2014年12月には，「人を対象とする医学系研究に関する倫理指針について（文部科学省と厚生労働省の統合指針）」が制定され，2015年4月から施行されている。統合指針の概要（漆原，2015）は，(1) 研究機関の長及び研究責任者等の責務に関する規定（第2章関係）として，研究機関の長の監督義務，研究責任者の責務（研究の倫理的妥当性及び科学的合理性の確保），研究者への教育・研修の義務化，侵襲研究での補償，(2) いわゆるバンク・アーカイブに関する規定（第1章，第3章関係）として，試料・情報を収集し，他の研究機関に反復継続して研究用に提供する機関「試料・情報の収集・分譲を行う機関」，(3) 研究に関する登録・公表に関する規定（第3章関係），(4) 倫理審査委員会の機能強化と審査の透明性確保に関する規定（第4章関係）として，委員構成，成立要件，教育・研修の規定，倫理審査委員会の情報公開，(5) インフォームド・コンセント等に関する規定（第5章関係）として，研究対象者に生じる負担・リスクに応じて，文書又は口頭によるインフォームド・コンセント，未成年者等に対するインフォームド・アセント，(6) 個人情報等に関する規定（第6章関係）として個人情報保護法の遵守，(7) 利益相反の管理に関する規定（第8章関係），(8) 研究に関する試料・情報等の保管に関する規定（第8章関係）として，侵襲介入研究は研究終了後5年又は結果の最終公表後3年のいずれか遅い日までの保管，(9) モニタリング・監査に関する規定（第8章関係）として，侵襲介入研究はモニタリングや監査の実施（2015年10月1日から施行）から構成されている。今回の倫理指針の変更の主要な点は，研究機関の長及び責任体制の明確化と公開の原則，機関としての研究倫理教育の実施，一般の意見を取り入れた倫理審査

委員会の確立と強化，利益相反の管理と言える。

　心理職が研究を行う際には，上記の指針がほぼ適用されると思われるが，不注意によるミスや，データを意図的に選別するという改ざんに近い研究行為に注意が必要である。また，研究活動を弱体化させる不適切な行為として「オーサーシップ（論文の著者になることができる要件）」（日本学術会議，2015）や「二重投稿」（公益社団法人日本心理学会，2014）に関する問題意識を醸成しなければならない。

　「利益相反（conflict of interest：COI）」とは，営利を目的とする企業・団体等の外部との経済的な利益関係により研究で必要とされる「公正」かつ「適正」な判断が損なわれる，または損なわれるのではないかと第三者から懸念が表明されかねない事態のことを指していう。

　上記の「ディオバン事件」では，5大学医学部の研究チームは製薬会社から多額な寄付行為を受けており，その製薬会社の意向に沿った，販売の促進につながる研究論文を発表した。そして，不正を行ったノバルティスファーマの社員は，その身分を隠し，大学所属の研究者として著者に加わっていた。改ざんに加えて，これらの利益相反が明確に報告されていないことが，また第三者が客観的に判断できない状況を作り上げたことが，利益相反の管理上の問題である。

　実際のところ，研究者が産学官連携活動等（共同研究，受託研究，寄付金等の受け入れ）を行ううえで連携先との間に経済的な利益関係（役員就任や多額の報酬等）が発生することも少なくない。文部科学省は2002年に企業等との共同研究や技術移転に関わる研究者の申告をもとに，利益相反の問題を適切に管理する仕組みを作るよう各大学に求める報告書をまとめた。利益相反はそれ事態が問題なのではなく，それにより研究の倫理性および科学性が揺るがないことが重要である。そのため，研究者等は，研究を実施するときは，個人の収益等，当該研究に係る利益相反に関する状況について，その状況を研究責任者に報告し，透明性を確保するよう適切に対応しなければならない（文部科学省，2014b）。利益相反に関して個人で管理するのではなく，大学や研究機関が利益相反委員会を設置し，第三者が研究の倫理性及び科学性を審査し担保する（利益相反マネジメント）体制が必要とされる。

7　倫理教育（山崎久美子）

　倫理教育（もしくは研究倫理教育）とは，研究者が受けることを義務づけられている研究倫理に関する教育であり，教育を受けない場合は研究が許可されない事態となる。研究者の研究活動における不正行為の事案が後を絶たないのはなぜであろうか。研究者は概して自身の研究業績を増やそうという野心があり，自身の評価を高めたい，就職先を確保したい，出世したいなどの欲求がある。そうした願望が強すぎると，研究業績を増やそうと焦って，不正行為を犯しやすい。実際のところ不正行為が発覚し，調査委員会が組織されると，不正行為の根底にそうした意図があったと結論づけられることもある。

　昨今，研究者の研究費不正使用を含めた研究不正行為がクローズアップされており，そうした行為の未然防止の必要から文部科学省（2014a）は「研究活動における不正行為への対応等に関するガイドライン」を定め，各大学に研究活動における不正行為の発生防止のための研究倫理の普及・啓発の取組みのみならず，組織としての責任体制の構築や，研究倫理教育の実施を義務づけるなどの厳しい対応を求めた。これを受けて，各大学や研究機関は，研究活動における不正行為の防止に向けて「研究活動に係る不正防止指針」を策定し，研究者に対する研究倫理の意識向上を図っている。また，研究活動における不正行為をテーマとした説明会・講習会・研修会を開催するほか，研究倫理教育の一環として，教職員及び学生を対象に倫理観を醸成するためのわかりやすいリーフレットやパンフレットを作成・配布するなどの不正行為防止策に努力している。

　研究不正行為事案が発生すると，その詳細とどのような対策を講じたかについて社会に対して説明責任が生じる。加えて，さらに倫理教育を強化することにもなる。研究費の不正使用の防止を含めた不正行為防止対策を徹底する，研究者が遵守すべき基本的義務に関する教育の機会を定期的に設ける，e-learning などの教育教材を使用した教育の機会を用意する，研究指導者に向けては，研究に対するチェックを日常的に行わせる，論文の根拠となるデータを記載した研究ノートの一定期間の保管を義務づける，抑止効果をねらって不正行為通報窓口を設置するなどがある。

　研究倫理教育の更なる深化に向けて，今後は志向的視点での研究倫理教育が必要となる。従来型の予防的視点での研究倫理教育は，責任ある研究活動を行

う上でやってはならないことや守るべきルールを示し遵守できるようになるための教育であり，主体的に考えて行動するには限界があった。そこで，志向的視点での研究倫理教育を加えることによって，責任ある研究活動を行ううえで状況に応じて何をすべきかを考え，よりすぐれた意思決定を行うようになるための教育が可能となり，主体的に考えて行動することができる人材が育つとされる。

8 倫理審査委員会（山崎久美子）

研究者の研究計画が適切であるか，倫理的に問題がないか等を審査する，大学を含む研究機関に設置されている委員会を倫理審査委員会もしくは倫理委員会あるいは研究倫理委員会と呼ぶ。心理学の研究を行うにあたり，それが人を対象とする研究の場合は，倫理審査委員会の審査を受けなければならない。

日本における倫理審査委員会は，体外受精問題の審査を契機として，1982年に徳島大学医学部に設置されたことに端を発する。これに引き続き，大学医学部に倫理審査委員会の設置が相次いで進められ，1992年までにすべての大学医学部，医科大学に倫理審査委員会が設置された。これにかなり遅れて，人を対象とする研究を行う人文・社会科学等の学部に倫理審査委員会が設置されるようになったが，整備されたのは比較的最近である。

倫理審査委員会は自然科学の有識者，人文・社会科学の有識者，一般の立場を代表する者から構成されており，外部委員や女性委員を一定以上含めなければならない。弁護士や倫理に造詣の深い委員が加わることが多い。これらに倫理審査委員会事務局メンバーが複数名陪席をし，資料等の整理や議事録の作成を担当している。委員や事務に従事する者は教育・研修を受けることが義務づけられている。また，その後も審査の質保証のために，適宜継続して教育・研修を受けなければならない。

倫理審査委員会の審査基準として，(1) 計画された研究デザインは，科学的に妥当であり，かつ被験者（あるいは，研究協力者，研究参加者とも言う）を不必要に危険に曝さない，(2) 被験者にとっての予期された利益が大きく，合理的に予想される知識の重要性が高いことのいずれかであり，被験者への危険は妥当である，(3) 被験者の選択は公正である，(4) 被験者保護は，強制ある

いは不当威圧の被害を受け易い被験者に必要である，(5) インフォームド・コンセントは，被験者あるいは彼らの法律上の代理人から得ている，(6) 被験者の安全は最大限にする，(7) 被験者のプライバシーと守秘性は最大限にする，(8) 研究は国内の／国際的な共同研究であるかなどの観点が重要視される（大井，2015）。

　心理系の学生が研究を行う場合も倫理審査が必要となるが，学部生の研究は簡易な審査であることも少なくない。倫理審査委員会が指名する委員による迅速倫理審査が多くの場合行われ，承認，不承認，条件付承認，変更の勧告などと判定され通知されるが，事前に指導教員から指導を受けているので，不承認は現実的にはほとんどない。学生を研究の対象候補者にしてよいのかという問題があるが，でき得る限り研究対象候補者から避けるべきとされる。なぜなら学生は脆弱性を有する人（社会的に弱い立場にある者）に分類され，彼らの同意は不当に影響を受ける可能性があるからである。どうしても学生を研究の対象候補者にしなければならない場合は，倫理審査委員会の承認を得なければならない。いずれにせよ，自分の研究計画は倫理的に問題がないかなど，研究計画立案前チェックを行い，研究計画書を作成・提出することが大切である。

9　民間資格の倫理規定（倫理規程）／倫理綱領（山崎久美子）

　本節では，民間資格の心理職の中から，日本健康心理学会（認定健康心理士，以下，健康心理士），日本臨床心理士会（臨床心理士），日本産業カウンセラー協会（産業カウンセラー），学校心理士認定運営機構・日本学校心理士会（学校心理士），臨床発達心理士認定運営機構（臨床発達心理士）及び日本カウンセリング学会（認定カウンセラー，以下カウンセラー）の6つの資格を取り上げる。倫理規定（倫理規程）のみ定めてある場合，倫理綱領のみ定めてある場合，両方定めてある場合がある。規定あるいは規程とは一般に規則，綱領とは団体の規範などを要約して列挙したものとされる。

　健康心理士に関しては，倫理規程が3条から構成されている。小見出しはないが，その内容は，責任と自覚，インフォームド・コンセント，守秘義務，報酬，リファー，対象者との関係である。

　臨床心理士に関しては，倫理規程が10条から構成されている。その内容は，

趣旨，目的，委員会の業務，委員会の構成，委員会の運営，委員会の報告，処遇，改廃手続きである。また，倫理綱領は8条から構成されている。その内容は，基本的倫理（責任），秘密保持，対象者との関係，インフォームド・コンセント，職能的資質の向上と自覚，臨床心理士業務と関わる営利活動等の企画，運営及び参画，著作等における事例の公表及び心理査定用具類の取り扱い，相互啓発及び倫理違反への対応である。

産業カウンセラーに関しては，倫理綱領が24条から構成されている。その内容は，使命，定義，責任，基本的立場，研鑽義務，信頼関係の確立，知的財産権の尊重，遵守義務，実践能力とその限界，個別面接と組織への働きかけ，危機への介入，面接記録とその保管，カウンセリング業務の基本的態度，カウンセリングの効果，資格の明示，安易な請負・資格貸与の禁止，二重関係の回避，自己決定権の尊重，キャリア・カウンセリングの特性と役割，オンライン・カウンセリング，安全配慮義務への協力，組織倫理と個人倫理，倫理委員会の設置と役割，相互啓発と違反者への対応，処分決定機関である。

学校心理士に関しては，倫理規定が8条から構成されている。その内容は，目的，委員会の構成，委員会の運営，委員会の報告である。また，倫理綱領は7条から構成されている。その内容は，人権の尊重，責任の保持，援助サービスの実施と介入への配慮と制限，秘密保持の厳守，研修の義務，研究と公開，倫理の遵守である。

臨床発達心理士に関しては，倫理・懲戒規程が7条から構成されている。その内容は，目的，摘要範囲，基本的責務，遵守事項，違反した場合の処分，処分の決定，その他である。また，倫理綱領は7条から構成されている。その内容は，人権の尊重，責任の保持，発達支援の実行における配慮と制約，秘密保持の厳守と守秘の例外，研修の義務とスーパービジョンを受ける責務，研究と公開，倫理の遵守である。

カウンセラーに関しては，倫理規定が9条から構成されている。その内容は，目的，倫理綱領・研究ガイドラインの制定，倫理委員会，委員会の業務，委員会の構成，委員会の開催，処遇の決定，改廃手続，委員が倫理調査の対象となる場合である。また，倫理綱領は8条から構成されている。その内容は，基本的態度，カウンセリング，職能と責任，専門職との関係，アセスメント，カウ

ンセラー教育，研究と出版，倫理問題の解決である。

　以上，学会・団体によって，倫理に関する遵守事項に濃淡・温度差がある。たとえば多重関係をみると，健康心理士の場合は「対象者との間に，職務遂行上社会通念にもとる関係をもってはならない」，臨床心理士の場合は「会員は，原則として，『対象者－専門家』という専門的契約関係以外の関係を持ってはならない」，産業カウンセラーの場合は「専門家としての判断を損なう危険性あるいはクライエントの利益が損なわれる可能性を考慮し，クライエントとの間で，家族的，社交的，金銭的などの個人的関係およびビジネス的関係などの二重関係を避けるよう努める」や「クライエントとの間で性的関係性を持たないように努める。もしそのような可能性が生じた場合は，カウンセリングを中止するか，他のカウンセラーに依頼する」，臨床発達心理士の場合は「要支援者に不利益が生じる多重関係につねに注意をする」，カウンセラーの場合は「会員は，クライエントあるいは対象者やその関係者とカウンセリングなどの専門関係以外に，恋愛や性的関係や結婚などの深い個人的関係，物品の売買などのビジネス関係に入ってはいけない」などである（なお，以前の倫理綱領を参考までに紹介しておくと，「カウンセリングが終結して一年未満のクライエントと結婚関係を結んではならない」となっており，多重関係を容認している）。

　なお，学校心理士の場合は，多重関係に関する項はない。

　さらに，研究成果の公開をみると，臨床心理士の場合は，「事例を公表する際には，原則として，対象者本人及び必要な場合には，その保護者又は後見人等の同意を得るとともに，対象者等が特定されないような取り上げ方や記述について細心の工夫を行う」や「事例の公表は，今後の臨床心理業務又は臨床心理士の活動に有効かつ有益であることが基本的前提である。したがって，その事例の公表は，社会的な意義を有するものであることが第一義であり，営利的活動や業績蓄積が主な目的であってはならない」，産業カウンセラーの場合は，「カウンセリング記録を調査や研究のために利用する場合，クライエントの許可を得るとともに，個人が特定できないように配慮する」，学校心理士の場合は，「学校心理学に関する研究を行う際には，その対象に対して不必要な負担をかけたり，苦痛や不利益を与えることをしてはならない。また，その研究成果の公開に当たっては学問的に公正であり社会的責任が明白でなければならな

い」，臨床発達心理士の場合は，「研究への協力者に対して，不要な負担をかけたり，苦痛や不利益を与えないように配慮し，また，研究及びその公開の社会的責任についても自覚する。研究成果公開にあたっては，学術的に公正であること，さらに，研究発表や論文掲載等において，人権を尊重し，個人が特定されないよう十分注意する」，カウンセラーの場合は，「会員は，研究の発表を正確にする義務がある。データの歪曲，捏造，あるいは不利な結果を隠すなどの行為があってはいけない」や「研究結果を発表や出版などで公表する場合は，研究対象者に十分説明して同意を得ること。また，同意があっても積極的にアイデンティティの保護をするなどして，予測できない危害などを含めて対象者やその関係者に危害が及ばぬように防止すること」などである。なお，健康心理士の場合は，研究の成果の公開に関する項はない。

　このように，6つの学会・団体の倫理規定（倫理規程／倫理・懲戒規程）／倫理綱領をみると，心理職が遵守すべき倫理についてはほぼ網羅されている。制定・施行がやや古い場合もあるので，場合によっては見直し・改正が必要であろう。倫理規定（倫理規程／倫理・懲戒規程）／倫理綱領の詳細については各学会・団体のwebサイトを参照されたい。

10　学会の研究倫理委員会の役割（島井哲志）

　先に紹介してきたように，各団体や各学会では倫理規定や倫理綱領を定めている。このうち，各団体は，日本臨床心理士会に代表されるように資格取得者の職能団体であり，有資格者の連携や資質の向上をめざしている。したがって，そこで倫理規定などを定めるのは，専門職としての高い資質を保証し，社会的信頼を得ることに主眼があるといえる。

　これに対して，学術団体としての学会の目的は，その領域の専門家が，学術大会や学術誌などで研究成果を発表して情報交換をすることで，確かに信頼できる知識を構築し，それに基づいて人々の幸福を実現する社会貢献を行うことである。したがって，倫理委員会の目的もこれに沿ったものとなる。

　厳密に二分できるわけではないが，信頼できる知識の構築という観点について考えると，主として研究倫理の問題となる。しかし，確かな知識をどのように捉えるのかについても，研究方法の伝統によっていささか違いがある。した

がって，すべての学会が同じ基準でなくてはならないというわけではない。

つぎに，人々の幸福を実現するために行う実践に関する倫理がある。職能団体が取り上げている倫理は，秘密保持やインフォームド・コンセント，対象者の利益の保護，資質の向上などの，有資格者が社会貢献することを保証するための基準である。

これに対して，学会が想定する研究を伴う実践では，そもそも，研究を推進することで知識の確立を図るという立場と，協力者の利益を最大にするという立場の2つを同時にもっていることが多いので，インフォームド・コンセントなど，様々な基準がより厳密になることもあるだろう。

それぞれの学会は，その学問的成果を適用し，社会貢献をする固有の対象集団をもっていることも多いので，それぞれで守るべき倫理的規範に違いが起こるのは当然であり，それらも時代の変化とともに変更されていくことが普通であるだろう。しかしながら，学会の倫理委員会が協議して，一定の合意に達し，その時点で学会員にとっての共有事項になっている場合には，それなりの拘束力があり，権威がある。このような倫理の規範を作り上げ，それを，そのメンバーで共有するために活動することが，学会の倫理委員会の役割である。

信頼できる知識を構築することに貢献することで十分であると考えられている基礎的領域もあり，その学会の領域によって上記の倫理の重みづけには違いがあり，それは妥当な事である。しかし，個別の学会が倫理基準を明確にするという作業を行うだけではなく，心理学という領域に対して，より応用的な社会的役割が求められてきているという時代の流れの中で，各学会が連携して最低限必要な基準を検討することも必要性が高い。

11　今後の課題 （島井哲志）

公認心理師という特定の領域に制限されていない国家資格が制度として動き出している。この資格を意味あるものにするためには，それが国民のウェルビーイングの維持・向上に貢献していくという実効性を示した結果が必要である。このために，その養成をどのように実施するかだけでも検討するべき課題は山積しているといえる。とくに，この資格で，今後，重要な領域となってくるだろう保健・医療領域での心理職の活動をどのように発展させていくかは課題で

あるといえる。

　そして、その中の重要なことの1つが、心理職への社会的期待に基づく専門的役割を明確にするための、社会的基盤の整備である。それは、法律の正しい理解と、それを補完する働きをもつ適切な倫理観に基づくものであるべきである。先に指摘したように、医師や看護師には認められている守秘義務が心理職においても刑法で保証されるように、さらに制度を充実させていく必要があるだろう。現状では、保健・医療の領域でチーム医療の一員として秘密を共有することができないし、サービスを受ける人たちの信頼を得られないからである。

　ここでは、応用領域で活動する心理職が多いアメリカ心理学会において、2013年に公表された、保健医療制度のなかで心理職がどのようにサービスを提供するのかについてのガイドライン（APA, 2013）を手がかりとして、問題を整理していきたい。そこでは、10のガイドラインが示されているが、全体は4つの課題に分類されている。そのすべてに本章で取り上げてきた心理職に関わる法律と倫理が関わっているともいえる。そこで、課題ごとに、日本の現状に即して考えていきたい。

　第一の課題は、保健・医療を提供する制度の中で、心理職の専門性を明確に確立することに関するものである。日本においても喫緊の課題であるといえるが、こうした課題を解決するためには、①心理職が、自分自身の専門職としての活動すべてについて、どのような法的義務と倫理的要請に基づいているかということを明確に説明できることが必要である。さらに、②一口に、保健医療制度の中での実践といっても、大規模病院と個人診療所、療養施設という違いがあり、そこで提供している主要なサービスも、救命であったり、先進医療であったり、プライマリケアであったり、リハビリテーションであったりと様々である。そこで、組織が心理職に求めている個々の職務をしっかりと理解して、自分の職務として実現していくことが重要となる。このためには、③心理職が、その場で、どのような役割を果たすことができ、どのようなサービスを提供することができるのかを、組織の中で明確にして、他の保健・医療専門職の職務とどのように連携していくことができるのかを示すことに努める必要がある。

　第二の課題は、心理職の職業的権限の確立である。公認心理師法では、名称を独占するだけであり、心理職にしかできない特定の業務が指定されているわ

けではない。これを医師法や保助看法と比較すれば，専門職として十分なものではないことが明らかである。したがって，現状では，法的には指定されているわけではないが，将来に向けて，④心理職がその実践を行うことが望ましいあるいはふさわしいという業務を明確にして，保健医療制度の中での正式メンバーとなっていくことが必要である。これに連動して，⑤どのようにその業務を実施するのか，いいかえれば，どのようなサービスを提供するのかを明確にして，それを専門職とすることができる制度を築くことに努力する必要がある。これは，最終的には国家資格の中に業務独占を確立するということになるのかもしれないが，それは，個々の心理職が実績をあげていくことで，その職場や組織などでのローカルな方針を確立していくなかで成し遂げられるものであると考えられる。

　第三の課題は，保健・医療のケア提供が，多職種によるチーム医療に移行していることを受けて，心理職もそのチームのメンバーとして，1つの目的に向かって協働するということである。これを実現するためには，心理職は，そのケアの現場において，⑥専門家としての職務だけではなく，チーム全体の目標を理解し，チームが機能するための調整役などを含む様々な役割と責任を果たすことが必要である。また，⑦チームの中の様々な職種との間で，効果的で適切なコミュニケーションが行われるように努めて，受益者が最善のサービスを受けることができるようにすることも重要となる。これは，心理職が，その専門性を活かして受益者及び他職種の心理的側面をよく理解し配慮することで可能になる。また，⑧心理職は，このような理解と配慮をもとに従事することで，保健・医療の多様な場面で，様々な健康問題に取り組む専門的サービスを提供することをめざすことになるのである。

　第四の課題は，心理職の能力の育成とその維持・向上に関するものである。中核にあるのは専門的能力であり，⑨心理職は，定められた専門教育を受けて，専門的な知識と実践能力を習得する必要があり，また，専門家であり続けるために，知識や能力を維持しさらに高める努力をしなければならない。このためには，適切な育成カリキュラムの制度を確立することと，継続した専門研修の機会が提供されることが必要になる。また，心理職は単に専門家として活動するだけではなく，⑩保健・医療のシステムを管理し人的資源をマネジメントす

ることのなかに，その専門性を活かすことも期待される。このためには，医療制度についての専門知識や医療経済，経営学の知識も必要となると考えられる。

　最後に，アメリカ心理学会は，心理職が予防活動を展開するためのガイドラインも作成しており（APA, 2014），その概要は以下の通りである。①心理職は，理論とエビデンスに基づいて予防的介入を実行する。②心理職は，状況に応じて社会的・文化的に適した予防の実践を行う。③心理職は，リスクを低下させ，健康維持を促進する介入を実行する。④心理職は，予防に影響する環境要因の検討を含む研究と評価活動に参加する。⑤心理職は，予防の研究と実践にあたって倫理的問題を考慮する。⑥心理職は，予防研究と実践にあたって社会的不平等に注意を払う。⑦心理職は，継続的な教育及び訓練などを通じて，知識とスキルを向上させる。⑧心理職は，社会制度や組織を改善する活動に参加する。⑨心理職は，予防に関連する科学的知見を活かして，公共政策の策定に協力する。

参考資料

公認心理師法案（第一八九回衆第三八号）

第一章　総則
（目的）
第一条　この法律は，公認心理師の資格を定めて，その業務の適正を図り，もって国民の心の健康の保持増進に寄与することを目的とする。
（定義）
第二条　この法律において「公認心理師」とは，第二十八条の登録を受け，公認心理師の名称を用いて，保健医療，福祉，教育その他の分野において，心理学に関する専門的知識及び技術をもって，次に掲げる行為を行うことを業とする者をいう。
一　心理に関する支援を要する者の心理状態を観察し，その結果を分析すること。
二　心理に関する支援を要する者に対し，その心理に関する相談に応じ，助言，指導その他の援助を行うこと。
三　心理に関する支援を要する者の関係者に対し，その相談に応じ，助言，指導その他の援助を行うこと。
四　心の健康に関する知識の普及を図るための教育及び情報の提供を行うこと。
（欠格事由）
第三条　次の各号のいずれかに該当する者は，公認心理師となることができない。
一　成年被後見人又は被保佐人
二　禁錮以上の刑に処せられ，その執行を終わり，又は執行を受けることがなくなった日から起算して二年を経過しない者
三　この法律の規定その他保健医療，福祉又は教育に関する法律の規定であって政令で定めるものにより，罰金の刑に処せられ，その執行を終わり，又は執行を受けることがなくなった日から起算して二年を経過しない者
四　第三十二条第一項第二号又は第二項の規定により登録を取り消され，その取消しの日から起算して二年を経過しない者

第二章　試験
（資格）
第四条　公認心理師試験（以下「試験」という。）に合格した者は，公認心理師となる資格を有する。
（試験）
第五条　試験は，公認心理師として必要な知識及び技能について行う。
（試験の実施）
第六条　試験は，毎年一回以上，文部科学大臣及び厚生労働大臣が行う。
（受験資格）
第七条　試験は，次の各号のいずれかに該当する者でなければ，受けることができない。
一　学校教育法（昭和二十二年法律第二十六号）に基づく大学（短期大学を除く。以下同じ。）において心理学その他の公認心理師となるために必要な科目として文部科学省令・厚生労働省令で定めるものを修めて卒業し，かつ，同法に基づく大学院において心理学その他の公認心理師となるために必要な科目として文部科学省令・厚生労働省令で定めるものを修めてその課程を修了した者その他その者に準ずるものとして文部科学省令・厚生労働省令で定める者
二　学校教育法に基づく大学において心理学その他の公認心理師となるために必要な科目として文部科学省令・厚生労働省令で定めるものを修めて卒業した者その他その者に準ずるものとして文部科学省令・厚生労働省令で定める者であって，文部科学省令・厚生労働省令で定める施設において文部科学省令・厚生労働省令で定める期間以上第二条第一号から第三号までに掲げる行為の業務に従事したもの
三　文部科学大臣及び厚生労働大臣が前二号に掲げる者と同等以上の知識及び技能を有すると認定した者
（試験の無効等）
第八条　文部科学大臣及び厚生労働大臣は，試験に関して不正の行為があった場合には，その不正行為に関係のある者に対しては，その受験を停止させ，又はその試験を無効とすることができる。
2　文部科学大臣及び厚生労働大臣は，前項の規定による処分を受けた者に対し，期間を定めて試験を受けることができないものとすることができる。
（受験手数料）
第九条　試験を受けようとする者は，実費を勘案して政令で定める額の受験手数料を国に納付しなければならない。
2　前項の受験手数料は，これを納付した者が試験

を受けない場合においても，返還しない。
（指定試験機関の指定）
第十条　文部科学大臣及び厚生労働大臣は，文部科学省令・厚生労働省令で定めるところにより，その指定する者（以下「指定試験機関」という。）に，試験の実施に関する事務（以下「試験事務」という。）を行わせることができる。

2　指定試験機関の指定は，文部科学省・厚生労働省令で定めるところにより，試験事務を行おうとする者の申請により行う。

3　文部科学大臣及び厚生労働大臣は，前項の申請が次の要件を満たしていると認めるときでなければ，指定試験機関の指定をしてはならない。
　一　職員，設備，試験事務の実施の方法その他の事項についての試験事務の実施に関する計画が，試験事務の適正かつ確実な実施のために適切なものであること。
　二　前号の試験事務の実施に関する計画の適正かつ確実な実施に必要な経理的及び技術的な基礎を有するものであること。

4　文部科学大臣及び厚生労働大臣は，第二項の申請が次のいずれかに該当するときは，指定試験機関の指定をしてはならない。
　一　申請者が，一般社団法人又は一般財団法人以外の者であること。
　二　申請者がその行う試験事務以外の業務により試験事務を公正に実施することができないおそれがあること。
　三　申請者が，第二十二条の規定により指定を取り消され，その取消しの日から起算して二年を経過しない者であること。
　四　申請者の役員のうちに，次のいずれかに該当する者があること。
　　イ　この法律に違反して，刑に処せられ，その執行を終わり，又は執行を受けることがなくなった日から起算して二年を経過しない者
　　ロ　次条第二項の規定による命令により解任され，その解任の日から起算して二年を経過しない者

（指定試験機関の役員の選任及び解任）
第十一条　指定試験機関の役員の選任及び解任は，文部科学大臣及び厚生労働大臣の認可を受けなければ，その効力を生じない。

2　文部科学大臣及び厚生労働大臣は，指定試験機関の役員が，この法律（この法律に基づく命令又は処分を含む。）若しくは第十三条第一項に規定する試験事務規程に違反する行為をしたとき又は試験事務に関し著しく不適当な行為をしたときは，指定試験機関に対し，当該役員の解任を命ずることができる。
（事業計画の認可等）

第十二条　指定試験機関は，毎事業年度，事業計画及び収支予算を作成し，当該事業年度の開始前に（指定を受けた日の属する事業年度にあっては，その指定を受けた後遅滞なく），文部科学大臣及び厚生労働大臣の認可を受けなければならない。これを変更しようとするときも，同様とする。

2　指定試験機関は，毎事業年度の経過後三月以内に，その事業年度の事業報告書及び収支決算書を作成し，文部科学大臣及び厚生労働大臣に提出しなければならない。
（試験事務規程）

第十三条　指定試験機関は，試験事務の開始前に，試験事務の実施に関する規程（以下この章において「試験事務規程」という。）を定め，文部科学大臣及び厚生労働大臣の認可を受けなければならない。これを変更しようとするときも，同様とする。

2　試験事務規程で定めるべき事項は，文部科学省令・厚生労働省令で定める。

3　文部科学大臣及び厚生労働大臣は，第一項の認可をした試験事務規程が試験事務の適正かつ確実な実施上不適当となったと認めるときは，指定試験機関に対し，これを変更すべきことを命ずることができる。
（公認心理師試験委員）

第十四条　指定試験機関は，試験事務を行う場合において，公認心理師として必要な知識及び技能を有するかどうかの判定に関する事務については，公認心理師試験委員（以下この章において「試験委員」という。）に行わせなければならない。

2　指定試験機関は，試験委員を選任しようとするときは，文部科学省令・厚生労働省令で定める要件を備える者のうちから選任しなければならない。

3　指定試験機関は，試験委員を選任したときは，文部科学省令・厚生労働省令で定めるところにより，文部科学大臣及び厚生労働大臣にその旨を届け出なければならない。試験委員に変更があったときも，同様とする。

4　第十一条第二項の規定は，試験委員の解任について準用する。
（規定の適用等）

第十五条　指定試験機関が試験事務を行う場合における第八条第一項及び第九条第一項の規定の適用については，第八条第一項中「文部科学大臣及び厚生労働大臣」とあり，及び第九条第一項中「国」とあるのは，「指定試験機関」とする。

2　前項の規定により読み替えて適用する第九条第一項の規定により指定試験機関に納められた受験手数料は，指定試験機関の収入とする。
（秘密保持義務等）

第十六条　指定試験機関の役員若しくは職員（試験

委員を含む。次項において同じ。）又はこれらの職にあった者は，試験事務に関して知り得た秘密を漏らしてはならない。
2　試験事務に従事する指定試験機関の役員又は職員は，刑法（明治四十年法律第四十五号）その他の罰則の適用については，法令により公務に従事する職員とみなす。
（帳簿の備付け等）
第十七条　指定試験機関は，文部科学省令・厚生労働省令で定めるところにより，試験事務に関する事項で文部科学省令・厚生労働省令で定めるものを記載した帳簿を備え，これを保存しなければならない。
（監督命令）
第十八条　文部科学大臣及び厚生労働大臣は，この法律を施行するため必要があると認めるときは，指定試験機関に対し，試験事務に関し監督上必要な命令をすることができる。
（報告）
第十九条　文部科学大臣及び厚生労働大臣は，この法律を施行するため必要があると認めるときは，その必要な限度で，文部科学省令・厚生労働省令で定めるところにより，指定試験機関に対し，報告をさせることができる。
（立入検査）
第二十条　文部科学大臣及び厚生労働大臣は，この法律を施行するため必要があると認めるときは，その必要な限度で，その職員に，指定試験機関の事務所に立ち入り，指定試験機関の帳簿，書類その他必要な物件を検査させ，又は関係者に質問させることができる。
2　前項の規定により立入検査を行う職員は，その身分を示す証明書を携帯し，かつ，関係者の請求があるときは，これを提示しなければならない。
3　第一項に規定する権限は，犯罪捜査のために認められたものと解釈してはならない。
（試験事務の休廃止）
第二十一条　指定試験機関は，文部科学大臣及び厚生労働大臣の許可を受けなければ，試験事務の全部又は一部を休止し，又は廃止してはならない。
（指定の取消し等）
第二十二条　文部科学大臣及び厚生労働大臣は，指定試験機関が第十条第四項各号（第三号を除く。）のいずれかに該当するに至ったときは，その指定を取り消さなければならない。
2　文部科学大臣及び厚生労働大臣は，指定試験機関が次の各号のいずれかに該当するに至ったときは，その指定を取り消し，又は期間を定めて試験事務の全部若しくは一部の停止を命ずることができる。
一　第十条第三項各号の要件を満たさなくなったと

認められるとき。
二　第十一条第二項（第十四条第四項において準用する場合を含む。），第十三条第三項又は第十八条の規定による命令に違反したとき。
三　第十二条，第十四条第一項から第三項まで又は前条の規定に違反したとき。
四　第十三条第一項の認可を受けた試験事務規程によらないで試験事務を行ったとき。
五　次条第一項の条件に違反したとき。
（指定等の条件）
第二十三条　第十条第一項，第十一条第一項，第十二条第一項，第十三条第一項又は第二十一条の規定による指定，認可又は許可には，条件を付し，及びこれを変更することができる。
2　前項の条件は，当該指定，認可又は許可に係る事項の確実な実施を図るため必要な最小限度のものに限り，かつ，当該指定，認可又は許可を受ける者に不当な義務を課することとなるものであってはならない。
（指定試験機関がした処分等に係る審査請求）
第二十四条　指定試験機関が行う試験事務に係る処分又はその不作為について不服がある者は，文部科学大臣及び厚生労働大臣に対し，審査請求をすることができる。この場合において，文部科学大臣及び厚生労働大臣は，行政不服審査法（平成二十六年法律第六十八号）第二十五条第二項及び第三項，第四十六条第一項及び第二項，第四十七条並びに第四十九条第三項の規定の適用については，指定試験機関の上級行政庁とみなす。
（文部科学大臣及び厚生労働大臣による試験事務の実施等）
第二十五条　文部科学大臣及び厚生労働大臣は，指定試験機関の指定をしたときは，試験事務を行わないものとする。
2　文部科学大臣及び厚生労働大臣は，指定試験機関が第二十一条の規定による許可を受けて試験事務の全部若しくは一部を休止したとき，第二十二条第二項の規定により指定試験機関に対し試験事務の全部若しくは一部の停止を命じたとき又は指定試験機関が天災その他の事由により試験事務の全部若しくは一部を実施することが困難となった場合において必要があると認めるときは，試験事務の全部又は一部を自ら行うものとする。
（公示）
第二十六条　文部科学大臣及び厚生労働大臣は，次の場合には，その旨を官報に公示しなければならない。
一　第十条第一項の規定による指定をしたとき。
二　第二十一条の規定による許可をしたとき。
三　第二十二条の規定により指定を取り消し，又は試験事務の全部若しくは一部の停止を命じたとき。

四　前条第二項の規定により試験事務の全部若しくは一部を自ら行うこととするとき又は自ら行っていた試験事務の全部若しくは一部を行わないこととするとき。
（試験の細目等）
第二十七条　この章に規定するもののほか，試験，指定試験機関その他この章の規定の施行に関し必要な事項は，文部科学省令・厚生労働省令で定める。
第三章　登録
（登録）
第二十八条　公認心理師となる資格を有する者が公認心理師となるには，公認心理師登録簿に，氏名，生年月日その他文部科学省令・厚生労働省令で定める事項の登録を受けなければならない。
（公認心理師登録簿）
第二十九条　公認心理師登録簿は，文部科学省及び厚生労働省に，それぞれ備える。
（公認心理師登録証）
第三十条　文部科学大臣及び厚生労働大臣は，公認心理師の登録をしたときは，申請者に第二十八条に規定する事項を記載した公認心理師登録証（以下この章において「登録証」という。）を交付する。
（登録事項の変更の届出等）
第三十一条　公認心理師は，登録を受けた事項に変更があったときは，遅滞なく，その旨を文部科学大臣及び厚生労働大臣に届け出なければならない。
2　公認心理師は，前項の規定による届出をするときは，当該届出に登録証を添えて提出し，その訂正を受けなければならない。
（登録の取消し等）
第三十二条　文部科学大臣及び厚生労働大臣は，公認心理師が次の各号のいずれかに該当する場合には，その登録を取り消さなければならない。
一　第三条各号（第四号を除く。）のいずれかに該当するに至った場合
二　虚偽又は不正の事実に基づいて登録を受けた場合
2　文部科学大臣及び厚生労働大臣は，公認心理師が第四十条，第四十一条又は第四十二条第二項の規定に違反したときは，その登録を取り消し，又は期間を定めて公認心理師の名称及びその名称中における心理師という文字の使用の停止を命ずることができる。
（登録の消除）
第三十三条　文部科学大臣及び厚生労働大臣は，公認心理師の登録がその効力を失ったときは，その登録を消除しなければならない。
（情報の提供）
第三十四条　文部科学大臣及び厚生労働大臣は，公認心理師の登録に関し，相互に必要な情報の提供を行うものとする。
（変更登録等の手数料）
第三十五条　登録証の記載事項の変更を受けようとする者及び登録証の再交付を受けようとする者は，実費を勘案して政令で定める額の手数料を国に納付しなければならない。
（指定登録機関の指定等）
第三十六条　文部科学大臣及び厚生労働大臣は，文部科学省令・厚生労働省令で定めるところにより，その指定する者（以下「指定登録機関」という。）に，公認心理師の登録の実施に関する事務（以下「登録事務」という。）を行わせることができる。
2　指定登録機関の指定は，文部科学省令・厚生労働省令で定めるところにより，登録事務を行おうとする者の申請により行う。
第三十七条　指定登録機関が登録事務を行う場合における第二十九条，第三十条，第三十一条第一項，第三十三条及び第三十五条の規定の適用については，第二十九条中「文部科学省及び厚生労働省に，それぞれ」とあるのは「指定登録機関に」と，第三十条，第三十一条第一項及び第三十三条中「文部科学大臣及び厚生労働大臣」とあり，並びに第三十五条中「国」とあるのは「指定登録機関」とする。
2　指定登録機関が登録を行う場合において，公認心理師の登録を受けようとする者は，実費を勘案して政令で定める額の手数料を指定登録機関に納付しなければならない。
3　第一項の規定により読み替えて適用する第三十五条及び前項の規定により指定登録機関に納められた手数料は，指定登録機関の収入とする。
（準用）
第三十八条　第十条第三項及び第四項，第十一条から第十三条まで並びに第十六条から第二十六条までの規定は，指定登録機関について準用する。この場合において，これらの規定中「試験事務」とあるのは「登録事務」と，「試験事務規程」とあるのは「登録事務規程」と，第十条第三項中「前項の申請」とあり，及び同条第四項中「第二項の申請」とあるのは「第三十六条第二項の申請」と，第十六条第一項中「職員（試験委員を含む。次項において同じ。）」とあるのは「職員」と，第二十二条第二項第二号中「第十一条第二項（第十四条第四項において準用する場合を含む。）」とあるのは「第十一条第二項」と，同項第三号中「，第十四条第一項から第三項まで又は前条」とあるのは「又は前条」と，第二十三条第一項及び第二十六条第一号中「第十条第一項」とあるのは「第三十六条第一項」と読み替えるものとする。
（文部科学省令・厚生労働省令への委任）

第三十九条　この章に規定するもののほか，公認心理師の登録，指定登録機関その他この章の規定の施行に関し必要な事項は，文部科学省令・厚生労働省令で定める。

第四章　義務等

（信用失墜行為の禁止）

第四十条　公認心理師は，公認心理師の信用を傷つけるような行為をしてはならない。

（秘密保持義務）

第四十一条　公認心理師は，正当な理由がなく，その業務に関して知り得た人の秘密を漏らしてはならない。公認心理師でなくなった後においても，同様とする。

（連携等）

第四十二条　公認心理師は，その業務を行うに当たっては，その担当する者に対し，保健医療，福祉，教育等が密接な連携の下で総合的かつ適切に提供されるよう，これらを提供する者その他の関係者等との連携を保たなければならない。

2　公認心理師は，その業務を行うに当たって心理に関する支援を要する者に当該支援に係る主治の医師があるときは，その指示を受けなければならない。

（資質向上の責務）

第四十三条　公認心理師は，国民の心の健康を取り巻く環境の変化による業務の内容の変化に適応するため，第二条各号に掲げる行為に関する知識及び技能の向上に努めなければならない。

（名称の使用制限）

第四十四条　公認心理師でない者は，公認心理師という名称を使用してはならない。

2　前項に規定するもののほか，公認心理師でない者は，その名称中に心理師という文字を用いてはならない。

（経過措置等）

第四十五条　この法律の規定に基づき命令を制定し，又は改廃する場合においては，その命令で，その制定又は改廃に伴い合理的に必要と判断される範囲内において，所要の経過措置（罰則に関する経過措置を含む。）を定めることができる。

2　この法律に規定するもののほか，この法律の施行に関し必要な事項は，文部科学省令・厚生労働省令で定める。

第五章　罰則

第四十六条　第四十一条の規定に違反した者は，一年以下の懲役又は三十万円以下の罰金に処する。

2　前項の罪は，告訴がなければ公訴を提起することができない。

第四十七条　第十六条第一項（第三十八条において準用する場合を含む。）の規定に違反した者は，一年以下の懲役又は三十万円以下の罰金に処する。

第四十八条　第二十二条第二項（第三十八条において準用する場合を含む。）の規定による試験事務又は登録事務の停止の命令に違反したときは，その違反行為をした指定試験機関又は指定登録機関の役員又は職員は，一年以下の懲役又は三十万円以下の罰金に処する。

第四十九条　次の各号のいずれかに該当する者は，三十万円以下の罰金に処する。

一　第三十二条第二項の規定により公認心理師の名称及びその名称中における心理師という文字の使用の停止を命ぜられた者で，当該停止を命ぜられた期間中に，公認心理師の名称を使用し，又はその名称中に心理師という文字を用いたもの

二　第四十四条第一項又は第二項の規定に違反した者

第五十条　次の各号のいずれかに該当するときは，その違反行為をした指定試験機関又は指定登録機関の役員又は職員は，二十万円以下の罰金に処する。

一　第十七条（第三十八条において準用する場合を含む。）の規定に違反して帳簿を備えず，帳簿に記載せず，若しくは帳簿に虚偽の記載をし，又は帳簿を保存しなかったとき。

二　第十九条（第三十八条において準用する場合を含む。）の規定による報告をせず，又は虚偽の報告をしたとき。

三　第二十条第一項（第三十八条において準用する場合を含む。）の規定による立入り若しくは検査を拒み，妨げ，若しくは忌避し，又は質問に対して陳述をせず，若しくは虚偽の陳述をしたとき。

四　第二十一条（第三十八条において準用する場合を含む。）の許可を受けないで試験事務又は登録事務の全部を廃止したとき。

附　則

（施行期日）

第一条　この法律は，公布の日から起算して二年を超えない範囲内において政令で定める日から施行する。ただし，第十条から第十四条まで，第十六条，第十八条から第二十三条まで及び第二十五条から第二十七条までの規定並びに第四十七条，第四十八条及び第五十条（第一号を除く。）の規定（指定試験機関に係る部分に限る。）並びに附則第八条から第十一条までの規定は，公布の日から起算して六月を超えない範囲内において政令で定める日から施行する。

（受験資格の特例）

第二条　次の各号のいずれかに該当する者は，第七条の規定にかかわらず，試験を受けることができる。

一　この法律の施行の日（以下この項及び附則第六条において「施行日」という。）前に学校教育法

に基づく大学院の課程を修了した者であって，当該大学院において心理学その他の公認心理師となるために必要な科目として文部科学省令・厚生労働省令で定めるものを修めたもの
二　施行日前に学校教育法に基づく大学院に入学した者であって，施行日以後に心理学その他の公認心理師となるために必要な科目として文部科学省令・厚生労働省令で定めるものを修めて当該大学院の課程を修了したもの
三　施行日前に学校教育法に基づく大学に入学し，かつ，心理学その他の公認心理師となるために必要な科目として文部科学省令・厚生労働省令で定めるものを修めて卒業した者その他その者に準ずるものとして文部科学省令・厚生労働省令で定める者であって，施行日以後に同法に基づく大学院において第七条第一号の文部科学省令・厚生労働省令で定める科目を修めてその課程を修了したもの
四　施行日前に学校教育法に基づく大学に入学し，かつ，心理学その他の公認心理師となるために必要な科目として文部科学省令・厚生労働省令で定めるものを修めて卒業した者その他その者に準ずるものとして文部科学省令・厚生労働省令で定める者であって，第七条第二号の文部科学省令・厚生労働省令で定める施設において同号の文部科学省令・厚生労働省令で定める期間以上第二条第一号から第三号までに掲げる行為の業務に従事したもの
2　この法律の施行の際現に第二条第一号から第三号までに掲げる行為を業として行っている者その他その者に準ずるものとして文部科学省令・厚生労働省令で定める者であって，次の各号のいずれにも該当するに至ったものは，この法律の施行後五年間は，第七条の規定にかかわらず，試験を受けることができる。
一　文部科学大臣及び厚生労働大臣が指定した講習会の課程を修了した者
二　文部科学省令・厚生労働省令で定める施設において，第二条第一号から第三号までに掲げる行為を五年以上業として行った者
3　前項に規定する者に対する試験は，文部科学省令・厚生労働省令で定めるところにより，その科目の一部を免除することができる。
（受験資格に関する配慮）
第三条　文部科学大臣及び厚生労働大臣は，試験の受験資格に関する第七条第二号の文部科学省令・厚生労働省令を定め，及び同条第三号の認定を行うに当たっては，同条第二号又は第三号に掲げる者が同条第二号に掲げる者と同等以上に臨床心理学を含む心理学その他の科目に関する専門的な知識及び技能を有することとなるよう，同条第二号

の文部科学省令・厚生労働省令で定める期間を相当の期間とすることその他の必要な配慮をしなければならない。
（名称の使用制限に関する経過措置）
第四条　この法律の施行の際現に公認心理師という名称を使用している者又はその名称中に心理師の文字を用いている者については，第四十四条第一項又は第二項の規定は，この法律の施行後六月間は，適用しない。
（検討）
第五条　政府は，この法律の施行後五年を経過した場合において，この法律の規定の施行の状況について検討を加え，その結果に基づいて必要な措置を講ずるものとする。
（試験の実施に関する特例）
第六条　第六条の規定にかかわらず，施行日の属する年においては，試験を行わないことができる。
（登録免許税法の一部改正）
第七条　登録免許税法（昭和四十二年法律第三十五号）の一部を次のように改正する。
　　別表第一第三十二号（八）の次に次のように加える。

| （八の二）公認心理師法（平成二十七年法律第六十八号）第二十八条（登録）の公認心理師の登録 | 登録件数 | 一件につき1万5千円 |

（文部科学省設置法の一部改正）
第八条　文部科学省設置法（平成十一年法律第九十六号）の一部を次のように改正する。
　　第四条第十二号の次に次の一号を加える。
　　十二の二　公認心理師に関する事務のうち所掌に係るものに関すること。
（厚生労働省設置法の一部改正）
第九条　厚生労働省設置法（平成十一年法律第九十七号）の一部を次のように改正する。
　　第四条第一項第八十九号の次に次の一号を加える。
　　八十九の二　公認心理師に関する事務のうち所掌に係るものに関すること。
　　第十八条第一項中「第八十七号から」の下に「第八十九号まで，第九十号から」を加える。
（アルコール健康障害対策基本法の一部改正）
第十条　アルコール健康障害対策基本法（平成二十五年法律第百九号）の一部を次のように改正する。
　　附則第七条のうち厚生労働省設置法第四条第一項第八十九号の次に一号を加える改正規定中「第四条第一項第八十九号」を「第四条第一項第八十九号の二」に改め，第八十九号の二を第八十九号の三とする。

附則第七条中厚生労働省設置法第十八条第一項の改正規定を削る。
（内閣の重要政策に関する総合調整等に関する機能の強化のための国家行政組織法等の一部を改正する法律の一部改正）
第十一条　内閣の重要政策に関する総合調整等に関する機能の強化のための国家行政組織法等の一部を改正する法律（平成二十七年法律第六十六号）の一部を次のように改正する。
第十一条のうち厚生労働省設置法第四条第一項第八十九号の次に一号を加える改正規定中「同項第八十九号」を「同項第八十九号の二」に改め，第八十九号の二を第八十九号の三とする。
第十一条のうち厚生労働省設置法第十八条第一項の改正規定中「「第八十七号から」の下に「第八十九号まで，第九十号から」を加え，」を削る。
附則第二十八条のうちアルコール健康障害対策基本法附則第七条のうち厚生労働省設置法第四条第一項第八十九号の次に一号を加える改正規定の改正規定及び同法第十八条第一項の改正規定を削る改正規定中「第四条第一項第八十九号」を「第四条第一項第八十九号の二」に，「第四条第一項第八十九号の二」を「第四条第一項第八十九号の三」に，「八十九の二」を「八十九の三」に，「八十九の三」を「八十九の四」に，「改め，同法第十八条第一項の改正規定を削る」を「改める」に改める。

附則第二十九条中「第四条第一項第八十九号」を「第四条第一項第八十九号の二」に，「同項第八十九号」を「同項第八十九号の二」に，「同項第八十九号の二」を「同項第八十九号の三」に，「八十九の二」を「八十九の三」に，「八十九の三」を「八十九の四」に改め，「，「第十一条のうち厚生労働省設置法第十八条第一項の改正規定中「第八十七号から」の下に「第八十九号まで，第九十号から」を加える部分に限る。）」を削る。

理　由
近時の国民が抱える心の健康の問題等をめぐる状況に鑑み，心理に関する支援を要する者等の心理に関する相談，援助等の業務に従事する者の資質の向上及びその業務の適正を図るため，公認心理師の資格を定める必要がある。これが，この法律案を提出する理由である。

出　典：http://www.shugiin.go.jp/internet/itdb_gian.nsf/html/gian/honbun/houan/g18901038.htm

ヘルシンキ宣言：人間を対象とする医学研究の倫理的原則（日本医師会訳）

序文
1. 世界医師会（WMA）は，特定できる人間由来の試料およびデータの研究を含む，人間を対象とする医学研究の倫理的原則の文書としてヘルシンキ宣言を改訂してきた。
　　本宣言は全体として解釈されることを意図したものであり，各項目は他のすべての関連項目を考慮に入れて適用されるべきである。
2. WMA の使命の一環として，本宣言は主に医師に対して表明されたものである。
　　WMA は人間を対象とする医学研究に関与する医師以外の人々に対してもこれらの諸原則の採用を推奨する。

一般原則
3. WMA ジュネーブ宣言は，「私の患者の健康を私の第一の関心事とする」ことを医師に義務づけ，また医の国際倫理綱領は，「医師は，医療の提供に際して，患者の最善の利益のために行動すべきである」と宣言している。
4. 医学研究の対象とされる人々を含め，患者の健康，福利，権利を向上させ守ることは医師の責務である。医師の知識と良心はこの責務達成のために捧げられる。
5. 医学の進歩は人間を対象とする諸試験を要する研究に根本的に基づくものである。
6. 人間を対象とする医学研究の第一の目的は，疾病の原因，発症および影響を理解し，予防，診断ならびに治療（手法，手順，処置）を改善することである。最善と証明された治療であっても，安全性，有効性，効率性，利用可能性および質に関する研究を通じて継続的に評価されなければならない。

7. 医学研究はすべての被験者に対する配慮を推進かつ保証し，その健康と権利を擁護するための倫理基準に従わなければならない。
8. 医学研究の主な目的は新しい知識を得ることであるが，この目標は個々の被験者の権利および利益に優先することがあってはならない。
9. 被験者の生命，健康，尊厳，全体性，自己決定権，プライバシーおよび個人情報の秘密を守ることは医学研究に関与する医師の責務である。被験者の保護責任は常に医師またはその他の医療専門職にあり，被験者が同意を与えた場合でも，決してその被験者に移ることはない。
10. 医師は，適用される国際的規範および基準はもとより人間を対象とする研究に関する自国の倫理，法律，規制上の規範ならびに基準に従わなければならない。国内的または国際的倫理，法律，規制上の要請がこの宣言に示されている被験者の保護を減じあるいは排除してはならない。
11. 医学研究は，環境に害を及ぼす可能性を最小限にするよう実施されなければならない。
12. 人間を対象とする医学研究は，適切な倫理的および科学的な教育と訓練を受けた有資格者によってのみ行われなければならない。患者あるいは健康なボランティアを対象とする研究は，能力と十分な資格を有する医師またはその他の医療専門職の監督を必要とする。
13. 医学研究から除外されたグループには研究参加への機会が適切に提供されるべきである。
14. 臨床研究を行う医師は，研究が予防，診断または治療する価値があるとして正当化できる範囲内にあり，かつその研究への参加が被験者としての患者の健康に悪影響を及ぼさないことを確信する十分な理由がある場合に限り，その患者を研究に参加させるべきである。
15. 研究参加の結果として損害を受けた被験者に対する適切な補償と治療が保証されなければならない。

リスク，負担，利益
16. 医療および医学研究においてはほとんどの治療にリスクと負担が伴う。
　　人間を対象とする医学研究は，その目的の重要性が被験者のリスクおよび負担を上まわる場合に限り行うことができる。
17. 人間を対象とするすべての医学研究は，研究の対象となる個人とグループに対する予想し得るリスクおよび負担と被験者および研究によって影響を受けるその他の個人またはグループに対する予見可能な利益とを比較して，慎重な評価を先行させなければならない。
　　リスクを最小化させるための措置が講じられなければならない。リスクは研究者によって継続的に監視，評価，文書化されるべきである。
18. リスクが適切に評価されかつそのリスクを十分に管理できるとの確信を持てない限り，医師は人間を対象とする研究に関与してはならない。
　　潜在的な利益よりもリスクが高いと判断される場合または明確な成果の確証が得られた場合，医師は研究を継続，変更あるいは直ちに中止すべきかを判断しなければならない。

社会的弱者グループおよび個人
19. あるグループおよび個人は特に社会的な弱者であり不適切な扱いを受けたり副次的な被害を受けやすい。
　　すべての社会的弱者グループおよび個人は個別の状況を考慮したうえで保護を受けるべきである。
20. 研究がそのグループの健康上の必要性または優先事項に応えるものであり，かつその研究が社会的弱者でないグループを対象として実施できない場合に限り，社会的弱者グループを対象とする医学研究は正当化される。さらに，そのグループは研究から得られた知識，実践または治療からの恩恵を受けるべきである。

科学的要件と研究計画書
21. 人間を対象とする医学研究は，科学的文献の十分な知識，その他関連する情報源および適切な研究室での実験ならびに必要に応じた動物実験に基づき，一般に認知された科学的諸原則に従わなければならない。研究に使用される動物の福祉は尊重されなければならない。
22. 人間を対象とする各研究の計画と実施内容は，研究計画書に明示され正当化されていなければならない。
　　研究計画書には関連する倫理的配慮について明記され，また本宣言の原則がどのように取り入れられてきたかを示すべきである。計画書は，資金提供，スポンサー，研究組織との関わり，起こり得る利益相反，被験者に対する報奨ならびに研究参加の結果として損害を受けた被験者の治療および／または補償の条項に関する情報を含むべきである。
　　臨床試験の場合，この計画書には研究終了後条項についての必要な取り決めも記載されなければならない。

研究倫理委員会
23. 研究計画書は，検討，意見，指導および承認を得るため研究開始前に関連する研究倫理委員会に提出されなければならない。この委員会は，その機能において透明性がなければならず，研究者，スポンサーお

よびその他いかなる不適切な影響も受けず適切に運営されなければならない．委員会は，適用される国際的規範および基準はもとより，研究が実施される国または複数の国の法律と規則も考慮しなければならない．しかし，そのために本宣言が示す被験者に対する保護を減じあるいは排除することを許してはならない．

研究倫理委員会は，進行中の研究をモニターする権利を持たなければならない．研究者は，委員会に対してモニタリング情報とくに重篤な有害事象に関する情報を提供しなければならない．委員会の審議と承認を得ずに計画書を修正してはならない．

研究終了後，研究者は研究知見と結論の要約を含む最終報告書を委員会に提出しなければならない．

プライバシーと秘密保持
24. 被験者のプライバシーおよび個人情報の秘密保持を厳守するためあらゆる予防策を講じなければならない．

インフォームド・コンセント
25. 医学研究の被験者としてインフォームド・コンセントを与える能力がある個人の参加は自発的でなければならない．家族または地域社会のリーダーに助言を求めることが適切な場合もあるが，インフォームド・コンセントを与える能力がある個人を本人の自主的な承諾なしに研究に参加させてはならない．
26. インフォームド・コンセントを与える能力がある人間を対象とする医学研究において，それぞれの被験者候補は，目的，方法，資金源，起こり得る利益相反，研究者の施設内での所属，研究から期待される利益と予測されるリスクならびに起こり得る不快感，研究終了後条項，その他研究に関するすべての面について十分に説明されなければならない．被験者候補は，いつでも不利益を受けることなしに研究参加を拒否する権利または参加の同意を撤回する権利があることを知らされなければならない．個々の被験者候補の具体的情報の必要性のみならずその情報の伝達方法についても特別な配慮をしなければならない．

被験者候補がその情報を理解したことを確認したうえで，医師またはその他ふさわしい有資格者は被験者候補の自主的なインフォームド・コンセントをできれば書面で求めなければならない．同意が書面で表明されない場合，その書面によらない同意は立会人のもとで正式に文書化されなければならない．

医学研究のすべての被験者は，研究の全体的成果について報告を受ける権利を与えられるべきである．
27. 研究参加へのインフォームド・コンセントを求める場合，医師は，被験者候補が医師に依存した関係にあるかまたは同意を強要されているおそれがあるかについて特別な注意を払わなければならない．そのような状況下では，インフォームド・コンセントはこうした関係とは完全に独立したふさわしい有資格者によって求められなければならない．
28. インフォームド・コンセントを与える能力がない被験者候補のために，医師は，法的代理人からインフォームド・コンセントを求めなければならない．これらの人々は，被験者候補に代表されるグループの健康増進を試みるための研究，インフォームド・コンセントを与える能力がある人々では代替して行うことができない研究，そして最小限のリスクと負担のみ伴う研究以外には，被験者候補の利益になる可能性のないような研究対象に含まれてはならない．
29. インフォームド・コンセントを与える能力がないと思われる被験者候補が研究参加についての決定に賛意を表することができる場合，医師は法的代理人からの同意に加えて本人の賛意を求めなければならない．被験者候補の不賛意は，尊重されるべきである．
30. 例えば，意識不明の患者のように，肉体的，精神的にインフォームド・コンセントを与える能力がない被験者を対象とした研究は，インフォームド・コンセントを与えることを妨げる肉体的・精神的状態がその研究対象グループに固有の症状となっている場合に限って行うことができる．このような状況では，医師は法的代理人からインフォームド・コンセントを求めなければならない．そのような代理人が得られず研究延期もできない場合，この研究はインフォームド・コンセントを与えられない状態にある被験者を対象とする特別な理由が研究計画書で述べられ，研究倫理委員会で承認されていることを条件として，インフォームド・コンセントなしに開始することができる．研究に引き続き留まる同意はできるかぎり早く被験者または法的代理人から取得しなければならない．
31. 医師は，治療のどの部分が研究に関連しているかを患者に十分に説明しなければならない．患者の研究への参加拒否または研究離脱の決定が患者・医師関係に決して悪影響を及ぼしてはならない．
32. バイオバンクまたは類似の貯蔵場所に保管されている試料やデータに関する研究など，個人の特定が可能な人間由来の試料またはデータを使用する医学研究のためには，医師は収集・保存および／または再利用に対するインフォームド・コンセントを求めなければならない．このような研究に関しては，同意を得ることが不可能か実行できない例外的な場合があり得る．このような状況では研究倫理委員会の審議と承認を得た後に限り研究が行われ得る．

プラセボの使用
33. 新しい治療の利益，リスク，負担および有効性は，以下の場合を除き，最善と証明されている治療と比較考量されなければならない：
　証明された治療が存在しない場合，プラセボの使用または無治療が認められる；あるいは，
　説得力があり科学的に健全な方法論的理由に基づき，最善と証明されたものより効果が劣る治療，プラセボの使用または無治療が，その治療の有効性あるいは安全性を決定するために必要な場合，
　そして，最善と証明されたものより効果が劣る治療，プラセボの使用または無治療の患者が，最善と証明された治療を受けなかった結果として重篤または回復不能な損害の付加的リスクを被ることがないと予想される場合。
　この選択肢の乱用を避けるため徹底した配慮がなされなければならない。

研究終了後条項
34. 臨床試験の前に，スポンサー，研究者および主催国政府は，試験の中で有益であると証明された治療を未だ必要とするあらゆる研究参加者のために試験終了後のアクセスに関する条項を策定すべきである。また，この情報はインフォームド・コンセントの手続きの間に研究参加者に開示されなければならない。

研究登録と結果の刊行および普及
35. 人間を対象とするすべての研究は，最初の被験者を募集する前に一般的にアクセス可能なデータベースに登録されなければならない。
36. すべての研究者，著者，スポンサー，編集者および発行者は，研究結果の刊行と普及に倫理的責務を負っている。研究者は，人間を対象とする研究の結果を一般的に公表する義務を有し報告書の完全性と正確性に説明責任を負う。すべての当事者は，倫理的報告に関する容認されたガイドラインを遵守すべきである。否定的結果および結論に達しない結果も肯定的結果と同様に，刊行または他の方法で公表されなければならない。資金源，組織との関わりおよび利益相反が，刊行物の中には明示されなければならない。この宣言の原則に反する研究報告は，刊行のために受理されるべきではない。

臨床における未実証の治療
37. 個々の患者の処置において証明された治療が存在しないかまたはその他の既知の治療が有効でなかった場合，患者または法的代理人からのインフォームド・コンセントがあり，専門家の助言を求めたうえ，医師の判断において，その治療で生命を救う，健康を回復するまたは苦痛を緩和する望みがあるのであれば，証明されていない治療を実施することができる。この治療は，引き続き安全性と有効性を評価するために計画された研究の対象とされるべきである。すべての事例において新しい情報は記録され，適切な場合には公表されなければならない。

引用文献・参考文献

序　医療と法律と倫理をつなぐ―法学の立場から
井上 達夫（2003）．法という企て　東京大学出版会

第1章　医療における法律の基礎
医療法制研究会（監修）（2016）．医療六法（平成28年度版）　中央法規出版
Kohn, L. T., Corrigan, J. M., & Donaldson, M. S. (1999). To err is human: Building a safer health system. Committee on Quality of Health Care in America. Washington, DC: Institute of Medicine.（コーン，L.，コリガン，J.，& ドナルドソン，M.　医学ジャーナリスト協会（訳）（2000）．人は誰でも間違える―より安全な医療システムを目指して　日本評論社）
Ramseyer, J. M. (2015). *Second-best justice: The virtues of Japanese private law*. University of Chicago Press.
手嶋 豊（2015）．医事法入門　有斐閣

第2章　保健医療職を理解する
医療法
甲斐 克則（2016）．医療事故の警察届出　前田 正一・氏家 良人（編）　救急・集中医療における臨床倫理（pp.123-137）　克誠堂出版
医師法・歯科医師法
中央法規出版（編）（2016）．医療六法平成28年版　中央法規出版
井上 光貞・関 晃・土田 直鎮・青木 和夫（1994）．律令（日本思想体系新装版）　岩波書店
梶田 昭（2003）．医学の歴史　講談社
小川 鼎三（1984）．医学の歴史　中央公論新社
新村 拓（2006）．日本医療史　吉川弘文館
保健師助産師看護師法
林 千冬・益 加代子（2016）．看護の提供者　茂野 香おる・吉岡 京子・林 千冬・益 加代子・玉田 雅美・岩本 香織・柳澤 理子・大野 かおり　基礎看護学［1］　看護学概論（pp.138-179）　医学書院
北川 佳世子（2014）．横浜市大患者取違え事件　甲斐 克則・手嶋 豊（編）　医事法判例百選　第2版（pp.156-157）　有斐閣
小西 知世（2014）．看護師詰所におけるアラーム対処の適切性　甲斐 克則・手嶋 豊（編）　医事法判例百選　第2版（pp.174-175）　有斐閣
厚生労働統計協会（編）（2015）．第1編　わが国の社会保障の動向と衛生行政の体系　国民衛生の動向 2015/2016年　厚生の指標・増刊, *62*（9），25-31．

日本看護協会　看護統計資料室　Retrieved from http://www.nurse.or.jp/home/publication/toukei/index.html（2016 年 1 月 31 日）

日本看護協会　看護職を目指す方へ　Retrieved from http://www.nurse.or.jp/aim/nursing.html（2016 年 1 月 31 日）

日本看護協会　一般病棟における心電図モニターの安全使用確認ガイド　Retrieved from https://www.nurse.or.jp/nursing/practice/anzen/pdf/sindenzu/zenbun.pdf（2016 年 1 月 31 日）

下山　晴彦（2015）．チーム医療の時代における心理職のモデル　臨床心理学, 15（1）, 3-7.

谷口　泰弘（2015）．看護師の特定行為について考える　社会医療研究, 13, 3-11.

精神保健福祉士法

厚生労働省（2008）．精神保健福祉士の養成の在り方等に関する検討会中間報告書

厚生労働省社会・援護局障害保健福祉部精神・障害保健課（2010）．精神保健福祉士養成課程における教育内容等の見直しについて

社会福祉士及び介護福祉士法

日本社会福祉士養成校協会（2009）．第 21 回社会福祉士国家試験　社会福祉援助技術（事例問題 3）　Retrieved from http://www.jascsw.jp/TEST/21th_shakaifukushishi_test_pm.pdf（2016 年 3 月 25 日）

社会福祉振興・試験センター（2015）．第 27 回介護福祉士国家試験　総合科目　Retrieved from http://www.sssc.or.jp/kaigo/past_exam/pdf/h25/k_pm/k_pm_05_26.pdf（2016 年 3 月 25 日）

介護支援専門員に関する省令

厚生労働省（1997）．介護保険法　第一章第七条第五項

厚生労働統計協会（2015）．第 4 編 第 2 章 介護保険制度　厚生労働統計協会（編）　国民衛生の動向 2015/2016 年　厚生の指標・増刊　第 62 巻第 9 号（pp.250-262）　厚生労働統計協会

白澤　政和（監修）　社団法人大阪介護支援専門員協会（編）（2010）．改訂介護支援専門員のためのスキルアップテキスト（pp.10-11）　中央法規出版

作業療法士法

一般社団法人日本作業療法士協会（編著）（2015）．事例で学ぶ生活行為向上マネジメント　医歯薬出版

言語聴覚士法

深浦　順一（2014）．言語聴覚療法とは　深浦　順一（編）　言語聴覚療法技術ガイド（pp.2-3）　文光堂

関　啓子・苅田　典生（2011）．ウェルニッケ失語症例に対するリハビリテーション　江藤　文夫・武田　克彦・原　寛美・渡邊　修（編）　高次脳機能障害のリハビリテーション Ver.2（pp.265-268）　医歯薬出版

栄養士法

公益社団法人日本栄養士会（2016）．改正栄養士法Q&A Retrieved from http://www.dietitian.or.jp/qualifidiet/qa.htm（2016 年 1 月 8 日）

厚生労働省（2000）．栄養士法（昭和二十二年十二月二十九日法律第二百四十五号）

Retrieved from http://law.e-gov.go.jp/htmldata/S22/S22HO245.html（2016 年 1 月 8 日）

第 4 章　保健医療政策を理解する
健康増進法
厚生労働統計協会（編）（2015）．第 3 編 保健と医療の動向　国民衛生の動向 2015/2016 年　厚生の指標・増刊, 62（9），100-109．

星 旦二・麻原 きよみ（2014）．これからの保健医療福祉行政論　第 2 版　日本看護協会出版会

宮崎 美砂子・北山 三津子・春山 早苗・田村 須賀子（2014）．公衆衛生看護学（各論 1）　第 2 版　日本看護協会出版会

食育基本法
ヘルスクリニック　今さら聞けない「食育」基礎知識 Retrieved from http://www.health.ne.jp/library/5000/w5000523.html（2016 年 1 月 8 日）

公益財団法人東京都学校給食会　食育基本法の概要 Retrieved from http://www.togakkyu.or.jp/education/about.html（2016 年 1 月 8 日）

地域保健法
厚生労働省（1947）．地域保健法　昭和二十二年九月五日法律第百一号

厚生省（1994）．地域保健法第四条第一項の規定に基づく地域保健対策の推進に関する基本的な指針（平成六年十二月一日厚生省告示第三百七十四号）

奥村 二郎（1997）．動き出した改正地域保健法　公衆衛生研究, 46（3），200-208．

感染症の予防及び感染症の患者に対する医療に関する法律（感染症法）
大曲 貴夫（2015）．感染症法および届出基準の改正　インフェクションコントロール, 24（2），132-138．

厚生労働統計協会（編）（2015）．第 3 編 保健と医療の動向　国民衛生の動向 2015/2016 年　厚生の指標・増刊, 62（9），140-162．

宮崎 美砂子・北山 三津子・春山 早苗・田村 須賀子（編）（2014）．公衆衛生看護学（各論 1）　第 2 版　日本看護協会出版会

第 5 章　個別の保健法を理解する
自殺対策基本法
内閣府（2006）．自殺対策基本法（平成 18 年法律第 85 号）

高橋 祥友（2014）．自殺の危険：臨床的評価と危機介入　第 3 版　金剛出版

United Nations (1996). *Prevention of suicide: Guidelines for the formulation and implementation of national strategies.* New York: United Nations.

精神保健及び精神障害者福祉に関する法律
古屋 龍太（2012）．精神保健福祉の理論と相談援助の展開 1　弘文堂

古屋 龍太（2015）．精神科病院脱施設化論　批評社

桐原 尚之（2015）．宇都宮病院事件から精神衛生法改正までの歴史の再検討―告発者及びその協力者の意図との関係　Core ethics, 11, 47-57．

厚生労働省（2012）．平成 23 年患者調査 Retrieved from http://www.mhlw.go.jp/toukei/saikin/hw/kanja/11/（2016 年 4 月 1 日）

厚生労働省社会・援護局障害保健福祉部精神・障害保健課・独立行政法人国立精神・神経医療研究センター精神保健研究所（2014）．平成 24 年度精神保健福祉資料　平成 24 年度 6 月 30 日調査の概要

中根 允文（2012）．精神障害者への対応への国際比較に関する研究　平成 23 年度総括・分担研究報告書　厚生労働科学研究費補助金障害対策総合研究事業

OECD（2015）. OECD Health Statistics 2015 Retrieved from http://www.oecd.org/els/health-systems/health-data.htm（2016 年 4 月 1 日）

学校保健安全法

厚生労働統計協会（編）（2015）．国民衛生の動向 2015/2016 年　厚生の指標・増刊　第 62 巻第 9 号　厚生労働統計協会

教員養成系大学保健協議会（編）（2014）．学校保健ハンドブック　第 6 次改訂　ぎょうせい

松川 憲行（2008）．学校保健法の改正及び新しい学校保健安全法について　学校保健研究, 50, 334-336.

三木 とみ子（2013）．健康相談・健康相談活動―法令，概念，実践から考える　学校保健研究, 54, 481-486.

森 昭三（1999）．学校保健の意義と目的　教員養成系大学保健協議会（編）　全訂　学校保健ハンドブック（pp.17-24）　ぎょうせい

森岡 正芳（2015）．学校・教育の現場で心理職が働く意義と課題　臨床心理学, 15（2），147-150.

母子保健法

公益財団法人母子衛生研究会編集協力（2015）．わが国の母子保健―平成 27 年　母子保健事業団

厚生労働統計協会（編）（2015）．第 3 編 保健と医療の動向　国民衛生の動向 2015/2016 年　厚生の指標・増刊, 62（9），110-116.

宮崎 美砂子・北山 三津子・春山 早苗・田村 須賀子（2014）．公衆衛生看護学（各論 1）第 2 版　日本看護協会出版会

山下 洋（2015）．母子福祉の専門技能　臨床心理学, 15（5），592-597.

生殖補助医療への法規制

稲熊 利和（2007）．生殖補助医療への法規制をめぐる諸問題―代理懐胎の是非と親子関係法制の整備等について　立法と調査, 263, 128-136.

日本学術会議「生殖補助医療の在り方検討委員会」最終報告書（2007）. Retrieved from http://www.ndl.go.jp/jp/diet/publication/legis/pdf/024304.pdf（2016 年 2 月 15 日）

日本産科婦人科学会（2015）．不妊の定義の変更について Retrieved from http://www.jsog.or.jp/news/html/announce_20150902.html（2016 年 2 月 15 日）

母体保護法

ヤンソン 柳沢 由実子（1997）．リプロダクティブ・ヘルス／ライツ―からだと性，わたしを生きる　国土社

三井 善止（2005）. 新・生と性の教育学　玉川大学出版部
日本医師会（2007）. 母体保護法などに関する検討委員会 答申 Retrieved from http://dl.med.or.jp/dl-med/teireikaiken/20071212_1.pdf（2016 年 2 月 15 日）
日本経済新聞（2014）. 出生前診断で誤った説明，医院側に賠償命令　日本経済新聞　6 月 5 日 Retrieved from http://www.nikkei.com/article/DGXNASDG0503R_V00C14A6CC1000/（2016 年 2 月 15 日）
聖路加国際大学　ペリネイタル・ロス研究会（2012）. Retrieved from http://jsplr.umin.jp/（2016 年 2 月 15 日）

未成年者喫煙禁止法

厚生労働省（2015）. 平成 25 年国民健康・栄養調査 Retrieved from http://www.mhlw.go.jp/bunya/kenkou/eiyou/h25-houkoku.html（2016 年 1 月 31 日）
厚生労働統計協会（編）（2015）. 第 3 編 保健と医療の動向　国民衛生の動向 2015/2016 年　厚生の指標・増刊, 62（9）, 107-109.
大井田 隆・尾崎 米厚・兼板 佳孝・神田 秀幸・鈴木 健二・樋口 進・谷畑 健生（2013）. 未成年者の喫煙・飲酒状況に関する実態調査研究　厚生労働科学研究成果データベース Retrieved from http://mhlw-grants.niph.go.jp/niph/search/NIDD00.do?resrchNum=201222027A（2016 年 1 月 31 日）
大野 竜三（2011）. タバコとわたしたち　岩波書店

未成年者飲酒禁止法

大井田 隆・尾崎 米厚・兼板 佳孝・神田 秀幸，鈴木 健二・樋口 進・谷畑 健生（2013）. 未成年者の喫煙・飲酒状況に関する実態調査研究　厚生労働科学研究成果データベース Retrieved from http://mhlw-grants.niph.go.jp/niph/search/NIDD00.do?resrchNum=201222027A（2016 年 1 月 31 日）
尾崎 米厚（2012）. 未成年者飲酒が減少傾向にある日本その背景は　情報誌「NEWS&REPORTS」, 16（3）, 2-6.
特定非営利活動法人アスク　イッキ飲み・アルハラ防止 Retrieved from http://www.ask.or.jp/ikkialhara.html（2016 年 1 月 31 日）

アルコール健康障害対策基本法

アルコール健康障害対策基本法推進ネットワーク Retrieved http://alhonet.jp/（2016 年 1 月 31 日）
伴 進太郎・樋口 進（監修）（2015）. ぼくらのアルコール診療　南山堂
小松 知己・沢宮 容子（2015）. アルコール依存症からの回復支援　臨床心理学, 15（1）, 64-70.
厚生労働統計協会（編）（2015）. 国民衛生の動向 2015/2016 年　厚生の指標・増刊　第 62 巻 9 号　厚生労働統計協会
内閣府　アルコール健康障害対策　Retrieved from http://www8.cao.go.jp/alcohol/（2016 年 1 月 31 日）

がん対策基本法

垣添 忠生（2011）. わが国のがん対策─個人として，地域として，国として　日本がん検診・診断学会誌, 18（3）, 168-171.

小池 眞規子（2015）．緩和ケアと精神腫瘍学　臨床心理学, 15（1），80-85．
厚生労働統計協会（編）（2015）．第3編 保健と医療の動向　国民衛生の動向2015/2016年　厚生の指標・増刊, 62（9），170-173．
上園 保仁（2015）．明らかになる「第2期がん対策推進基本計画」の中間評価と今後のがん対策の方向性　がん患者と対症療法, 26（1），80-84．
山本 孝史（2011）．救える「いのち」のために　朝日新聞出版

難病の患者に対する医療等に関する法律
牧 洋子・和田 謙一郎（編著）（2005）．転換期の医療福祉　せせらぎ出版

性同一性障害者の性別の取扱いの特例に関する法律
電通（2015）．電通ダイバーシティ・ラボが「LGBT調査2015」を実施 Retrieved from http://www.dentsu.co.jp/news/release/2015/0423-004032.html （2016年3月1日）
gid.jp 日本性同一性障害と共に生きる人々の会（2016）．性同一性障害特例法による性別の取扱いの変更数の推移 Retrieved from http://www.gid.jp/html/GID_law/index.html（2016年3月1日）
上川 あや（2007）．変えてゆく勇気―「性同一性障害」の私から　岩波書店
日本経済新聞（2013）．性同一性障害，全国の推計患者数「4万6千人」　日本経済新聞　4月21日 Retrieved from http://www.nikkei.com/article/DGXNASDG2100N_R20C13A4CR8000/（2016年3月1日）
南野 知惠子（2004）．解説 性同一性障害者性別取扱特例法　日本加除出版
レインボー世田谷（2006）．ちいさな声，社会にとどけ！　世田谷区議会議員　上川あや Retrieved from http://ah-yeah.com/index.html（2016年3月1日）
鈴木 健之・吉井 奈々（2015）．G.I.D.実際私はどっちなの!?―性同一性障害とセクシュアルマイノリティを社会学！　恒星社厚生閣
吉井 奈々（2013）．男に生まれて，女になって，結婚もできました　日本文芸社

第6章　社会保険を理解する
介護保険法
加藤知美（2015）．医療保険と年金の全体像　Question 5　加藤知美（監修）　図解とQ&Aでわかる最新版医療保険・介護保険・年金の知識と疑問解決マニュアル157（p.20）三修社
加藤知美（2015）．介護保険の利用者と制度の基本　Question 1 Question 2　加藤知美（監修）　図解とQ&Aでわかる最新版医療保険・介護保険・年金の知識と疑問解決マニュアル157（p.94）　三修社

第7章　社会福祉を理解する
児童虐待防止法
厚生労働省（2007）．児童虐待の防止等に関する法律（平成12年法律第82号）Retrieved from http://www.mhlw.go.jp/bunya/kodomo/dv22/01.html（2015年11月19日）
中谷 茂一（2008）．児童虐待の防止等に関する法律　児童虐待の防止等に関する法律（じどうぎゃくたいのぼうしとうにかんするほうりつ）とは-コトバンク　知恵蔵2015

の解説 Retrieved from https://kotobank.jp/word/児童虐待の防止等に関する法律-177596#E7.9F.A5.E6.81.B5.E8.94.B52015（2015 年 11 月 19 日）

奥山 眞紀子（2015）．子ども虐待の対応とその根拠　日本医事新報，No.4770, 30-35.

発達障害者支援法

市川 宏伸（編著）（2014）．発達障害の「本当の理解」とは―医学，心理，教育，当事者，それぞれの視点　金子書房

厚生労働省（2012）．発達障害者支援法（平成 16 年法律第 167 号）Retrieved from http://law.e-gov.go.jp/htmldata/H16/H16HO167.html（2016 年 3 月 14 日）

大阪府教育センター（2008）．発達障害のある子どもの早期支援の在り方についての研究―就学前の発達障害のある幼児の支援事例より　研究報告集録第 123-01. Retrieved from https://www.osaka-c.ed.jp/category/investigate/publication/h19-1_hattatsusyogai.pdf（2016 年 3 月 14 日）

母子及び父子並びに寡婦福祉法

厚生労働省（2012）．平成 23 年度全国母子世帯等調査結果 平成 24 年 9 月 7 日 Retrieved from http://www.mhlw.go.jp/bunya/kodomo/pdf/shien_01.pdf#search='%E3%81%B2%E3%81%A8%E3%82%8A%E8%A6%AA%E4%B8%96%E5%B8%AF%E3%81%AE%E5%B9%B4%E9%96%93%E5%8F%8E%E5%85%A5'（2016 年 2 月 22 日）

厚生労働省（2013）．母子家庭自立支援給付金及び父子家庭自立支援給付金事業の実施について　平成 25 年 5 月 16 日 Retrieved from http://www.mhlw.go.jp/stf/seisakunitsuite/bunya/0000062986.html（2016 年 2 月 22 日）

総務省（2014）．母子及び父子並びに寡婦福祉法施行令　平成 26 年 4 月 23 日　総務省法令データ提供システム Retrieved from http://law.egov.go.jp/htmldata/S39/S39SE224.html（2016 年 2 月 22 日）

高齢者虐待の防止，高齢者の養護者に対する支援等に関する法律

厚生労働省（2013）．平成 25 年度　高齢者虐待の防止，高齢者の養護者に対する支援等に関する法律に基づく対応状況等に関する調査結果（2015 年 2 月 6 日）Retrieved from http://www.mhlw.go.jp/stf/houdou/0000072782.html（2016 年 3 月 25 日）

杉岡 真由美（2015）．対応困難事例へのチームアプローチ　日本在宅ケア学会（編）　在宅ケア学　第 3 巻　在宅ケアとチームアプローチ（pp.149-160）　ワールドプランニング社

成年後見制度

最高裁判所事務総局家庭局（2015）．成年後見関係事件の概況―平成 26 年 1 月～12 月 Retrieved from www.courts.go.jp/vcms_lf/20150522-1.pdf（2016 年 3 月 25 日）

障害者総合支援法

公益財団法人日本障害者リハビリテーション協会情報センター（2008）．障害保健福祉研究情報システム（新体系移行参考事例データベース，障害者総合福祉推進事業事例一覧）

遠山 真世・二本柳 覚・鈴木 裕介（2014）．これならわかる障害者総合支援法　翔泳社

障害者虐待防止法

厚生労働省 社会・援護局 障害保健福祉部 障害福祉課 地域生活支援推進室（2015）．障害

者福祉施設等における障害者虐待の防止と対応の手引き
宗澤 忠雄（2012）. 障害者虐待―その理解と防止のために　中央法規出版
障害を理由とする差別の解消の推進に関する法律（障害者差別解消法）
内閣府　差別解消法リーフレット Retrieved from http://www8.cao.go.jp/shougai/suishin/sabekai_leaflet.html（2016 年 3 月 14 日）
内閣府（2013）. 障害者基本法（昭和 45 年法律第 84 号）Retrieved from http://law.e-gov.go.jp/htmldata/S45/S45HO084.html（2016 年 3 月 14 日）
内閣府（2013）. 障害を理由とする差別の解消の推進に関する法律（平成 25 年法律第 65 号）Retrieved from http://www8.cao.go.jp/shougai/suishin/law_h25-65.html（2016 年 3 月 14 日）
内閣府（2013）. 障害者の雇用の促進等に関する法律の一部を改正する法律（平成 25 年法律第 46 号）Retrieved from http://www.mhlw.go.jp/bunya/koyou/shougaisha_h25/dl/kaisei01a.pdf（2016 年 3 月 14 日）
日本学生支援機構　障害のある学生への支援・配慮事例 Retrieved from http://www.jasso.go.jp/gakusei/tokubetsu_shien/chosa_kenkyu/jirei/index.html（2016 年 3 月 14 日）
配偶者からの暴力の防止及び被害者の保護等に関する法律（DV 防止法）
内閣府男女共同参画局（2016）. ドメスティック・バイオレンスとは Retrieved from http://www.gender.go.jp/policy/no_violence/e-vaw/dv/index.html（2016 年 2 月 21 日）
南野 知惠子・千葉 景子・山本 香苗・吉川 春子・福島 みずほ（監修）（2008）. 詳解　DV 防止法　2008 年版　ぎょうせい
打越 さく良（著）　榊原富士子（監修）（2015）. 改訂版　Q&A　DV 事件の実務―相談から保護命令・離婚事件まで　日本加除出版
ストーカー行為等の規制等に関する法律（ストーカー規制法）
日本経済新聞（2013）. ストーカー容疑で 37 歳女逮捕　音楽家にメール 209 回 Retrieved from http://www.nikkei.com/article/DGXNASDG29017_Z21C13A2CC1000/（2015 年 11 月 16 日）
園田 寿（2014）. ストーカー規制法とはどんな法律なのか Retrieved from http://bylines.news.yahoo.co.jp/sonodahisashi/20140222-00032898/（2015 年 11 月 16 日）
個人情報保護法
個人情報保護委員会（2016）個人情報保護法について Retrieved from http://www.ppc.go.jp/personal/general/（2016 年 3 月 8 日）
増成 直美（2004）. 診療情報の法的保護の研究　成文堂
増成 直美（2016）. フィンランドにおける患者の自己情報コントロール権　山口県立大学看護栄養学部紀要, *9*, 49-54.
生活保護法
厚生労働省（2015a）. 社会・援護局関係主管課長会議資料　平成 27 年 3 月 9 日　社会・援護局　保護課　参考資料「被保護人員の対前年同月比と完全失業率の月次推移」　Retrieved from http://www.mhlw.go.jp/file/06-Seisakujouhou-12000000-

Shakaiengokyoku-Shakai/0000077381.pdf（2016 年 2 月 26 日）
厚生労働省（2015b）. 平成 27 年版　厚生労働白書（p.354）　Retrieved from http://www.mhlw.go.jp/wp/hakusyo/kousei/15/dl/2-04.pdf（2016 年 2 月 26 日）
岡部 卓（2012）. 現代の貧困にどう立ち向かうのか　日本社会福祉学会（編）　対論社会福祉学 2　社会福祉政策（pp.60-61）　中央法規出版
岡部 卓（2014）. 新版福祉事務所ソーシャルワーカー必携―生活保護における社会福祉実践（p.64）　全国社会福祉協議会
社会福祉の動向編集委員会（編）（2016）. 社会福祉の動向 2016（p.60, p.62, p.66）　中央法規出版

生活困窮者自立支援法
厚生労働省（2015）. 生活困窮者自立支援制度の事業実施状況について　Retrieved from http://www.mhlw.go.jp/file/06-Seisakujouhou-12000000-Shakaiengokyoku-Shakai/0000088324.pdf（2016 年 2 月 26 日）
岡部 卓（編著）（2015）. 生活困窮者自立支援ハンドブック（pp.23-24）　中央法規出版

第 8 章　医療における倫理の歴史的展開
Beauchamp, T. L., & Childress, J. F. (1979). *Principles of biomedical ethics*. New York: Oxford University Press.
Beecher, H. K. (1966). Ethics and clinical research. *The New England Journal of Medicine, 274,* 1354-1360.
Bernard, C. (1865). *Introduction à l'étude de la médecine expérimentale*. Paris: Baillière.
　（ベルナール, C.　三浦 岱栄（訳）（1970）. 実験医学序説　岩波書店）
Department of Health and Human Services (2009). 45 CFR 46. Retrieved from http://www.hhs.gov/ohrp/regulations-and-policy/regulations/45-cfr-46/index.html（2016 年 5 月 23 日）
ヒポクラテス（著）　小川 政恭（訳）（1963）. 古い医術について　岩波書店
星野 一正（1997）. インフォームド・コンセント―日本に馴染む六つの提言　丸善
井上 俊（1996）. 岩波講座　現代社会学〈14〉病と医療の社会学　岩波書店
Kelly, J. E. (1886). The ethics of abortion, as a method of treatment in legitimate practice. *The Journal of the American Methodical Association, 7* (19), 505-509.
Kemp, P. (Ed.) (1999). Final Report to the Commission on the Project Basic Ethical Principles in Bioethics and Biolaw, 1995-1998. Retrieved from https://ec.europa.eu/research/biosociety/pdf/final_rep_95_0207.pdf（2016 年 5 月 23 日）
小川 鼎三（1964）. 医学の歴史　中央公論新社
大槻 真一郎（訳編）（1985-88）. ヒポクラテス全集　エンタプライズ
Reich, W. T. (Ed.) (1978). *Encyclopedia of bioethics*. Vol.4. New York: The Free Press.
Rendtorff, J. D., & Kemp, P. (2000). *Basic ethical principles in European bioethics and biolaw: Autonomy, dignity, integrity and vulnerability.* Vol. 1. Barcelona: Center for Ethics for and Law.
Rothman, D. J. (1991). Research at War. In D. J. Rothman, *Strangers at the Bedside*

(pp.30-50). New York: Basic Books.
澤田 祐介（2001）．蘇る医神アスクレピオスの物語　医歯薬出版
生命倫理と法編集委員会（2004）．資料集：生命倫理と法〔ダイジェスト版〕　太陽出版
The National Commission for the Protection of Human Subjects of Biomedical and Behavioral Research（1979）．The Belmont Report. Retrieved from http://www.hhs.gov/ohrp/regulations-and-policy/belmont-report（2016年5月23日）
UNESCO（2005）．Universal Declaration on the Human Genome and Human Rights. Retrieved from http://unesdoc.unesco.org/images/0017/001798/179844e.pdf（2016年5月23日）

第9章　保健医療専門職の職業倫理

Dyer, A. R.（1988）. *Ethics and Psychiatry: Toward professional definition*. Washington, DC: American Psychiatric Press.
ヒポクラテス（著）　小川 政恭（訳）（1963）．古い医術について　岩波書店
小川 鼎三（1964）．医学の歴史　中央公論新社
大槻 真一郎（訳編）（1985-88）．ヒポクラテス全集　エンタプライズ
Pincoffs, E.（1971）. Quandary ethics. *Mind, 75*, 552-571.
生命倫理と法編集委員会（2004）．資料集：生命倫理と法〔ダイジェスト版〕　太陽出版
Sinclair, C., Simon, N. P., & Pettifor, J.（1996）. The history of ethical codes and licensure. In L. J. Bass, S. T. DeMers, J. R. P. Ogloff, C. Peterson, J. L. Pettifor, R. P. Reaves, ... R. M. Tipton（Eds.）, *Professional conduct and discipline in psychology*（pp.1-15）. Washington, DC: American Psychological Association and Association of State and Provincial Psychology Broads.
ストレイチー，L.（著）　橋口 稔（訳）（1993）．ナイティンゲール伝：他一篇　岩波書店

第10章　保健医療の心理学の社会的役割と倫理

American Counseling Association（2005）. ACA Code of Ethics as approved by the ACA Governing Council 2005.
American Psychological Association（2013）. Guidelines for psychological practice in health care delivery systems. *American Psychologist, 68*（1）, 1-6.
American Psychological Association（2014）. Guidelines for prevention in psychology. *American Psychologist, 69*（3）, 285-296.
安藤 寿康・安藤 典明（2011）．事例に学ぶ心理学者のための研究倫理　第2版　ナカニシヤ出版
EYアドバイザリー株式会社（2015）．研究機関における研究倫理教育に関する調査・分析業務報告書（文部科学省科学技術・学術政策局　平成26年度科学技術人材養成等委託事業）Retrieved from http://www.mext.go.jp/a_menu/jinzai/__icsFiles/afieldfile/2015/05/20/1357901_01_1.pdf（2015年12月2日）
Gutheil, T. G., & Gabbard, G. O.（1993）. The concept of boundaries in clinical practice: Theoretical and risk-management dimensions. *American Journal of Psychiatry, 150*

(2), 188-196.

伊原 千晶（編）（2012）．心理臨床の法と倫理　日本評論社

一般社団法人学校心理士認定運営機構・日本学校心理士会（2001）．倫理綱領 Retrieved from http://www.gakkoushinrishi.jp/aboutkikou/mouryou.html（2015 年 12 月 11 日）

一般社団法人学校心理士認定運営機構・日本学校心理士会（2011）．倫理規定 Retrieved from http://www.gakkoushinrishi.jp/aboutkikou/rinrikitei.html（2015 年 12 月 11 日）

一般社団法人日本健康心理学会（1996）．認定健康心理士倫理規程 Retrieved from http://jahp.wdc-jp.com/kensyu/tebiki2015.pdf（2015 年 12 月 11 日）

一般社団法人日本臨床心理士会（2009）．倫理綱領 Retrieved from http://www.jsccp.jp/about/pdf/sta_5_rinrikoryo0904.pdf（2015 年 12 月 11 日）

一般社団法人日本臨床心理士会（2013）．倫理規程 Retrieved from http://www.jsccp.jp/about/pdf/sta_4_rinrikitei2012113.pdf（2015 年 12 月 11 日）

一般社団法人日本産業カウンセラー協会（2006）．倫理綱領 Retrieved from http://www.counselor.or.jp/about/tabid/107/Default.aspx（2015 年 12 月 11 日）

一般社団法人臨床発達心理士認定運営機構（2011）．倫理綱領 Retrieved from http://www.jocdp.jp/kiko/org/04.html（2015 年 12 月 11 日）

一般社団法人臨床発達心理士認定運営機構（2014）．倫理・懲戒規程 Retrieved from http://www.jocdp.jp/kiko/org/07.html（2015 年 12 月 11 日）

岩満 優美・平井 啓・大庭 章・塩崎 麻里子・浅井 真理子・尾形 明子・笹原 朋代・岡崎 賀美・木澤 義之（2009）．緩和ケアチームが求める心理士の役割に関する研究―フォーカスグループインタビューを用いて　*Palliative Care Research, 4*（2），228-234.

金沢 吉展（2014）．医療領域における心理職に求められる知識・スキル・態度に関する研究　明治学院大学心理学紀要, *24*, 21-35.

向後 善之（2015）．Retrieved from http://www.heartc.com（2015 年 11 月 27 日）

厚生労働省ホームページ　公認心理師 Retrieved from http://www.mhlw.go.jp/stf/seisakunitsuite/bunya/0000116049.html（2016 年 3 月 16 日）

ライフサイエンスの広場　倫理審査委員会の現状について Retrieved from http://www.lifescience.mext.go.jp/files/pdf/n1399_10.pdf（2015 年 12 月 2 日）

文部科学省（2014a）．研究活動における不正行為への対応等に関するガイドライン Retrieved from http://www.mext.go.jp/b_menu/houdou/26/08/1351568.htm（2015 年 12 月 1 日）

文部科学省（2014b）．人を対象とする医学系研究に関する倫理指針について Retrieved from http://www.lifescience.mext.go.jp/files/pdf/（2015 年 12 月 1 日）

森山 幹夫（2015）．看護関係法令　医学書院

村本 詔司（2012）．心理臨床倫理における根本概念としての境界―その歴史と現状　伊原 千晶（編著）　心理臨床の法と倫理（pp.149-170）　日本評論社

日本カウンセリング学会（1997）．認定カウンセラー倫理綱領 Retrieved from http://www.jacs1967.jp/nintei/about/rinri/（2015 年 12 月 11 日）

日本カウンセリング学会倫理規定, 日本カウンセリング学会倫理綱領（2016）．日本カウンセリング学会規定集，pp.40-47.

日本学術会議（2015）．回答　科学研究における健全性の向上について　Retrieved from http://www.scj.go.jp/ja/info/kohyo/pdf/kohyo-23-k150306.pdf（2015年12月1日）

日本学術会議心理学・教育学委員会心理学分野の参照基準検討分科会（2014）．大学教育の分野別質保証のための教育課程編成上の参照基準心理学分野報告　日本学術会議

日本心理学会（2014）．「二重投稿」に対する公益社団法人日本心理学会の方針　Retrieved from http://www.psych.or.jp/publication/pdf/duplicate_publication_20141001.pdf（2015年12月1日）

日本心理学会倫理委員会（編）（2011）．倫理規定　公益社団法人日本心理学会

日本臨床心理士会倫理委員会（2012）．一般社団法人日本臨床心理士会倫理ガイドライン

日本臨床心理士資格認定協会（2015）．新・臨床心理士になるために平成27年版　誠信書房

日本臨床心理士資格認定協会倫理委員会（編）（2013）．臨床心理士倫理綱領　公益財団法人日本臨床心理士資格認定協会

大井 賢一（2015）．防衛医科大学校倫理講習会配付資料

武井 祐子・中村 有里・水子 学・奥村 由美子・山田 了士（2014）．医療機関の実習での患者の自己開示に対する大学生の態度　川崎医療福祉学会誌, 24, 21-31.

漆原 尚巳（2015）．「人を対象とした医学系研究に関する倫理指針（統合指針）」の現況について　日本臨床腫瘍薬学会学術大会2015　教育セミナーI

ビデオニュース・ドットコム（2014）．ディオバン事件と利益相反という日本の病理　2014年3月1日　Retrieved from http://www.videonews.com/marugeki-talk/672/ （2015年12月1日）

若島 孔文・狐塚 貴博・宇佐美 貴章・板倉 憲政・松本 宏明・野口 修司（2009）．日本における心理学諸学会の倫理規定の現状とその方向性　東北大学大学院教育学研究科研究年報, 58 (1), 122-147.

Wrightsman, L. S., Nietzel, M. T., & Fortune, W. H. (1998). *Psychology and the legal system* (4th ed.). Pacific Grove, CA: Brooks-Cole.

あとがき

　今，本書の校正作業を終えて，「あとがき」を3人の編者を代表して津田が執筆している。編者の1人として，本書を出版できる喜びとその責任を痛感するとともに，ある種の感慨が湧いている。『保健と健康の心理学 標準テキスト』シリーズの先陣を切って，本書を公刊できること，とりわけ「保健医療・福祉領域で働く心理職」の人たちに向けて，必須と思しき「法律と倫理」の専門的内容を網羅した教科書を編めたことである。

　本書は，3人の編者を含む総勢39名に及ぶ執筆者間での忌憚のない議論から生まれた。発端は，2015年9月16日の初の心理職の国家資格である公認心理師法案の公布であった。心理職の業務が法体系に支えられることになったのを契機に，心理職者とその人材養成にあたる教育者のために，保健医療と福祉領域の現場で準拠すべき法律と倫理に関する巻をまとめることにした。

　心理職が守るべき倫理と社会的役割や心理学の研究倫理に関する類書はこれまでにも数多く出版されている。けれども，本書のように，心理職の活動と関連づけながら，国家資格をもって活動する保健医療と福祉職者の職務と義務について，法律・関係法規から書かれたものはほとんど見当たらない。しかも，医療関係資格法から公認心理師の位置づけを説明したり，保健医療や福祉領域における心理学的介入が準拠すべき法律・関係法規を網羅的，包括的に解説した類書は極めて少ない。この意味で，2017年9月15日からの公認心理師法の施行が始まることで，本書が今後大いに引用され，活用されるテキストになると信じている。

　執筆者一覧からも明らかなように，39名の執筆者はいずれも，法律家であったり，保健医療・福祉系の大学でそれぞれの専門科目を担当している，あるいは現場に実際に身を置いている先生方である。これからの保健医療・福祉領域の担い手を育成し，心理職者と連携協働している先生方であるからこそ，心理職に必要な関連法の概要とポイントをじつにわかりやすく明示するとともに，昨今の保健医療・福祉領域の現場について，臨場感あふれる記述と切実な問題

提起が行われ，その方策が心理職へのエールとして説明されている。

　現代の心理学の基本は，生物・心理・社会の統合モデルが国際標準となっている。保健医療・福祉領域で働く心理職が用いるスキルの体系は，心理学の成果に基づきながら，現場のニーズに応じて形作られた国民の利益に役立つ実学的なものを旨とする。公認心理師としての名称独占は，正式な専門職としての社会認知（公認）と社会制度における公式な役割を付与された権利である。と同時に，関連する法律の遵守と政策遂行の義務が求められ，高い倫理性も必須となる。すなわち，社会政策の中での公認心理師としての役割遂行（多職種協働）であったり，役割遂行のための専門性の維持向上（専門活動の学習と教育）であったり，社会に対する説明責任（研究活動）であったりする。

　社会で役立つ，社会に貢献する心理職になるために，法律と政策に対応できる専門的知識と技術の向上が求められている。その意味で，保健医療・福祉領域で働く新しい心理専門職モデルとして，他職と協働できる専門性と社会で役立つ方法の提供の充実のために，本書が教育と訓練の絶え間ない努力に向けた教材として大いに活用されて，ひいては社会における心理職の地位向上につながることを期待する。

　本書が刊行されるまでには多くの方にお世話になった。ナカニシヤ出版編集部の山本あかねさんにはとりわけ，原稿を丹念に読んでいただき，詳細かつ適切な指摘をいただいた。ここに厚くお礼を申し上げたい。

　2016 年 7 月 3 日

編者を代表して
津田　彰

【執筆者一覧】（五十音順，*は編者，**は監修者）

秋本　和宏	東京医科歯科大学（非常勤）
梓川　　一	関西学院大学（非常勤）
石井　英子	人間環境大学
植村　尚史	早稲田大学
打越さく良	さかきばら法律事務所
浦野　由佳	日本社会事業大学
大井　賢一	特定非営利活動法人がんサポートコミュニティー
大島　　厳	日本社会事業大学
大山美香子	志木北口クリニック
小野　　玲	神戸大学
甲斐　克則	早稲田大学
加瀬　裕子	早稲田大学
北川　　明	防衛医科大学校
小笹　由香	東京医科歯科大学医学部附属病院
小森　直美	防衛医科大学校
齋藤　　正	目黒区立大橋えのき園
島井　哲志	関西福祉科学大学*，**
島内　　節	人間環境大学
下山　和弘	東京医科歯科大学
主原　　翠	医療法人鉄蕉会　亀田総合病院
関　　啓子	神戸大学
瀬在　　泉	防衛医科大学校
高橋　祥友	筑波大学
武田　弘志	国際医療福祉大学
辰井　聡子	立教大学
田中　直樹	NPO法人全国精神障害者地域生活支援協議会
津田　　彰	久留米大学*
土橋　義広	防衛医科大学校
西岡　笑子	防衛医科大学校
野田　和惠	神戸大学
橋本佐由理	筑波大学
樋口　範雄	東京大学
増成　直美	山口県立大学
三浦　　元	首都大学東京（非常勤），関東学院大学（非常勤）
宮脇　　稔	大阪人間科学大学
宗像　恒次	筑波大学名誉教授
山崎久美子	防衛医科大学校*
山崎　　隆	東京ひまわり法律事務所
吉井　奈々	一般社団法人JCMA

（執筆担当箇所は本文各項に執筆者名を記載）

保健と健康の心理学 標準テキスト　第2巻
保健医療・福祉領域で働く心理職のための法律と倫理
2016年8月20日　初版第1刷発行　（定価はカヴァーに表示してあります）

企　画	一般社団法人日本健康心理学会
監修者	島井　哲志
編著者	山崎久美子
	津田　　彰
	島井　哲志
発行者	中西　健夫
発行所	株式会社ナカニシヤ出版

〒606-8161　京都市左京区一乗寺木ノ本町15番地
　　　　　　　Telephone　075-723-0111
　　　　　　　Facsimile　075-723-0095
　　　　Website　http://www.nakanishiya.co.jp/
　　　　E-mail　iihon-ippai@nakanishiya.co.jp
　　　　　　　郵便振替　01030-0-13128

装幀＝白沢　正／印刷・製本＝亜細亜印刷
Printed in Japan.
Copyright © 2016 by K. Yamazaki, A. Tsuda, & S. Shimai
ISBN978-4-7795-1087-8

本書のコピー，スキャン，デジタル化等の無断複製は著作権法上での例外を除き禁じられています。本書を代行業者等の第三者に依頼してスキャンやデジタル化することはたとえ個人や家庭内の利用であっても著作権法上認められておりません。

【シリーズ】保健と健康の心理学 標準テキスト

●一般社団法人 日本健康心理学会 企画
●島井哲志 監修

第1巻　保健と健康の心理学―ポジティブヘルスの実現

大竹恵子 編著

第2巻　保健医療・福祉領域で働く心理職のための法律と倫理★

山崎久美子・津田 彰・島井哲志 編著

第3巻　保健と健康の心理学の研究法・研究計画法

岩原昭彦 著

第4巻　保健と健康の心理学測定法・アセスメント

鈴木伸一 編著

第5巻　臨床健康心理学

羽鳥健司 編著

第6巻　産業保健心理学

島津明人 編著

第7巻　医療の健康心理学

岸 太一・藤野秀美 編著

「★」以外，タイトルは仮題。A5判上製。以下続刊。